红细胞血清学技术

主 编 沈 伟 陈 伟 刘凤霞

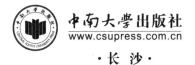

中南大学出版社
www.csupress.com.cn

·长沙·

图书在版编目（CIP）数据

红细胞血清学技术／沈伟，陈伟，刘凤霞主编. —
长沙：中南大学出版社，2022.9
ISBN 978-7-5487-4860-1

Ⅰ．①红… Ⅱ．①沈… ②陈… ③刘… Ⅲ．①红细胞
－血清学 Ⅳ．①R392.7

中国版本图书馆 CIP 数据核字（2022）第 050930 号

红细胞血清学技术
HONGXIBAO XUEQINGXUE JISHU

沈伟 陈伟 刘凤霞 主编

□出 版 人	吴湘华
□责任编辑	陈海波　李惠清
□封面设计	李芳丽
□责任印制	唐 曦
□出版发行	中南大学出版社
	社址：长沙市麓山南路　　邮编：410083
	发行科电话：0731-88876770　　传真：0731-88710482
□印　　装	长沙市宏发印刷有限公司

□开　　本	787 mm×1092 mm 1/16　□印张 17.75　□字数 440 千字
□版　　次	2022 年 9 月第 1 版　□印次 2022 年 9 月第 1 次印刷
□书　　号	ISBN 978-7-5487-4860-1
□定　　价	89.00 元

编委会

主　编　沈　伟　上海市血液中心

陈　伟　新疆维吾尔自治区人民医院

刘凤霞　中南大学湘雅三医院

副主编　金　沙　上海市血液中心

张进进　新疆军区总医院

编　者　（按姓氏音序排序）

卜艳红　中南大学湘雅二医院

陈　伟　新疆维吾尔自治区人民医院

程瑜静　云南省第一人民医院

迪力达尔·帕孜力　伊犁哈萨克自治州新华医院

高海燕　山东大学齐鲁医院

韩　冰　四川大学华西医院

何成涛　南京红十字血液中心

蒋绍玮　联勤保障部队第 940 医院

金　沙　上海市血液中心

旷开其　长沙血液中心

李　丹　河南省红十字血液中心

李　菲　新疆维吾尔自治区人民医院

李　萍　青岛大学附属医院

李　杨　中国医科大学附属盛京医院

李慧君　新疆维吾尔自治区人民医院

李慧梁　湖南省湘潭市中心医院

廖湘成　广西壮族自治区人民医院
刘　莹　宝鸡市妇幼保健院
刘凤霞　中南大学湘雅三医院
刘蓉霞　青海省血液中心
芦凤亮　黑龙江省血液中心
陆　琼　上海市血液中心
罗　泳　云南省玉溪市人民医院
罗瑞献　广西壮族自治区人民医院
邱　进　新疆维吾尔自治区人民医院
沈　伟　上海市血液中心
施　丽　伊犁哈萨克自治州友谊医院
斯看德尔·艾白都拉　新疆维吾尔自治区人民医院
陶翠华　武汉亚洲心脏病医院
王　静　内蒙古自治区人民医院
王文婷　中国人民解放军空军军医大学第一附属医院
王晓宁　吉林大学第一医院
吴　蓉　珠海市中心血站
吴　穗　昆明医科大学第一附属医院
武云香　太原市血液中心
张进进　新疆军区总医院
张　琦　复旦大学附属华山医院
赵　刚　新疆医科大学附属中医医院
郑皆炜　上海市血液中心
周建华　湖州市中心血站
祝丽丽　贵州医科大学附属医院

序言

Preface

近年来，输血医学作为一门新兴的综合性专业学科，有了飞速发展。输血治疗已成为临床医疗中必不可少的重要手段，为临床治疗提供了强有力的保障。其中，免疫血液学对提高输血治疗的安全性和有效性发挥了重要作用，同时对某些相关疾病的诊断治疗也有着重要意义。

当前，我国免疫血液学工作在各地区发展不平衡，检测技术水平尚有差异，导致试验结果不一致。为了帮助全国输血工作者及有关研究人员了解和掌握免疫血液学相关的理论和技术，编写一本红细胞血型血清学相关技术的书籍是非常必要的。沈伟老师作为上海市血液中心血型参比室的资深技术人员，长期从事免疫血液学的科研、临床、教育培训，并对 WHO 中国地区血型血清学室间质量评估进行数据统计分析等工作，积累了丰富的经验。他组织了全国 20 多个省、市的具有丰富的输血医学理论和试验室实践经验的输血界同仁，共同编写了《红细胞血清学技术》这本书。该书理论联系实际，系统全面地介绍了红细胞血清学方法的相关理论和试验技能，以及疑难问题的解决方法。本书资料丰富，内容新颖，以突出实用性为主，因此对临床医生、输血工作者、免疫血液学技术和研究人员、检验及输血专业学生等人员，无疑是一本不可多得的专业参考书。

在本书编写过程中，所有编者均倾注了大量心血，付出了辛勤的努力，查阅了大量的参考文献，并邀请国内资深专家认真审校，注重了先进性、科学性和实用性。我相信，本书的出版将弥补国内输血技术相关书籍的不足，有利于免疫血液学技术的推广应用，为我国输血事业的发展和促进临床输血水平的进一步提高发挥更大的作用。

刘达庄

2021 年 9 月

前言

Foreword

　　我从事免疫血液学工作二十多年，其中在收集统计 WHO 中国地区血型血清学室间质评数据的过程中，我发现各级采供血机构和各级医院的输血试验室的血清学结果存在差异，这些试验室结果的差异是由血清学试验的细节不同导致的。大部分试验室都采用了聚凝胺和(或)柱凝集方法进行抗体筛查和交叉配血试验，由于试验过程的操作方法不尽相同以及这两个方法的局限性，导致部分疑难案例的抗体筛查和交叉配血试验结果不一致。

　　来自全国28个省、市的输血试验室技术骨干，全部都有上海市血液中心免疫血液学长期班的培训经历，并取得优良成绩，大家决定一起编写一本《红细胞血清学技术》的书，对血清学试验方法做一个总结。

　　大家经过两年的努力，根据各个地区不同试验室的技术条件，总结了输血试验室的经典方法，查阅了大量外文书籍和文献，整理了一些输血试验室的前沿技术，并在试验室进行实际标本的亲手演练，证实了这些方法的可行性。本书全面介绍了输血试验室的各种血清学技术，包括试验背景资料、局限性、注意事项、操作步骤及结果判断。但这些推荐的具体技术方法并不代表试验室首选或者必选的方法，在具体的试验过程中，需要根据各地区试验室自身条件对推荐的方法进行选择和调整。

　　我们编写这本书，希望能为广大输血工作者在输血技术操作方面提供一定的借鉴。由于编写人员的学识和能力有限，书中难免出现错误，恳请专家同道谅解，并提出批评指正。

沈伟

2021 年 9 月

目录

Contents

第一章

绪论

1900 年，卡尔·兰德斯坦纳 (Karl Landsteiner) 发现 ABO 血型，他将不同的人的血清与红细胞直接混合，一部分血清与红细胞发生凝集反应，另一部分未发生凝集反应，从而揭示了不同的人的血液有不同的类型，这是人类发现血型的首个里程碑，也是建立第一个输血前检查的里程碑。自此，运用血清和红细胞直接凝集反应的方法来鉴定血型成为一种常规的检测血型的手段。目前我们称这种方法为纸片法、玻片法或瓷板法，就是在干净的平板，将血清与红细胞混合，测试其是否有凝集反应。这种方法一直沿用至今，目前很多采供血机构在街边采血进行血型鉴定的时候或者医疗机构在床边进行血型鉴定的时候，一般都采用这种方法。这个方法的优点就是不需要其他设备，只需纸片、玻片或者瓷板等平面载体将血清和红细胞混匀即可，对环境没有严格要求。但这种方法对红细胞血型检测也具有一定的局限性，它只能检测 IgM 型血型抗体，对于其他类型 IgG 型的血型抗体存在漏检。因此，在 1900 年 Landsteiner 发现了 ABO 血型之后的 20 多年间，陆续又发现了 MN、P1 血型，这些血型抗体的共同特点都是以 IgM 抗体为主的。

1945 年，英国免疫学家库姆斯 (Coombs) 发明了一种能检测红细胞致敏抗体的新方法，称为 Coombs 试验，即抗球蛋白试验。常用的抗球蛋白试剂是广谱的抗血清，即抗人 IgG+抗人补体。Coombs 试验的发明促使更多的血型抗体的发现，大部分的血型抗体是 IgG 型抗体，之前被称为不完全抗体。IgG 抗体的 2 个 Fab 端的间距小于 25 nm，它不能同时连接两个红细胞，因此也不能形成肉眼可见的红细胞凝集。但通过 Coombs 试验中使用的抗-IgG 作为桥梁能同时连接 2 个红细胞上的 IgG 型抗体，获得肉眼可见的红细胞凝集。Coombs 试验的发明使后续几十年间陆续发现了更多的血型系统。Coombs 试验的原理是通过一定比例的红细胞和血清混合孵育，使 IgG 型抗体与红细胞抗原结合，然后加入抗人 IgG 与红细胞表面的 IgG 抗体结合，起到搭桥的作用，形成肉眼可见的红细胞凝集。Coombs 试验经过多年的改良，调整了红细胞浓度的比例，洗涤去除血浆中影响试验结果的干扰因素，最后加入搭桥抗体。搭桥抗体有多特异性抗体抗人 IgG+抗-C3 (抗-C3d) 或 (和) 单特异性抗人 IgG。Coombs 试验被认为是血型血清学的又一个里程碑。直至今天，所有的血型定型、抗体筛查与鉴定都是在 Coombs 试验原理的基础上不断地改进和创新。

1947 年，Morton 和 Pickles 发现两种酶能促使红细胞凝集，一种是从霍乱弧菌 (vibrio cholera) 培养物中萃取出来的物质，另一种是从猪胃中提炼出来的胰蛋白酶 (trypsin)。之后陆续发现了其他酶也能促进红细胞凝集反应，还发现了这些酶能破坏部分抗原，降低红细胞反应，如无花果酶和木瓜蛋白酶对 Rh、P、I、Kidd 和 Lewis 血型反应性增强，但能破坏或削弱 M、N、Fy^a、Fy^b、Xg^a、JMH、Ch 和 Rg 抗原，使这些抗体与酶处理的红细胞反应减弱或不发生反应。目前已发现很多酶能使红细胞抗原发生变化，如无花果酶、木瓜酶、菠萝蛋白酶、胰蛋白酶、胰凝乳蛋白酶、唾液酸酶、链霉蛋白酶等。酶试验分为一步酶法和两步酶法，两步酶法同时可以结合 Coombs 试验使用，增加抗原抗体反应的敏感性。酶试验方法的灵活运用能分辨一些混合抗体，如血清样本同时含有抗-Fy^a 和抗-Jk^a，合理的使用酶技术后，酶能增强抗-Jk^a 的反应而破坏抗-Fy^a 的抗体反应。

Coombs 试验中添加剂的应用，可使血清抗体在一定条件下或者在一定量的物质环境下增强与其相应抗原反应的敏感度，提高抗原抗体的反应性和减少孵育时间。如低离子介质溶液(low ionic strength solution, LISS)和聚乙二醇(polyethylene glycol, PEG)。低离子介质溶液可作为试管或柱凝集试验中悬浮红细胞的溶液，部分替代生理盐水，降低红细胞悬液中离子强度，提高红细胞抗原抗体接触概率，使红细胞抗原抗体尽快达到反应的平衡常数。聚乙二醇能去除红细胞膜上的水分子，改善抗体与抗原致敏反应的效果。因此聚乙二醇结合 Coombs 试验能检出一些弱抗体，特别是一些剂量效应很明显的弱抗体，如 Kidd 血型系统的抗体。

在实践过程中证实，通过改变温度、时间、血清细胞比例、pH 等不同的条件也能改变抗原抗体反应的敏感性。在室温或更低温度条件下，一些抗体能够获得更好的反应，如抗-M、抗-N、抗-P1、抗-Le^a、抗-Le^b 和抗-A1，当然也会造成抗-I 或冷反应性自身抗体的自身对照试验阳性结果。部分抗体，孵育 15 分钟抗原抗体致敏的时间可能不足，会造成假阴性或者弱阳性，不容易观察到正确的结果，如果把盐水介质的试验孵育时间延长到 30~60 分钟，可能会增强它的反应性，更清晰地判定其反应格局；延长孵育反应时间同样适用于 Coombs 试验。血清和细胞比例也能改变抗原抗体反应强度，对于浓度低的抗体，增加血清量能增加敏感性，但是血库与生物治疗发展协会(Association for the Advancement of Blood & Biotherapies, AABB)指南提示血清抗体最多增加到标准反应浓度的 4 倍，同时结合之前增加孵育时间等条件。部分抗体在 pH 下降时会增加其敏感性，例如对于抗-M 抗体，部分抗-M 只针对 M+N-细胞会出现凝集反应，当反应体系中加入了弱酸以后，pH 低于 6.5 或更低时，这部分抗-M 可能会与 M+N+细胞反应。

1980 年，Lalezari 将聚凝胺(Polybrene)用于血库工作中。聚凝胺是带有 4 个正电荷的分子，能中和红细胞表面负电荷，引起非免疫性凝集反应，这是一种可逆的凝集反应，如果血清中同时含有特异性抗原抗体，可发生凝集反应，然后去除聚凝胺的非特异性凝集功能，非免疫性凝集消除而特异性抗原抗体发生的凝集不消除。聚凝胺技术能同时检测 IgM 和 IgG 类型抗体，而且整个试验过程只需 3~5 分钟，因此对于很多小型输血科或者急诊抢救配血是一个非常好的选择。

微量板法的运用：随着血型鉴定作为一个常规试验，患者或献血者 ABO 血型正反定型、Rh(D)血型定型和抗体筛查试验成为必选项，常规的试管法不能完全满足这种大通量的试验项目，微量板法的运用解决了此问题。微量板(U 型微量板或 V 型微量板)的每一孔相当于一支试管，因此能快速进行大规模的血型定型或筛选。使用微量板的全自动血型仪能快速地鉴定血型或筛选抗体，例如 Beckman PK7300 血型仪每小时能处理 300 个样本，每个样本 12 个项目，可运用于大批量相同试验项目的样本。对于采供血机构或者用血量大的医院输血科，微量板法能更快地解决大批量样本。

柱凝集法的运用：1988 年 DiaMed 公司发明了利用凝胶沉降梯度的原理，类似过滤功能，能阻挡红细胞抗原抗体复合物的下沉，利用离心力分离未结合抗体的红细胞和抗原抗体结合的红细胞。此后，Johnson & Johnson 旗下 Ortho 品牌推出了利用玻璃珠形成类似滤网功能的柱凝集法。自动化血型仪的出现让柱凝集法能更广泛地运用，柱凝集法能进行 ABO 和 Rh(D)血型、抗体筛查、抗体鉴定、交叉配血等输血科所有常规试验，自动化仪器的自动加样、自动判读、结果影像的存档等所有细节可以数字化、标准化，成为目前输血科运用最广泛的方法。

血型血清学试验除了红细胞抗原抗体结合之外，还设计了很多用于红细胞血型检测的其他技术。如放散试验可将直接抗球蛋白试验阳性的红细胞表面抗体放散下来，可用于检测新生儿红细胞上母亲通过胎盘给他的特异性抗体，来诊断新生儿溶血病；毛细管分离技术，用于分离新鲜红细胞和陈旧红细胞，可用于输血反应的调查；血型物质抑制试验，利用唾液、体液、尿液中的血型物质，封闭抗体 Fab 端，达到抗体失效，可用于检查待检者是否含有该血型物质。

随着各种疾病临床治疗的发展，各种治疗方法导致患者血清内产生很多影响血型血清学试验的不利因素，如抗生素药物、化疗药物、靶向治疗药物等。这些药物在常规的输血试验中会影响抗体筛查鉴定和交叉配血试验，造成假阳性和假阴性的试验结果，甚至部分治疗方法导致反定型出现假阳性或假阴性结果，影响 ABO 血型的正确定型。红细胞抗原抗体的血清学检测方法又建立了更多的方法，用于排除这些由于疾病原因或者药物原因带来的干扰。

不同的输血医学试验室，都需制定一套适合自己试验室的标准操作规程（standard operating procedure，SOP）。常规的 ABO、Rh(D)血型定型和抗体筛查、交叉配血由于试验室方法、试剂等原因各有差异。这里推荐的具体程序并不代表是首选或者必选的方法。在具体的试验过程中，血型鉴定、抗体筛查与鉴定、交叉配血等都可以根据自身试验室条件对本书推荐的方法进行选择和(或)调整。

（沈伟）

第二章

红细胞抗原抗体反应影响因素

红细胞抗原抗体反应是指红细胞表面的抗原与相应抗体在体内或体外发生的特异性凝集反应。由于红细胞抗原主要位于红细胞表面，而抗体主要存在于血清中，故红细胞抗原抗体反应是以红细胞和血清作为试验材料，该反应既可用于已知特异性抗体检测未知的红细胞抗原，称为抗原鉴定，又可使用已知特异性血型的红细胞抗原检测未知的血清中抗体的特异性，称为抗体特异性鉴定。

红细胞抗原抗体反应的特点主要表现有特异性、可逆性和比例性。

特异性是红细胞抗原抗体反应的最主要的特性，这种特异性是由红细胞抗原决定簇与抗体分子的超变区之间空间结构的互补性确定的。这种高度特异性在红细胞抗原的鉴定与血清抗体特异性的鉴定中起到重要的作用。

可逆性是指红细胞抗原抗体形成复合物后，会解离恢复为单个抗原和单个抗体的特性。抗原抗体反应由分子表面的非共价键结合，所形成的复合物并不一定牢固，随时可能解离，解离后的抗原抗体仍保持原来的理化特性和生物学活性。

比例性是指抗原与抗体发生的反应需遵循一定的比例关系，只有当二者浓度比例适当时才出现凝集反应，在抗原抗体比例相当或抗原稍过剩的情况下，反应最彻底，形成的免疫复合物最多。抗原或抗体比例超出范围，反应速度会迅速降低甚至不出现肉眼可见的抗原抗体反应。

第一节　抗原抗体反应的特异性

一、抗体形成

抗原进入外周淋巴组织后，通过与抗原受体的结合而被从此经过的特异性 B 淋巴细胞捕获。B 淋巴细胞通过 B 细胞受体(B-cell receptor, BCR)识别抗原后，一方面通过受体交联传导 B 淋巴细胞活化的特异性抗原信号；另一方面通过内吞抗原和加工提呈，以主要组织相容性复合物(major histocompatibility complex, MHC) II 类分子与抗原肽的形式表达在细胞表面，激活特异性的辅助性 T 细胞(T helper, Th)，再由 Th 细胞提供 B 淋巴细胞活化的共刺激信号。在 Th 辅助下活化、增殖和分化的 B 淋巴细胞一部分在 T 淋巴细胞区和 B 淋巴细胞区的交接处增殖分化为浆细胞，可以快速地产生 IgM 抗体；另一部分与一些 Th 细胞一起迁移至 B 淋巴细胞区的初级淋巴细胞滤泡，继续增殖而形成生发中心。在生发中心的微环境中，B 淋巴细胞进行克隆扩增，并经过体细胞高频突变与亲和力成熟、Ig 类别转换、抗原受体修正等过程，最终分化为浆细胞和记忆 B 淋巴细胞。浆细胞离开生发中心后，一部分分布在脾脏红髓的脾索及淋巴结的髓索，一部分迁移至骨髓，可不断从骨髓基质细胞获得生存信号成为长寿的浆细胞。浆细胞不会再分裂，其属于终末细胞，可大量分泌抗体。

二、抗体结构与特异性

抗体的基本结构是由两条完全相同的重链(heavy chain，H 链)和两条完全相同的轻链(light chain，L 链)通过二硫键链接的呈 Y 形的单体。每条肽链分别有 2~5 个区域，每个区域约含 110 个氨基酸，序列相似但功能不同，分别称为可变区和恒定区。

抗体分子中轻链和重链中靠近 N 端氨基酸序列变化较大的区域称为可变区(variable region，V 区)。重链和轻链的 V 区分别表示为 VH 和 VL。VH 和 VL 各有 3 个区域的氨基酸组成和排列顺序高度可变，称为高变区(hypervariable region，HVR)或互补决定区(complementarity determining region，CDR)，分别用 HVR1(CDR1)，HVR2(CDR2)和 HVR3(CDR3)表示，一般 CDR3 变化程度最高。VH 的 3 个高变区分别位于 29-31、49-58 和 95-102 位氨基酸，VL 的 3 个高变区分别位于 28-35、49-56 和 91-98 位氨基酸。VH 和 VL 的 3 个 CDR 共同组成 Ig 的抗原结合部位(antigen-binding site)，决定着抗体的特异性，识别及结合抗原，从而介导免疫效应。

尽管所有的抗体分子在结构上均由 V 区和 C 区组成，但不同抗原甚至同一抗原刺激 B 淋巴细胞产生的抗体，在其特异性以及类型等方面均不尽相同，呈现出明显的异质性。抗体的异质性可表现为：不同抗原表位刺激机体所产生的抗体分子，其识别抗原的特异性不同(即可变区有差异)；同一抗原表位诱导所产生的抗体分子，其识别抗原的特异性相同，但恒定区可不同(即重链类别或轻链类别有差异)。外源性抗原均具有十分复杂的分子结构，可含多种不同抗原表位。抗原刺激机体后，其所含的每一种表位均可刺激表达相应的 BCR 的 B 淋巴细胞，使其增殖分化并产生针对该表位的特异性抗体分子。因此，抗原刺激机体产生免疫应答后，机体可产生针对该抗原不同表位的多种抗体，即针对该抗原的不同表位的特异性抗体。

第二节　抗原抗体反应的可逆性与亲和力

在生物体内，可逆反应是最常见也是最重要的化学反应过程。抗体和抗原的反应就是一种可逆反应。可逆反应过程中以抗原和抗体的反应为例，既有正向的反应过程，即抗原和抗体结合反应生成抗原-抗体复合物的正反应过程，又有逆向反应，即抗原-抗体复合物解离反应生成抗原抗体单体的逆反应过程。当一个可逆反应中正反应和逆反应的速度相等时，反应体系中抗原的浓度、抗体的浓度和抗原-抗体复合物浓度不再增加也不再减少，可逆反应完成，反应体系中各成分浓度处于动态平衡。针对同一抗原不同的抗体 A 和抗体 B，相同分子浓度的抗体 A 和抗体 B 与同一分子浓度的抗原反应，如果 A 抗体相对于抗原的亲和力要强于 B 抗体，那么可逆反应完成各物质形成动态平衡后，A 抗体-抗原复合物的浓度要比 B 抗体-抗原复合物浓度高，也可以说抗原提供的结合位点中，A 占据的位点要比 B 占据的位点要多。

抗原抗体反应的结合和抗原抗体复合物的解离取决于两方面因素：（1）抗体对相应抗原的亲和力；（2）环境因素对复合物的影响。

在体液免疫过程中，一般再次应答产生的抗体亲和力高于初次免疫应答，这种现象被称为抗体亲和力成熟（antibody affinity maturation）。它是由于抗体形成细胞本身的基因突变和抗原对 B 淋巴细胞克隆的选择性激活。机体的这种功能状态是长期进化和对外界环境不断适应的结果，对机体防御和维持自身免疫监控有十分重要的意义。只有那些表达高亲和力抗原受体的 B 淋巴细胞，才能有效地结合抗原，并在抗原特异的 T 辅助细胞增殖下，产生高亲和力抗体。高亲和力抗体的抗原结合位点与抗原表位的空间构型上非常贴合，两者结合牢固，不易解离；反之，低亲和力抗体与抗原形成的复合物较易解离。

亲和力是红细胞抗原抗体凝集的关键功能属性之一，准确地评价抗体亲和力是了解患者同种抗体导致其临床意义重要性的第一步，如产妇体内同等效价的抗体，亲和力高的抗体引起新生儿溶血病导致的新生儿血红蛋白、红细胞降低的严重程度高，亲和力低的抗体对新生儿溶血病的影响相对较小。亲和力高的抗体引起的输血反应的严重程度通常也比亲和力低的抗体严重得多。

环境因素对抗原抗体结合与解离也起到了一定的作用。

温度的升高会加快分子的热动能，因此也会加速抗原抗体结合或解离的速度。如抗原抗体单体浓度高于抗原抗体复合物的浓度时，温度的升高能加快抗原抗体结合的速度；抗原抗体反应达到平衡后，在反应体积中加入生理盐水或磷酸盐缓冲溶液（phosphate buffer saline，PBS）等介质，使溶液中的单个的抗原或抗体浓度降低，在反应温度较高的环境下，很快会解离部分抗原抗体复合物形成抗原抗体单体，快速达到可逆性反应的平衡状态。这个过程被认为是抗原抗体的孵育与热放散的理论依据。

改变红细胞表面的离子云（处理电解质溶液中离子相互作用的一种模型）会促进红细胞抗原抗体的结合。红细胞表面糖蛋白带有负电荷，负电荷通过离子键吸引介质中的带正电荷的离子形成一层离子云。带正电荷的离子云会干扰带有电荷的抗体与抗原的反应，降低溶液中的离子浓度能降低离子云的浓度，从而促进红细胞抗原抗体接触的概率，快速达到反应的平衡状态。

第三节　抗原抗体反应比例

红细胞抗原抗体特异性反应时，产生的凝集与反应物的浓度有关。一定数量的抗体中加入不同数量的红细胞抗原，或者一定数量的红细胞抗原加入不同数量的抗体都可能导致凝集强度的差异。抗原抗体数量只有在一个合适的比例才会发生最强的反应，当抗体数量远远大于抗原数量时，导致抗原抗体反应减弱，甚至无可见反应，我们称为前带现象；当抗原数量远远大于抗体数量时，导致抗原抗体反应减弱，甚至无可见反应，我们称为后带现象。

红细胞作为一个红细胞抗原抗体反应的指示剂，通过抗原抗体反应引起红细胞凝集。红细胞上的同一特异性抗原数量很多，以 A 型抗原为例，一个红细胞上有 80 万~100 万个 A 型抗原反应位点，任何 1 个抗-A 抗体只要同时联结 2 个不同红细胞上的 A 抗原位点就能引起这两个红细胞的凝集。因此对于红细胞抗原抗体的反应，极少会由于抗体数量远远大于抗原数量而发生前带现象；同时，由于单个红细胞上的相同特异性抗原数量很多，红细胞的浓度过高引起的后带现象会导致红细胞抗体的漏检。利用不同浓度的红细胞悬液对商品化的抗-A 和抗-B 试剂进行效价检测，结果见表 2-1，发现红细胞的浓度会影响弱抗体的检出率。

表 2-1　不同浓度的 A、B 细胞检测商品化抗-A 和抗-B 试剂效价

试验对象	细胞浓度	原倍	2	4	8	16	32	64	128	256	512	1024	效价
抗-A 与 3 人份 混合 A 细胞	2%	4+	4+	4+	4+	4+	4+	3+	2+	1+	±	0	512
	3%	4+	4+	4+	4+	4+	3+	2+	2+	1+	±	0	512
	4%	4+	4+	4+	4+	3+	2+	1+	0	0	0	0	128
	5%	4+	4+	4+	3+	3+	3+	2+	1+	0	0	0	128
抗-B 与 3 人份 混合 B 细胞	2%	4+	4+	4+	4+	4+	3+	2+	2+	1+	±	0	512
	3%	4+	4+	4+	3+	3+	2+	2+	1+	±	0	0	256
	4%	4+	4+	4+	3+	3+	2+	1+	0	0	0	0	128
	5%	4+	4+	4+	3+	3+	2+	1+	±	0	0	0	128

在红细胞血型抗原抗体反应中，调整合适浓度的红细胞悬液成为增强红细胞抗原抗体反应的关键因素。红细胞悬液浓度过高，容易造成弱抗体的漏检；红细胞悬液浓度过低，试管法的结果不容易分辨。因此在红细胞血型血清学试验过程中，将所有红细胞悬液浓度调整到相同浓度更有利于试验结果的判读。红细胞悬液浓度是由不同比例的压积红细胞与Alsever's 溶液或生理盐水配制而成。红细胞经重离心后制备的压积红细胞，其红细胞间隙内仍存留少量血浆或者生理盐水，因此一般在制备红细胞悬液时可默认压积红细胞间隙存在 10% 的介质溶液，计算后可根据表 2-2 的配制比例配制相应浓度的红细胞悬液。

表 2-2　配制不同浓度的红细胞悬液

红细胞悬液浓度	压积红细胞体积/μL	生理盐水或 Alsever's 溶液体积/mL
1%	100	9.09
2%	100	4.55
3%	100	3.03
4%	100	2.27
5%	100	1.81

（陈伟　沈伟）

第三章

常规试管技术

这一章节主要讲述常规试管法检测红细胞抗原抗体反应,包含试验得到的结果以及提示后期需要的试验;血清学反应凝集强度的评估和评分(这是一个血清学实践的基础,以确保试验结果一致性的方法);抗球蛋白试验中红细胞洗涤的细节等。

对于商业试剂的运用,必须遵循制造商的产品说明。

第一节　ABO 和 Rh(D)血型定型

一、目的

鉴定 ABO 和 Rh(D)血型。

注:主要适用于输血前检测,围产期检查。

二、背景资料

ABO 血型鉴定是鉴定红细胞表面存在或缺失 A 抗原和(或)B 抗原,以及在血清中存在或缺失抗-A 和(或)抗-B 抗体。Rh 阳性和 Rh 阴性表型主要是鉴定红细胞表面存在或缺失 D 抗原。

在正常成人体内,红细胞上的 A/B 抗原与血清(血浆)中抗-A 或抗-B 抗体互补,即如果红细胞上缺失 A 抗原,则血清(血浆)中一定会有抗-A 抗体。

三、注意事项

(1)通常新生儿和小于 6 个月的婴儿的血清中不包含抗-A 和(或)抗-B,因此只需要对其红细胞抗原进行正定型即可,并且建议 4 岁后再进行复检 ABO 血型。

(2)Rh(D)定型只需直接使用 IgM 抗-D 试剂进行抗原鉴定即可。孕产期 Rh(D)阴性的妇女献血者,Rh(D)定型必须包含弱 D 表型抗原的鉴定。常规的 Rh(D)定型,应该出现≥3+以上的凝集反应,如出现弱凝集,则需要进一步鉴定。

(3)如果输血试验室是进行电子交叉配血,ABO 血型必须使用 2 次采集的不同样本,并且得到相同的结果;如果使用同一标本进行 2 次 ABO 血型定型,必须使用不同方法和不同厂商的试剂。

(4)Rh(D)定型必须加入弱 Rh(D)的质量控制试剂。

四、试验局限性

假阳性结果：

（1）自身或同种抗体。

（2）试剂或样本受到污染。

（3）获得性 B 抗原。

（4）T 和 Tn 多凝集导致的单克隆定型试剂出现假阳性。

假阴性结果：

（1）样本污染。

（2）疾病导致试剂失效（如卵巢囊肿患者中可溶性血型物质过多）。

（3）白血病。

（4）特殊细胞人群（如骨髓移植、嵌合体、胎母出血等）。

（5）近期有 ABO 血型非同型的红细胞和大量血浆输注。

（6）新生儿样本。

（7）免疫受损患者的样本。

五、样本要求

可使用血清或 EDTA 抗凝样本，需要使用 3 天内采集的样本。

六、试剂

（1）抗-A 和抗-B：常用的抗-A 和抗-B 有单克隆、多克隆或人源性制品。

（2）抗-D：IgM 抗-D（单克隆低蛋白）或者 IgM 抗-D（单克隆低蛋白）与 IgG 抗-D（单克隆或多克隆）的混合物。

七、质量控制

每个批次试剂每天在使用前需要验证下列项目：

（1）抗-A 与 A1 型试剂红细胞凝集 4+，评分 12 分，且与 B 型或 O 型试剂红细胞不凝集。

（2）抗-B 与 B 型试剂红细胞凝集 4+，评分 12 分，与 A1 型或 O 型试剂红细胞不凝集。

（3）抗-D 与 Rh（D）阳性红细胞［如 O 型，Rh（D）阳性红细胞］凝集 3+至凝集 4+，评分 10 至 12 分，但与 Rh（D）阴性红细胞［A1 型或 B 型 Rh（D）阴性红细胞］不凝集。

（4）检查患者正定型结果与反定型结果是否一致。

注：如果红细胞正定型与反定型结果不符时必须及时解决（详见第十五章）。

八、步骤

（1）在 3 支已标记的 10 mm×75 mm 或者 12 mm×75 mm 的试管中。分别加入 1 滴抗-A，抗-B 和抗-D 试剂。

（2）在另外 3 支已标记的 10 mm×75 mm 或 12 mm×75 mm 的试管中各加入 2~3 滴待检测滴血清或血浆。

（3）将检测的红细胞用生理盐水稀释悬浮至 3%~5%浓度，分别在步骤（1）中的 3 支试管中各加入 1 滴红细胞悬液，并轻轻混匀。

　　(4)向步骤(2)中已加入的 3 个待检测血清(血浆)试管中分别 1 滴 A1 型、B 型和 O 型 3%浓度的试剂红细胞。

　　(5)将每一支试管均轻轻混匀。

　　(6)离心 15 秒(3100 r/min)[①]。

　　(7)肉眼观察红细胞是否凝集或溶血。

　　(8)记录评分每一支试管的结果。

九、结果分析

结果分析见表 3-1。

表 3-1　血型鉴定的判读标准

正定型(细胞定型)			反定型(血清/血浆定型)				血型
抗-A	抗-B	抗-D	A1 型红细胞	B 型红细胞	O 型红细胞	自身对照细胞	
0	0	≥3+	>1+/溶血	>1+/溶血	0	0	O RhD+
0	0	0	>1+/溶血	>1+/溶血	0	0	O RhD-
>3+	0	≥3+	0	>1+/溶血	0	0	A RhD+
>3+	0	0	0	>1+/溶血	0	0	A RhD-
0	>3+	≥3+	>1+/溶血	0	0	0	B RhD+
0	>3+	0	>1+/溶血	0	0	0	B RhD-
>3+	>3+	≥3+	0	0	0	0	AB RhD+
>3+	>3+	0	0	0	0	0	AB RhD-
如果出现下列情况							
混合凝集外观； 不同的反应结果			可参见第十五章				

注：如果观察的结果与上表有差异，不能确定其血型，且患者紧急需要输血，反定型 O 型试剂红细胞反应必须是阴性的，则可发放 O 型红细胞；如果样本来自献血者，在发布结果前必须找到其血型不符的原因。

Rh(D)阴性需要进行 Rh(D)阴性确认试验。

第二节　检测意外抗体：盐水法和间接抗球蛋白法

一、目的

检测血清(血浆)中是否含有意外抗体。

注：主要用于输血前检查需求、产前检查需求。

---

① 离心机的离心力与转速换算见附录5。

二、背景资料

红细胞抗原与其对应的抗体会导致红细胞凝集，可激活并介导补体导致红细胞溶血，红细胞表面被 IgG 型抗体和(或)C3 致敏。

存在相应抗原抗体的红细胞与血清混匀离心后可直接出现凝集或溶血。

存在相应抗原抗体的红细胞与血清(血浆)混匀后，经 37℃孵育后，洗涤去除没有结合在红细胞上的球蛋白，加入抗球蛋白试剂(AHG)。抗球蛋白试剂能检出红细胞表面抗原是否存在致敏的抗体。

注：在常规输血前检查和产前检查中，红细胞上是否存在补体 C3 致敏不是必须检测项目。

三、注意事项

(1)至少需要 2 支红细胞试剂(R1R1 和 R2R2)。

(2)筛选红细胞试剂必须含有当地人群常见的、有临床意义的抗原(例如黄种人的筛选细胞需要包含 Di^a 和 Miltenberger 抗原)。

四、试验局限性

假阳性结果：

(1)过度离心。

(2)污染的血样。

(3)抗体含有针对试剂成分反应。

假阴性结果：

(1)洗涤细胞不充分。

(2)孵育时间太短。

(3)AHG 试剂没有活性。

(4)红细胞悬液配制太浓或太淡。

五、样本要求

样本可使用血清管或 EDTA 抗凝样本。样本采集日期必须在 3 天内。如患者 3 天内有输注血液制品，建议重新采集血样。

六、试剂

(1)多特异性抗球蛋白或单抗-IgG。

(2)IgG 致敏红细胞。

(3)红细胞必须包含 O 型 R1R1 和 R2R2 的 3%~5%浓度的试剂筛选红细胞。同时要注意：①输血前抗体筛查使用的红细胞必须包含当地人群有临床意义的抗原：D、C、c、E、e、K、k、Fy^a、Fy^b、Jk^a、Jk^b、Le^a、Le^b、M、N、S、s、Mur、P1 和 Di^a，且与相应抗体试剂至少有 2+的凝集(如人 IgG 抗-D 试剂)；②每个血型系统对偶抗原尽量选择纯合子抗原红细胞。

七、质量控制

每天每批次 AHG 试剂在使用前必须做质量控制：试剂 IgG 抗-D 与 Rh(D)阳性红细胞至少有 3+的凝集。

每天每批 AHG 试剂与 AB 型血清(不含血型抗体)和 O 型 R1R1 以及 R2R2 没有反应，所有阴性结果，需要使用 IgG 致敏的红细胞进行确认(见结果判读)。

八、步骤

(1)每一个样本需要在 2~3 个标记的试管中各加入 2 滴血清(血浆)。

(2)分别在每支试管中加入同一批次不同的筛选红细胞各 1 滴。

(3)室温放置 1 分钟。

(4)离心 15 秒(3100 r/min)。

(5)轻轻将红细胞从试管底部重悬。

(6)肉眼观察是否凝集。

(7)记录结果。

(8)混匀，37℃孵育 30 分钟。

(9)使用生理盐水将每支试管洗涤 3~4 次(3100 r/min，离心 1 分钟)，最后一次将上清液充分弃去，扣干。

(10)加入 1 滴抗-IgG 试剂(或多特异性抗球蛋白试剂)。

(11)混匀、离心 15 秒(3100 r/min)。

(12)轻轻将红细胞从试管底部重悬。

(13)肉眼观察是否凝集。

(14)记录结果。

九、结果分析

(1)步骤(7)和(14)发生凝集，说明血清(血浆)中检出意外抗体，样本需要进行抗体特异性鉴定(详见第十章)。

(2)步骤(7)和(14)均未发生凝集，需要按以下步骤进一步确认。

(3)将每一根阴性结果的试管中加入 1 滴 3%~5%浓度的 IgG 致敏红细胞。

(4)轻轻混匀，离心 15 秒(3100 r/min)，肉眼观察是否凝集。

(5)出现凝集，试验完成，血清(血浆)中未检出意外抗体。

(6)未出现凝集，试验结果不可信，重复步骤(1)~(14)；并考虑是否是细胞洗涤不充分或者多特异性抗球蛋白试剂失活。

第三节 间接抗球蛋白方法交叉配血

一、目的

通过抗人球介质进行交叉配血。

输血前检查患者是否存在针对献血者红细胞反应的意外抗体及献血者是否存在针对患者红细胞抗原反应的抗体。

二、背景资料

患者经过抗体筛查试验，检出存在临床特异性抗体，则需要输血前进行抗球蛋白交叉配血。

三、注意事项

抗球蛋白交叉配血，可以通过患者血清(血浆)中(现在或历史)存在的具有临床意义的意外抗体，选择缺乏相应抗原的红细胞血液成分。

四、试验局限性

假阳性结果：

(1)过度离心。

(2)败血症患者或细菌污染的样本。

(3)抗体与试剂成分发生反应。

(4)献血者红细胞直接抗球蛋白试验阳性。

(5)献血者红细胞多凝集。

假阴性结果：

(1)红细胞洗涤不充分。

(2)多特异性抗球蛋白试剂或抗-IgG 失活。

(3)试验中漏加多特异性抗球蛋白试剂或抗-IgG。

(4)红细胞悬液的浓度太浓或太淡。

五、样本要求

血浆和红细胞来自 EDTA 抗凝的全血。部分抗原抗体在含有补体的环境下会增强反应，则需要使用患者血清。

注：样本必须是输血前 3 天之内的样本，如患者 3 天内有输注血液制品，建议重新采集新鲜血液样本。

六、试剂

(1)二抗：多特异性抗球蛋白试剂或抗-IgG 试剂。

(2)献血者红细胞：3%~5%浓度红细胞悬液，可使用特异性抗体确认。献血者红细胞上是否含有患者血清(血浆)中(现在或历史)存在的意外抗体相对应的抗原。

(3)IgG致敏红细胞。

七、质量控制

所有阴性的结果需要使用IgG致敏红细胞进行质量控制(具体见结果分析)。

八、步骤

(1)每单位红细胞都必须进行检测。

(2)取2支试管,分别标注主侧和次侧。

(3)在主侧管里加入患者的血清(血浆)2滴,在次侧管里加入献血者的血浆2滴。

(4)在主侧管里加入献血者3%~5%浓度的红细胞悬液1滴,在次侧管里加入患者3%~5%浓度的红细胞悬液1滴。

(5)室温放置1分钟,离心15秒(3100 r/min)。

(6)轻轻将红细胞从试管底部重悬,肉眼观察是否凝集,并记录结果。

(7)混匀,37℃孵育30分钟。

(8)使用生理盐水将每支试管洗涤3~4次(3100 r/min,离心1分钟),最后一次将上清液充分弃去,扣干。

(9)加入1滴多特异性抗球蛋白或抗-IgG,混匀。

(10)离心15秒(3100 r/min)。

(11)轻轻将红细胞从试管底部重悬,肉眼观察是否凝集,并记录结果。

九、结果分析

(1)步骤(6)和(11)中出现凝集反应,表示这单位血液不相容,直接拒绝这单位血液制品提供给这个患者,且调查不相容原因。

(2)步骤(6)和(11)中没有出现凝集反应,经过下列步骤确认无误后,说明这单位血液配合可用于患者。

(3)确认试验:每一支阴性结果的试管中加入1滴IgG致敏的红细胞,轻轻混匀。

(4)离心15秒(3100 r/min),肉眼观察结果。

(5)出现凝集反应,代表试验结果可信,可以将这单位血液制品提供给这个患者。

(6)未出现凝集反应,表示试验结果不可信,重复步骤(1)~(11),并考虑是否存在洗涤问题或多特异性抗球蛋白(或抗-IgG)失效。

第四节　弱D检测方法

一、目的

证明初筛Rh(D)阴性的红细胞确实不表达弱D抗原。

鉴定献血者红细胞是否是Rh(D)阴性。

鉴定Rh(D)阴性孕妇和Rh(D)阴性胎儿,鉴别是否需要注射抗-D免疫球蛋白。

二、背景资料

1. *RHD* 基因错义突变

由于 *RHD* 基因错义突变,红细胞跨膜蛋白氨基酸编码导致的 D 抗原减弱成为弱 D 表现型:

(1)红细胞膜插入的 D 抗原数量低于正常。

(2)接受正常 Rh(D)阳性红细胞刺激后一般不产生抗-D。

(3)理论上,可与高亲和力的 IgM 单克隆抗-D 呈弱阳性反应。

2. *RHD* 基因的另一条染色体表达 *RHCE* 基因

在 *RHD* 基因的另一条染色体上表达了 *RHCE* 基因,这种情况红细胞也有表达弱 D 抗原,例如表现为 DCe/Ce 表型。由于 *RHD* 基因交叉或错义突变,跨膜蛋白氨基酸编码导致红细胞膜表达部分 D 抗原,呈现为部分 D 表现型。

(1)在抗-D 直接试验中,只与部分抗-D 试剂发生反应,与另一部分抗-D 试剂不发生反应。

(2)部分 D 可产生没有表达的部分 D 抗原对应的抗体。

(3)如果需要输血,必须接受 Rh(D)阴性红细胞。

(4)如果是孕妇,在流产或分娩后需要注射抗-D 免疫球蛋白。

3. 弱 D 和部分 D 表型

弱 D 和部分 D 表型都有可能产生抗-D 抗体。

三、注意事项

(1)用 Rh 质量控制试剂同时进行检测。

(2)测试血清管中红细胞样本,可能会存在补体 C3 致敏的红细胞,使用多特异性抗球蛋白试剂,容易导致假阳性结果。

(3)孕妇或备血者的样本,抗-D 直接凝集试验低于 3+,可作为 Rh(D)阴性患者。

(4)Rh(D)阴性献血者,红细胞反应弱凝集或双群(混合凝集外观)可作为 Rh(D)阳性献血者。

(5)新生儿样本检测出现弱反应或双群(混合凝集外观),可能是抗-D 免疫球蛋白导致的 Rh(D)抗原遮蔽引起的弱凝集或假阴性。

四、试验局限性

假阳性结果:

(1)直抗阳性细胞。

(2)样本或者试剂污染。

假阴性结果:

(1)试剂污染或者试剂活性不够。

(2)加入多特异性抗球蛋白或抗-IgG 试剂前洗涤不充分。

五、样本要求

血清管或者 EDTA 抗凝血均可作为红细胞样本。

注：试剂制造商产品的说明书可能对 Rh 血型鉴定的样本的患者年龄和类型有限制。

六、试剂

（1）含有低蛋白的 IgG 抗-D 试剂（多克隆或单克隆）和 IgM 抗-D 试剂（混合单克隆），或含有高蛋白的多克隆 IgG 抗-D 试剂。

（2）多特异性抗球蛋白或抗-IgG，抗体特异性不一定针对球蛋白的重链。

（3）IgG 致敏红细胞。

七、质量控制

所有阴性反应需要 IgG 致敏红细胞进行确认。

八、步骤

（1）将 Rh(D) 确认试剂抗-D 加入标记的 10 mm×75 mm 或 12 mm×75 mm 试管中。

（2）加 1 滴 3%~5% 浓度的待测红细胞悬液至抗血清的试管中，轻轻混匀。

（3）离心 15 秒（3100 r/min）。

（4）轻轻将红细胞从试管底部重悬，肉眼观察是否凝集，并记录结果。

（5）按照厂商说明书设置孵育温度和时间，通常在 37℃ 孵育 30~60 分钟。

（6）使用生理盐水将每支试管洗涤 3~4 次（3100 r/min，离心 1 分钟），最后一次将上清液充分弃去，扣干。

（7）加入 1 滴多特异性抗球蛋白或抗-IgG，混匀。

（8）离心 15 秒（3100 r/min）。

（9）轻轻将红细胞从试管底部重悬，肉眼观察是否凝集，并记录结果。

九、结果分析

（1）步骤（5）结果分析：

凝集强度≥3+，样本为 Rh(D) 阳性。

有凝集，凝集强度<3+，D 变异型，患者或产前孕妇，可视为阴性。

有凝集，凝集强度<3+，D 变异型，献血者或母亲为 Rh(D) 阴性的新生儿，可视为阳性。

阴性，分析步骤（9）结果。

（2）步骤（9）结果分析：

阳性，有凝集，D 变异型，患者或产前患者，可视为阴性；献血者或母亲为 Rh(D) 阴性的新生儿，可视为阳性。

阴性，为 Rh(D) 阴性。

（3）步骤（9）所有的阴性试管中加入 1 滴 IgG 致敏红细胞，轻轻混匀。

（4）离心 15 秒（3100 r/min）。

（5）肉眼观察结果：

有凝集，可以确认试验结果可信。

没有凝集，试验结果不可信，重复步骤（1）~（9），并考虑是否存在试剂失效或洗涤不充分导致试验失败。

第五节 血清学结果判读

一、目的

给试管中的血型血清学反应结果进行分级和评分提供标准。

二、背景资料

给试验室技术人员提供标准的血型血清学结果判读分级和评分，以达到检测结果的一致性和可重复性。评分（数值分数）可以把血型血清学结果进行量化。

对于某些反应（如抗-A、抗-B 和抗-D 测试的结果）达到一定强度后，才认为结果为阳性。

三、注意事项

尽量不要使用+++、++、+或者-等符号，因为这些容易被修改。

四、试验局限性

假阳性结果：可能过度离心（离心时间或离心力超出标准范围）。
假阴性结果：观察结果振摇力度太大。

五、设备（可选项）

白色背景，凹面镜。

六、质量控制

质量控制具体见不同方法的操作规程。

七、步骤（1）：AABB 判读方式

（1）从离心机取出试管，在白色背景下检查上清液是否有溶血。
注：离心后红细胞扣周围的血清必须检查是否有溶血。如果检测前血清没有溶血，在试验过程中未添加导致溶血的试剂，那么溶血的结果可视为抗原抗体阳性反应。
（2）如果有溶血，必须记录溶血程度。
（3）手指牢牢捏住试管，试管底部放置在一个发光的凹面镜上。
（4）轻轻重悬试管底部细胞扣。
（5）观察细胞扣重悬的方式。
注：注意凝集细胞的特性，是紧密的、松散的或两种混合，并记录，可能对研究异常结果提供有价值的信息。

八、步骤（2）：笔者推荐判读方式

（1）离心机取出试管，在白色背景下检查上清液是否有溶血。

注：离心后红细胞扣周围的血清必须检查是否有溶血。如果检测前血清没有溶血，在试验过程中未添加导致溶血的试剂，那么溶血的结果可视为抗原抗体阳性反应。

（2）如果有溶血，必须记录溶血程度。

（3）手指牢牢捏住试管，试管底部放置在一个发光的凹面镜上。

（4）将细胞扣转向面对视线方向，且细胞扣需要全部浸在液面下。

（5）轻轻重悬试管底部细胞扣。

（6）观察细胞扣重悬的方式。

注：注意凝集细胞的特性，是紧密的、松散的或两种混合，并记录，可能对研究异常结果提供有价值的信息。

（7）振摇试管。

（8）观察凝集细胞是否散开或依然保持凝集的状态。

九、结果判读

结果判读见表3-2。

表3-2　试管法的凝集判读标准

凝集强度	评分	AABB标准	上海标准	
			轻摇	振摇
4+	12	一整块大凝集，没有散在细胞，底液清澈	一个结实的凝块，底液清澈	一个结实的凝块
3+	10	强凝集：一些大块凝集，没有散在细胞，底液清澈	一个或数个结实凝块，底液清澈	底液保持清澈，数个结实的凝块。
2+	8	中等凝集：一些大块凝集，一些小凝块以及极少散在细胞	一个或数个凝块，底液清澈	底液变浑浊
1+	5	弱凝集：许多小凝块和散在细胞	数个凝块，底液浑浊	肉眼可见凝块
±	3	颗粒状凝集：分散的小凝块和极多的散在细胞	数个凝块，底液浑浊	肉眼不可见凝块
w	2	极少量红细胞的小凝集和大量未凝集细胞		
0	0	没有反应	红细胞从细胞扣细沙样均匀滑落，直至细胞扣完全消失	

（迪力达尔·帕孜力　程瑜静　刘凤霞）

第四章

抗体检测

本章节主要介绍试管法检测红细胞血型抗体。这些方法可以替代间接抗球蛋白进行输血前检查、产前检测和交叉配型等血型血清学抗原抗体检测，同时这些方法也可以运用在检测具有人类红细胞多态性的抗原抗体检测，也就是用于抗体鉴定的研究。在第八章中，有介绍用毛细管、柱凝集和微量板等来进行血型血清学抗原抗体检测的非试管的血型血清学方法。

第一节　聚凝胺法

一、目的

使用低离子聚凝胺（polybrene）技术作为抗原抗体增强检测方法，检测血清（血浆）中是否含有血型同种抗体。

注：主要用于输血前检查、产前免疫血液学检查和输血前的交叉配血。

二、背景资料

聚凝胺是高价阳离子季铵盐多聚物，溶解后产生较多正电荷，能中和红细胞膜表面的唾液酸带有的负电荷，使红细胞间距缩小，引发红细胞之间的非特异性凝集；枸橼酸钠能中和阳离子引起的非特异性聚集，分散红细胞。当存在血型抗体时，枸橼酸钠不能解离抗原抗体导致的红细胞特异性聚集。在聚凝胺试验中，首先红细胞与血清（血浆）中的抗体在低离子条件下孵育，促使血型抗体快速致敏在红细胞表面，再加入的聚凝胺使红细胞非特异性聚集，使血清（血浆）中的抗体直接连接两个相邻的红细胞，再加入枸橼酸后，抗体直接连接的红细胞凝集能继续保留，而聚凝胺导致的非特异性凝集会解离。

三、试验局限性

假阳性结果：

（1）试剂中存在意外抗体。

（2）过度离心。

假阴性结果：

（1）试剂已经失效。

(2)漏加血清(血浆)、聚凝胺试剂等。

(3)红细胞悬液比例太浓或太淡。

四、样本要求

血清管或乙二胺四乙酸(EDTA)管作为血清(血浆)的来源,不能使用肝素抗凝的血液样本(聚凝胺是肝素的拮抗药),细胞可用 EDTA 抗凝管中的红细胞,使用前使用生理盐水洗涤 3 次。

五、试剂

(1)弱阳性对照。

(2)AB 型血清(不含有血型血清抗体)。

(3)低离子介质溶液(low-ionic medium,LIM)。

(4)聚凝胺试剂。

(5)重悬液试剂。

(6)3%~5%浓度的试剂红细胞悬液。

六、质量控制

每次做聚凝胺试验必须同时平行进行阴性对照和弱阳性对照试验。

七、步骤

(1)在标记的试管中加入需检测的血清。

(2)在阴阳对照的质量控制管中分别加入阴阳对照血清。

(3)质量控制管中加入 3%浓度的 Rh(D)阳性红细胞悬液,所有试管混匀。

(4)加入 500~1000 μL 的低离子溶液,再次混匀。

(5)室温孵育 1 分钟(或更长)。

(6)在每支试管中加入 2~4 滴聚凝胺试剂。

(7)离心 1 分钟(3100 r/min)。

(8)弃去上清液,轻轻振摇试管,观察红细胞重悬后是否有大块凝集。

(9)加入 1 滴重悬液。

(10)轻轻摇动试管,1 分钟之内观察并记录结果。

八、结果分析

(1)步骤(8),观察所有试管是否均有大块凝集。

①有大块凝集,可以进行下一步试验。

②有中小块凝集,也可以进行下一步试验,但是试验结果只能报阴性或者阳性,不能报强弱。

③没有凝集,试验失败,需要重新试验。

(2)步骤(10),轻轻拖摇试管,使重悬液充分与凝块混匀,1 分钟之内观察结果,不建议振摇。

①观察阴阳对照质量控制试管,弱阳性对照应是有细小凝块且 1 分钟内不会散开,阴性对照应是 1 分钟之内所有凝块散开。

②在 1 分钟之内观察所有试管的结果,根据凝块大小判定凝集强度。

(3)步骤(10)可直接记录结果,结束试验。

第二节 改良聚凝胺法

一、目的

使用低离子聚凝胺技术作为抗原抗体增强检测方法,检测血清(血浆)中是否含有血型血清学抗体。

注:该方法主要用于输血前检查、产前免疫血液学检查和输血前的交叉配血。

二、背景资料

聚凝胺是高价阳离子季铵盐多聚物,溶解后产生较多正电荷,能中和红细胞膜表面的唾液酸带有的负电荷,使红细胞间距缩小,引发红细胞之间的非特异性凝集;枸橼酸钠能中和阳离子引起的非特异性聚集,分散红细胞。当存在血型抗体时,枸橼酸钠不能解离抗原抗体导致的红细胞特异性聚集。在聚凝胺试验中,首先红细胞与血清(血浆)中的抗体在低离子条件下孵育,促使血型抗体快速致敏在红细胞表面,再加入的聚凝胺使红细胞非特异性聚集,使血清(血浆)中的抗体直接连接两个相邻的红细胞,再加入枸橼酸后,抗体直接连接的红细胞凝集能继续保留,而聚凝胺导致的非特异性凝集会解离。

三、试验局限性

假阳性结果:
(1)试剂中存在意外抗体。
(2)过度离心。
假阴性结果:
(1)漏加血清(血浆)、聚凝胺试剂等。
(2)低离子溶液配制的红细胞悬液比例太浓或太淡。

四、样本要求

血清管或 EDTA 管作为血清(血浆)的来源,不能使用肝素抗凝的血液样本(聚凝胺是肝素的拮抗药),细胞可用 EDTA 抗凝管中的红细胞,使用前使用生理盐水洗涤 3 次。

五、试剂

(1)弱阳性对照。
(2)AB 型血清(不含有血型血清抗体)。
(3)低离子介质溶液。
(4)聚凝胺试剂。

(5)重悬液试剂。

(6)低离子介质配制的红细胞：3%浓度的红细胞悬液。

六、质量控制

每次做聚凝胺试验必须同时平行进行阴性对照和弱阳性对照试验。

七、步骤

(1)在标记的试管中加入需检测的血清1滴。

(2)在阴阳对照的质量控制管中分别加入阴阳对照血清。

(3)加入低离子溶液配制的3%浓度的红细胞悬液2滴，质量控制管中加入低离子溶液配制的3%浓度的 Rh(D)阳性红细胞悬液，所有试管混匀。

(4)室温孵育1分钟(或更长)。

(5)在每支试管中加入1滴聚凝胺试剂。

(6)离心1分钟(3100 r/min)。

(7)轻轻振摇试管，观察红细胞重悬后是否有大块凝集。

(8)加入1滴重悬液。

(9)轻轻摇动试管，1分钟之内观察并记录结果。

八、结果分析

(1)步骤(7)观察所有试管是否均有大块凝集。

①有大块凝集，可以进行下一步试验。

②有中小块凝集，也可以进行下一步试验，但是试验结果只能报阴性或者阳性，不能报强弱。

③没有凝集，试验失败，需要重新试验。

(2)步骤(9)轻轻拖摇试管，使重悬液充分与凝块混匀，1分钟之内观察结果，不建议振摇。

①观察阴阳对照质量控制试管，弱阳性对照应是有细小凝块且1分钟内不会散开，阴性对照是1分钟之内所有凝块散开。

②在1分钟之内观察所有试管的结果，根据凝块大小判定凝集强度。

(3)步骤(9)可直接记录结果，结束试验。

第三节 低离子溶液间接抗球蛋白试验

一、目的

通过降低离子强度，增加抗原抗体的反应速度，检测血清或血浆中是否含有血型血清学抗体。

注：主要用于输血前检查、产前免疫血液学检查和输血前的交叉配血。

二、背景资料

抗原抗体反应介质中离子强度能影响抗原抗体接触的机会。

离子强度降低，细胞外电子云密度降低，抗体能有更多机会运动到红细胞表面与相应抗原结合。因此在相同的等渗条件下，离子强度越低，抗原抗体结合的速度越快。

三、试验局限性

假阳性结果：

(1)过度离心。

(2)镜下观察结果。

(3)使用污染或者无效的试剂。

(4)样本错误(如抗凝剂、污染的血样)。

(5)抗体针对试剂成分反应。

假阴性结果：

(1)没有充分洗涤细胞。

(2)孵育时间太短。

(3)低离子溶液离子溶度高。

(4)使用错误的试剂。

(5)AHG 试剂没有活性。

(6)红细胞悬液配制太浓或太淡。

四、样本要求

(1)样本可使用血清管或 EDTA 抗凝样本。

(2)输血前样本，如果患者 3 个月内有输血或不确定的情况，必须重新采集样本。

五、试剂

(1)多特异性抗球蛋白或单抗-IgG。

(2)IgG 致敏红细胞。

(3)低离子溶液。

六、质量控制

每天每批次 AHG 试剂在使用前必须做质量控制：试剂 IgG 抗-D 与 Rh(D)阳性红细胞在间接抗人球介质下至少有 3+的凝集。

所有阴性结果，需要使用 IgG 致敏的红细胞进行确认(见结果判读)。

七、步骤

(1)每一个样本需要在 2~3 支标记的试管中各加入 2 滴血清(血浆)。

(2)分别在每支试管中加入同一批次不同的筛选红细胞各 1 滴。

(3)分别在每支试管中加入 2~4 滴低离子溶液(LISS 或 LIM)。

(4)混匀，37℃孵育 10~15 分钟。

(5)离心 1 分钟(3100 r/min)。

(6)轻轻将红细胞从试管底部重悬。

(7)肉眼观察是否凝集。

(8)记录结果。

(9)使用生理盐水将每支试管洗涤 3~4 次(3100 r/min，离心 1 分钟)，最后一次将上清液充分弃去，扣干。

(10)加入 1 滴抗多特异性抗球蛋白(或单抗-IgG)。

(11)混匀、离心 15 秒(3100 r/min)。

(12)轻轻将红细胞从试管底部重悬。

(13)肉眼观察是否凝集。

(14)记录结果。

八、结果分析

(1)步骤(8)和(14)发生凝集，说明血清(血浆)中检出意外抗体，样本需要进行抗体特异性鉴定(详见第十章)。

(2)步骤(7)和(13)均未发生凝集，需要按以下步骤进一步确认。

(3)将每一支阴性结果的试管中加入 1 滴的 IgG 致敏红细胞。

(4)轻轻混匀，离心 15 秒(3100 r/min)，肉眼观察是否凝集。

(5)出现凝集，试验完成。

(6)未出现凝集，试验结果不可信，重复步骤(1)~(14)；并考虑是否是细胞洗涤问题或者多特异性抗球蛋白试剂失活。

第四节　酶联抗球蛋白试验

一、目的

使用酶处理红细胞的抗球蛋白法，增加抗原抗体反应的敏感性，检测血清或血浆中的意外抗体。

二、背景资料

红细胞抗体能凝集红细胞，或者致敏在红细胞上，形成球蛋白致敏的红细胞。蛋白水解酶处理后的红细胞往往能使这种反应增强。IgG 型抗体通常只能致敏红细胞，但不能使红细胞发生凝集反应，但是 IgG 型抗体能直接凝集蛋白水解酶处理后的红细胞。

蛋白水解酶(如无花果酶)能将红细胞表面糖蛋白上的包含唾液酸 N-乙酰神经氨酸(NeuAc)蛋白质基团切除。羧基端的 NeuAc 残基使红细胞带负电荷。糖蛋白(包含NeuAc)的切除导致红细胞表面电荷数减少，红细胞间电离作用减弱，距离缩小，IgG 分子能直接跨越红细胞间的距离凝集红细胞。红细胞膜碳水化合物结合的水分子也同时被去除，结合水造成的空间障碍减少，增加了红细胞的凝集性。

蛋白酶处理后的红细胞与血清混合后，可以通过直接离心判断结果，这个方法更适用于 Rh 血型抗体。

酶处理的红细胞，在 37℃ 与血清(血浆)孵育，洗涤去除未结合的球蛋白，然后通过间接抗球蛋白试验检测抗体。间接抗球蛋白试验出现凝集反应说明红细胞已经被球蛋白致敏。

有些血清中含有凝集素能直接凝集酶处理红细胞，是干扰试验的凝集素。这些凝集素一般不能结合 C3 的 IgM 型球蛋白，在血清和细胞孵育后能通过洗涤去除，然后进行间接抗球蛋白试验。这些凝集素通常与红细胞在体内破坏没有相关性，与温自身抗体不同的是，温自身抗体与酶处理细胞反应会增强，而这些凝集素不会增强反应。如果酶处理细胞与相同的酶处理自身细胞导致的结果相同，并且在间接抗球蛋白试验中没有反应，则认为这些凝集素没有临床意义。

酶处理红细胞反应鉴定抗体另一个阳性结果表现为溶血，如抗-Le^a、抗-Le^b、抗-Jk^a、抗-Jk^b、抗-P1 或抗-Vel。一些温反应性和冷反应性的自身抗体与酶处理红细胞反应也能导致溶血反应。

部分红细胞血型抗原会被蛋白水解酶变性而减弱或者消失，例如 Fy^a、Fy^b、M、N、S、s、Xg^a、Ch、Rg、JMH、En^a、Pr、In^a 和 In^b。一部分抗体也会受到蛋白水解酶处理后导致活性降低，例如抗-U、抗-Ge、抗-Yt^a 和一部分针对 Knops 抗原的抗体。

三、注意事项

酶联抗球蛋白法通常不用于输血前或产前检查中的意外抗体筛查，一般用于抗体鉴定，特别用于血清中存在多种特异性抗体的抗体鉴定。因为酶处理细胞会使一部分抗原变性，抗原抗体反应变弱，而一部分抗原抗体反应变强，变得更敏感。

酶联抗球蛋白法中，加入抗球蛋白后未离心前，在悬浮液中可能酶处理的红细胞已经呈现了颗粒状外观，这个不能与弱凝集混淆，这种情况不建议使用显微镜观察结果，镜下可能会出现少数细胞聚集的假阳性结果。

挑选酶联抗球蛋白方法中的抗球蛋白介质必须先进行试剂评估，评估这个抗球蛋白试剂是否适合这种酶处理的红细胞。

不建议在室温或者 4℃ 条件下进行酶联抗球蛋白试验。血清中存在的抗-I 或抗-IH 会与酶处理的红细胞在室温或者 4℃ 条件下增强反应，并且几乎所有的血清都会在这个条件下有反应。

在酶处理红细胞进行抗体鉴定时，进行常规的酶法不需要自身对照。只有当酶联抗球蛋白试验均为阳性，而未处理的红细胞直抗结果均为阴性时，则需要进行质量控制。

四、试验局限性

假阳性结果：
(1)试剂成分中存在抗体。
(2)试剂或样本受到污染。
(3)过度离心。
假阴性结果：

(1)试剂被污染或者没有活性。

(2)样本被污染。

(3)红细胞洗涤不干净,不能将未结合的球蛋白去除。

(4)酶处理红细胞制备不当或酶溶液没有活性。

(5)红细胞悬液太浓或太淡。

(6)离心力不足。

五、样本要求

血清来源于普通管或促凝管,部分血型抗体在补体参与反应体系中会增强抗原抗体反应,因此建议使用血清;血浆来源于 EDTA 抗凝管,可用于鉴定不需要 C3 参与反应的抗体。

六、试剂

(1)血清检测:可使用多特异性抗球蛋白,能检测补体结合的血型抗体。

(2)血浆检测:可使用单抗-IgG 或多特异性抗球蛋白。

(3)酶处理红细胞:3%~5%浓度的 O 型试剂红细胞与蛋白水解酶(如木瓜蛋白酶或无花果酶等)处理,如果需要可增加自身红细胞与蛋白水解酶处理。

(4)IgG 致敏红细胞。

七、质量控制

可以通过抗体特异性观察到酶的反应性是否一致。如果对酶的活性有疑问,观察弱的 IgG 型 Rh 抗体与酶处理细胞反应是否比与未经酶处理的细胞反应增强,或抗-Fy^a 与酶处理细胞反应是否与普通细胞反应减弱。

所有结果为阴性时,使用 IgG 致敏细胞进行确认。

八、步骤

(1)在每一支标记的试管中加入 2~3 滴被测血清和 1 滴酶处理红细胞。

(2)混匀,并在 37℃中孵育 30~60 分钟。

(3)离心 15 秒(3100 r/min),肉眼观察结果。

(4)轻轻振摇将细胞扣从试管底部重悬。

(5)肉眼观察结果,不需要显微镜观察结果。

(6)判断凝集强弱并记录。

(7)使用生理盐水将每支试管洗涤 3~4 次(离心力 1000 g,1 分钟),最后一次将上清液充分弃去扣干。

(8)加入 1 滴抗-IgG。

(9)混匀、离心 15 秒(3100 r/min)。

(10)轻轻将红细胞从试管底部重悬。

(11)肉眼观察是否凝集。

(12)记录结果。

九、结果分析

（1）步骤（6）和（11）发生凝集，说明血清（血浆）中检出意外抗体，样本需要进行抗体特异性鉴定（详见第十章）。

（2）步骤（6）和（11）均未发生凝集，在步骤（11）后需要进一步确认。

（3）将每一支阴性结果的试管中加入 1 滴 3%~5% 浓度的 IgG 致敏红细胞。

（4）轻轻混匀，离心 15 秒（3100 r/min），肉眼观察是否凝集。

（5）出现凝集，试验完成。

（6）未出现凝集，试验结果不可信，重复步骤（1）至（12）；并考虑是否是细胞洗涤问题或者多特异性抗球蛋白试剂失活。

第五节　聚乙二醇抗球蛋白试验

一、目的

使用聚乙二醇（polyethylene glycol，PEG）作为增强介质，用于筛选和鉴定血清或血浆中的意外抗体。

注：这个方法可以作为替代常规抗体筛查/鉴定的替代方法。此外，当遇到弱反应时，这个方法可作为其他试验的补充试验。

二、背景资料

PeG 能把红细胞膜上水分子剥离，缩短红细胞间距，从而达到提高抗体致敏并促进红细胞之间的凝集。当加入 PeG 时，血清/血浆蛋白有可能会沉淀，检测样本会呈浑浊的外观。

在使用 PeG 时，建议使用单抗-IgG 而不是多特异性抗球蛋白试剂。多特异性抗球蛋白试剂可能会出现由于冷自身或同种抗体补体结合导致的假阳性结果。

IgG 型单克隆丙种球蛋白血症患者的血清或血浆，使用 PeG 方法检测，可能会造成红细胞表面 IgG 包被红细胞造成假阳性结果。使用这种血浆样本时，纤维蛋白原与 IgG 抗体的复合物堆积在红细胞表面，不含有血型特异性抗体的血浆也会造成阳性的结果。遇到这种案例，建议选择其他方法进行抗体筛查和鉴定。

PeG 能明显增加自身抗体的反应性，所有红细胞可能会有反应，包括自身对照。

三、注意事项

37℃孵育后不要离心，因为离心后红细胞很难进行重悬，应直接洗涤去除血清中未反应的抗体。

使用 PeG 方法进行抗体筛查，一般不需要进行自身对照，进行第一次的抗体鉴定研究时，需要进行自身对照。

四、试验局限性

假阳性结果：

(1)试剂成分中存在抗体。

(2)试剂或样本受到污染。

(3)过度离心。

假阴性结果：

(1)试剂被污染或者没有活性。

(2)样本被污染。

(3)红细胞洗涤不充分，未结合的球蛋白去除不干净。

(4)使用血浆，纤维蛋白原和 IgG 复合物覆盖红细胞抗原，阻止抗体与抗原反应。

(5)红细胞悬液太浓或太淡。

(6)离心力不足。

五、样本要求

一般使用采集 3 天内的血样。血清来源于普通管或促凝管，红细胞和血浆来源于 EDTA 抗凝管。

六、试剂

(1)3%~5%浓度的 O 型试剂红细胞和自身红细胞(主要用于抗体鉴定研究的自身对照质量控制，抗体筛查和交叉配血不需要)。

(2)单抗-IgG。

(3)PeG 溶液：20%的聚乙二醇

七、质量控制

使用 PeG 方法进行抗体筛查，请参阅第三章 间接抗球蛋白法的质量控制方案。

一般来说，PeG 方法得到的结果与其他方法得到的结果一致。

八、步骤

(1)在每一支标记的试管中加入 2 滴被测血清、1 滴 3%浓度红细胞悬液和 4 滴 PeG 溶液。

(2)混匀，并在 37℃中孵育 15~30 分钟。

(3)加入生理盐水将每支试管洗涤 3~4 次(3100 r/min，离心 1 分钟)，最后一次将上清液充分弃去扣干。

(4)加入 1 滴抗-IgG。

(5)混匀、离心 15 秒(3100 r/min)。

(6)轻轻将红细胞从试管底部重悬。

(7)肉眼观察是否凝集。

(8)记录结果。

九、结果分析

(1)步骤(7)发生凝集或溶血，说明为阳性结果。

（2）步骤（7）未发生凝集，说明为阴性结果。

（3）将最后所有阴性结果的试管中加入1滴3%~5%浓度的IgG致敏红细胞。

（4）轻轻混匀，离心15秒（3100 r/min），肉眼观察是否凝集。

（5）出现凝集，试验完成。

（6）未出现凝集，试验结果不可信，重复步骤（1）~（8）；并考虑是否是细胞洗涤问题或者多特异性抗球蛋白试剂失活。

第六节 白蛋白抗球蛋白试验

一、目的

使用白蛋白介质增强抗原抗体反应，筛选或鉴定血清（血浆）中的意外抗体。

二、背景资料

红细胞抗原抗体反应能造成红细胞的凝集或者溶血，也可以在红细胞表面致敏球蛋白。用白蛋白能形成一个低离子环境，加快抗原抗体致敏速度。

白蛋白抗球蛋白方法可以增强Rh血型抗体和其他血型IgG型抗体的反应。白蛋白的作用是增加抗原抗体反应，在这个反应中，白蛋白的渗透压低于生理盐水，白蛋白介质中离子浓度也低于生理盐水中的离子浓度，增强抗原抗体反应。

红细胞和血清混匀离心后直接观察到的凝集反应，这是IgM型抗体的特征。部分IgM抗体可以造成溶血，特别是能结合C3的抗体，例如抗-A、抗-B、抗-Le^{a}和抗-P1等。

红细胞和血清（血浆）在37℃条件下，在白蛋白介质中孵育，洗涤去除未结合的球蛋白，使用间接抗球蛋白进行检测，间接抗球蛋白试验阳性说明红细胞表面有球蛋白致敏。

三、注意事项

抗体鉴定时，需要同时进行自身对照试验。

四、试验局限性

假阳性结果：

（1）试剂成分中存在抗体。

（2）试剂或样本受到污染。

（3）白蛋白保存不当或不恰当的白蛋白浓度。

（4）过度离心。

假阴性结果：

（1）漏加血清（血浆）、白蛋白或试剂红细胞。

（2）红细胞浓度太浓或太淡。

（3）试剂被污染或者没有活性。

（4）红细胞洗涤不充分，未将游离的球蛋白洗净。

（5）离心时间或离心力不足。

五、样本要求

一般采集 3 天内的血样。血清来源于普通管或促凝管,红细胞和血浆来源于 EDTA 抗凝管,红细胞需要使用生理盐水洗涤 3 次,配成 2%浓度的红细胞悬液。

六、试剂

(1)3%~5%浓度的 O 型红细胞试剂细胞和自身红细胞悬液(主要用于抗体鉴定研究的自身对照质量控制,抗体筛查和交叉配血不需要)。

(2)血清白蛋白:22%的牛血清白蛋白(bovine serum albumin, BSA)。

(3)多特异性抗球蛋白或单抗-IgG,特异性不一定需要重链特异性。

(4)IgG 致敏红细胞。

七、质量控制

使用白蛋白方法进行抗体筛查,请参阅第三章 间接抗球蛋白法的质量控制方案。

使用白蛋白方法进行抗体鉴定研究,一般来说,白蛋白方法与其他方法能得到一致的结果。

所有阴性反应需要使用 IgG 致敏红细胞进行确认试验。

八、步骤

(1)在每一个标记的试管中加入 3 滴被测血清、1 滴红细胞和 2 滴白蛋白。

(2)混匀,并在 37℃中孵育 30 分钟。

(3)离心 15 秒(3100 r/min)。

(4)轻轻将红细胞从试管底部重悬。

(5)肉眼观察是否凝集或溶血,并记录结果。

(6)加入生理盐水将每支试管洗涤 3~4 次(3100 r/min,离心 1 分钟),最后一次将上清液充分弃去扣干。

(7)加入 2 滴多特异性抗球蛋白或单抗-IgG。

(8)混匀、离心 15 秒(3100 r/min)。

(9)轻轻将红细胞从试管底部重悬。

(10)肉眼观察是否凝集,并记录结果。

九、结果分析

(1)步骤(5)和(8)发生凝集或溶血,说明为阳性结果。

(2)步骤(5)和(8)未发生凝集,需要下一个步骤进行确认后,说明为阴性结果。

(3)将最后所有阴性结果的试管中加入 1 滴 3%~5%浓度的 IgG 致敏红细胞。

(4)轻轻混匀,离心 15 秒(3100 r/min),肉眼观察是否凝集。

(5)出现凝集,试验完成。

(6)未出现凝集,试验结果不可信,重复步骤(1)~(10);考虑是否是细胞洗涤问题或者多特异性抗球蛋白试剂失活。

第七节　LISS-无花果酶联抗球蛋白试验

一、目的

使用无花果酶处理红细胞和低离子介质溶液作为增强介质，增强抗原抗体反应，筛选或鉴定血清(血浆)中的意外抗体，特别是 Kidd 系统抗体。

二、背景资料

在低离子介质条件下增加抗原抗体反应性，同时使用无花果酶处理的红细胞，共同增加了抗原抗体的反应性，对 Kidd 抗体的检测有明显增强效果。

红细胞抗原抗体反应能导致红细胞直接凝集、溶血或红细胞表面被 IgG 型抗体致敏。当红细胞经蛋白水解酶预处理以后，这种反应会增强。此外，一些 IgG 抗体通常吸附在红细胞表面，不能凝集红细胞，使用酶处理细胞后，这些 IgG 型抗体能直接凝集红细胞。

蛋白水解酶(如无花果酶)可将红细胞表面的糖蛋白去除，包含碳水化合物部分(包括唾液酸 N-乙酰神经氨酸，NeuAc)。羧基端的 NeuAc 残基使红细胞带负电荷。蛋白水解酶去除了糖蛋白，使红细胞表面负电荷数减少，红细胞间距缩小，这样 IgG 分子就可以直接连接两个相邻的红细胞，促使红细胞的直接凝集。同时也去除了红细胞膜碳水化合物结合的水分子，从而减少结合水造成的空间障碍，促进抗原抗体结合。

通过蛋白酶处理的红细胞和 IgG 抗体反应，特别是 Rh 和 Kidd 抗体，可以观察到红细胞与血清(血浆)混合物离心后直接凝集，一些能与 C3 结合的抗体，特别是抗-A、抗-B、抗-Le^a 和抗-P1，可能会导致蛋白酶处理后的红细胞直接溶解。

为检测致敏在红细胞表面的 IgG 型抗体，在 37℃ 条件下，将血清(血浆)与蛋白酶处理的红细胞一起孵育，然后通过洗涤去除没有结合在红细胞表面的球蛋白，进行间接抗球蛋白试验。如果在间接抗球蛋白试验中阳性结果就是检测到红细胞表面有抗体致敏。

有些血清含有无临床意义的凝集素，可以直接凝集酶处理红细胞，这些凝集素通常是不能结合 C3 的 IgM 型球蛋白，在 37℃ 孵育后的洗涤过程中，可以将这些凝集素去除。这些凝集素与含有温自身抗体的反应方式不同，这些凝集素在间接抗球蛋白试验一般没有反应，因此可以忽略凝集素造成的影响因素。

部分特异性抗体与酶处理红细胞会有溶血反应，也能提示这些抗体的特异性，如抗-Le^a、抗-Le^b、抗-Jk^a、抗-Jk^b、抗-P1 和抗-Vel。一些冷自身抗体或温自身抗体也能使酶处理细胞产生溶血反应。

红细胞的某些抗原在蛋白酶处理过程中会变性失活，如 Fy^a、Fy^b、M、N、S、s、Xg^a、Ch、Rg、JMH、En^a、Pr、In^a、In^b。抗-U、抗-Ge、抗-Yt^a 和部分 Knops 抗原抗体与酶处理细胞反应减弱或者没反应。

三、注意事项

LISS-无花果酶联抗球蛋白试验不建议使用在输血前或产前的意外抗体筛查，这个方法建议用于意外抗体的鉴定。

冷凝集素和冷自身抗体与酶处理细胞会反应性增强，可能会掩盖同种抗体的反应性。

在红细胞悬液中，酶处理的红细胞可能呈现颗粒状的外观，不应与弱凝集混淆。不建议使用显微镜观察，镜检可能会观察到假阳性的结果。不建议酶处理红细胞与被检血清在室温或4℃条件下孵育，因为冷凝集素或冷自身抗体(如抗-I或抗-HI)与酶处理细胞反应会增强，几乎所有人血清在低温条件下都会与酶处理细胞反应。

在进行抗体鉴定时，需要同时进行自身对照试验。

试验前对酶处理细胞进行质量控制，酶处理细胞过度或不足都会影响试验结果。

四、试验局限性

假阳性结果：

(1)试剂成分中存在抗体。

(2)试剂或抗体受到污染。

(3)过度离心。

(4)酶处理红细胞过度。

假阴性结果：

(1)漏加血清(血浆)或试剂红细胞。

(2)红细胞浓度太浓或太稀。

(3)红细胞洗涤不充分，未将游离的球蛋白洗净。

(4)红细胞未经过酶处理或红细胞酶处理不充分。

(5)离心时间或离心力不足。

(6)间接抗球蛋白试剂漏加或失效。

五、样本要求

血清：普通管或促凝管中新鲜采集血样(有助于检测补体依赖的Kidd抗体)。

自身对照的酶处理细胞需要使用新鲜EDTA抗凝血，酶处理的方式必须与其他酶处理细胞方法一致。

注：在操作前对酶处理自身细胞进行质量控制。

六、试剂

(1)多特异性间接抗球蛋白试剂或单抗-IgG试剂。

(2)3%~5%浓度的O型试剂红细胞和自身酶处理红细胞。

(3)LISS洗液。

七、质量控制

相同血清细胞试验结果比LISS抗球蛋白法或酶法抗球蛋白强。

酶处理细胞与普通细胞同时与抗-Fy^{a}和Rh抗体进行反应，比较结果是否变化，且符合这两个抗原在酶处理后的变化结果。

使用IgG致敏红细胞确认所有阴性反应。

八、步骤

（1）在每一支标记的试管中加入 2 滴被测血清、1 滴酶处理红细胞和 2 滴 LISS。

（2）混匀，在 37℃ 中孵育 30~60 分钟。

（3）离心 15 秒（3100 r/min）。

（4）轻轻将红细胞从试管底部重悬。

（5）肉眼观察是否凝集或溶血，并记录结果。

（6）加入生理盐水将每支试管洗涤 3~4 次（3100 r/min，离心 1 分钟），最后一次将上清液充分弃去扣干。

（7）加入 2 滴多特异性抗球蛋白或单抗-IgG。

（8）混匀、离心 15 秒（3100 r/min）。

（9）轻轻将红细胞从试管底部重悬。

（10）肉眼观察是否凝集，并记录结果。

九、结果分析

（1）步骤（5）和（10）发生凝集，说明为阳性结果。

（2）步骤（5）和（8）未发生凝集，说明为阴性结果。

（3）将最后所有阴性结果的试管中加入 1 滴 3%~5% 浓度的 IgG 致敏红细胞。

（4）轻轻混匀，离心 15 秒（3100 r/min），肉眼观察是否凝集。

（5）出现凝集，试验完成。

（6）未出现凝集，试验结果不可信，重复步骤（1）至（7）；考虑是否是细胞洗涤问题或者多特异性抗球蛋白试剂失活。

第八节　直接凝集法测冷反应性抗体

一、目的

检测和鉴定冷反应性抗体：IgM 型同种抗体（如抗-M、抗-Le^a、抗-P）；IgM 型自身抗体（如抗-I、抗-HI）。

二、背景资料

IgM 抗体能直接凝集红细胞，温度降低时可以使这些抗体反应增强。抗原抗体混匀离心后，能导致凝集或者溶血反应。抗原抗体混匀后，放置在低于室温的环境下孵育，离心会增强反应。

在低温的条件下，可以通过脐血或者成人 i 型红细胞检测冷反应性自身抗体，例如抗-I、抗-HI 等特异性。

三、注意事项

4℃ 试验不能使用正在加温状态下的温控离心机离心。

如果室温或离心机温度处在一个温度较高的环境，可以在离心后将试管放置在冷藏冰箱，3 分钟后再判读结果。

在检测自身抗体时需要加入质量控制。

四、试验局限性

假阳性结果：

(1)试剂成分中存在抗体。

(2)过度离心。

假阴性结果：

(1)红细胞浓度太浓或太淡。

(2)离心时间或离心力不足。

五、样本要求

血清：普通管或促凝管中采集的血样。

自身对照需要使用新鲜 EDTA 抗凝血，红细胞使用前需洗涤 3 次，若洗涤 3 次后红细胞仍有小凝块，建议使用温生理盐水重新洗涤红细胞。

六、试剂

(1)3%~5%浓度的 O 型试剂红细胞和 3%~5%浓度的脐血红细胞悬液或 i 型成人红细胞悬液。

(2)选择新鲜多人份的 ABO 血型红细胞与被检红细胞血型阴性的红细胞(如被检者为 A 型，选择 A 型或 AB 型)。用于检测严重冷自身抗体时的对照。

七、质量控制

大部分情况，冷反应性的特异性血型抗体在低温条件下反应格局与常温条件下反应格局一致，反应强度比常温下更强。

八、步骤

(1)在每一支标记的试管中加入 2 滴被测血清、1 滴红细胞。

(2)混匀，室温放置 5~10 分钟。

(3)离心 15 秒(3100 r/min)。

(4)轻轻将红细胞从试管底部重悬。

(5)肉眼观察是否凝集或溶血，并记录结果。

(6)混匀，4℃放置 10~30 分钟。

(7)混匀、离心 15 秒(3100 r/min)。

(8)轻轻将红细胞从试管底部重悬。

(9)肉眼观察是否凝集，并记录结果。

九、结果分析

(1)步骤(5)和(9)发生凝集,说明为阳性结果。

(2)步骤(5)和(9)未发生凝集,说明为阴性结果。

(3)比较步骤(5)和(9)凝集强弱。

(4)同时存在阳性和阴性的条件下,判断抗体特异性。

(蒋绍玮 韩冰 何成涛 刘凤霞)

第五章
酶技术

蛋白水解酶处理后的红细胞用于红细胞血型血清学检测具有一定的价值。蛋白水解酶处理后的红细胞可使部分抗体的血清学反应性增强，部分抗体的反应性减弱或消失。这是因为红细胞膜蛋白对不同蛋白水解酶有不同的反应性。

红细胞表面携带大量负电荷，主要是由于红细胞表面有唾液酸糖蛋白上的 N-乙酰神经氨酸，N-乙酰神经氨酸是带有负电荷的羧基。正常红细胞表面携带了大量负电荷，同性相斥，维持红细胞间距，使此 IgG 免疫球蛋白无法同时结合 2 个红细胞表面的抗原。蛋白水解酶能水解 N-乙酰神经氨酸，降低红细胞表面负电荷，使红细胞间距缩小，IgG 免疫球蛋白能同时结合 2 个不同红细胞表面的抗原。促使红细胞间距缩小还有其他方法，例如去除红细胞膜结合水，红细胞表面构象改变等。去除红细胞表面 N-乙酰神经氨酸，也会去除红细胞膜外相应的结构，如 MNS 系统抗原等部分红细胞抗原，影响抗原抗体的结合。

蛋白酶处理后红细胞血清反应性的增强是物理因素改变的结果。在抗体鉴定试验中，蛋白酶处理后血清的反应性降低，同时具有明确的抗体特异性。血型抗原在红细胞膜上具有一定的空间结构，不同的蛋白水解酶可导致不同的血型抗原结构改变。红细胞经蛋白酶处理后导致溶血也是某些补体结合抗体的特征。蛋白水解酶的作用和功能：提高红细胞的吸附能力；与巯基试剂结合能去除红细胞表面自身抗体；将红细胞表面结合的 C3b 和 C4b 转化为 C3d 和 C4d；水解部分血型的有活性的膜外结构。

第一节　菠萝蛋白酶一步法检测抗体

一、目的

使用菠萝蛋白酶一步法检测技术，主要用于抗体检测，特别是 Rh 抗体。

二、背景资料

血清和细胞在菠萝蛋白酶液的环境下孵育，促进某些血型抗体(如 Rh 和 Kidd 抗体)与抗原的凝集和(或)溶血反应。菠萝蛋白酶一步法是不需要预先对试验红细胞进行预处理的抗体检测方法。菠萝蛋白酶优先水解碱性氨基酸(如精氨酸)或芳香族氨基酸(如苯丙氨酸、酪氨酸)的羧基侧上的肽链。

三、注意事项

菠萝蛋白酶处理红细胞后，导致部分血型抗原变性，因此这个方法不能作为检测患者或献血者血型抗体的唯一方法。这个方法能与间接抗球蛋白方法联合使用。

酶液不能反复冻融，需要进行活力校准。

四、试验局限性

假阳性结果：

(1)血清或血浆中包含与菠萝蛋白酶处理红细胞反应的宽反应性抗体，但无特异性的抗体。

(2)酶溶液浓度或活性高。

(3)过度离心。

假阴性结果：

(1)酶溶液失活。

(2)使用不合适 pH 的酶溶液。

(3)部分红细胞血型抗原变性漏检。

五、样本要求

血清：普通管或促凝管中新鲜采集血样。

血浆：EDTA 新鲜抗凝血。

六、试剂

(1)菠萝蛋白酶 PBS 溶液：2%(g/dL)，使用 pH 7.3 PBS 稀释。

(2)3%~5%浓度的 O 型红细胞悬液。

(3)弱 Rh 抗体：如抗-C，效价≤16。

七、质量控制

酶溶液的质量控制：

(1)正常血清(血浆)与 O 型试剂红细胞在酶溶液发生假阳性反应，将酶浓度调至 0.2%(g/dL)至 1.8%(g/dL)。

(2)将抗-C 稀释至与 Ccee 表型的红细胞在间接抗人球介质下反应，检测效价≤16，并出现抗-C 与 Ccee 抗原红细胞在间接抗球蛋白方法呈弱反应。

八、步骤

(1)在每一支标记的试管中加入 2 滴待检血清、1 滴 3%~5%浓度的红细胞悬液和 1 滴菠萝蛋白酶溶液；在阳性质量控制管中加入 1 滴质量控制抗-C 抗体，1 滴 3%~5%浓度的 C 抗原阳性红细胞悬液和 1 滴菠萝蛋白酶溶液；在阴性质量控制管中加入 1 滴 AB 型无意外抗体血清，1 滴 3%~5%浓度的 C 抗原阳性红细胞悬液和 1 滴菠萝蛋白酶溶液。

(2)混匀，并在 37℃中孵育 30~60 分钟。

（3）离心 15 秒（3100 r/min）。

（4）轻轻将红细胞从试管底部摇起。

（5）肉眼观察是否凝集或溶血，并记录结果。

九、结果分析

（1）步骤（5）检测管、阳性质量控制管均发生凝集或溶血，阴性质量控制管未发生凝集或溶血，说明为阳性结果。

（2）步骤（5）阳性质量控制管发生凝集或溶血，检测管、阴性质量控制管均未发生凝集或溶血，说明为阴性结果。

（3）步骤（5）阳性质量控制管未发生凝集或溶血，酶溶液可能失活，需要重新配制酶溶液重复整个试验。

（4）步骤（5）阴性质量控制管发生凝集或溶血，酶溶液可能活性太高，需要重新配制酶溶液重复整个试验。

第二节　无花果酶一步法检测抗体

一、目的

使用无花果酶一步法检测技术，主要用于抗体检测，特别是 Rh 抗体。

二、背景资料

血清和细胞在无花果酶液的环境下孵育，促进某些血型抗体（如 Rh 和 Kidd 抗体）与抗原的凝集反应和（或）溶血反应。无花果酶一步法是不需要对试验红细胞进行预处理的抗体检测方法。无花果酶与菠萝蛋白酶相似，这些酶的动力学和立体化学选择性不同。无花果酶对甘氨酸、丝氨酸、酪氨酸、蛋氨酸（甲硫氨酸）、赖氨酸、精氨酸、酪氨酸、丙氨酸、天门冬酰胺、缬氨酸的羧基端位置切割肽链。

三、注意事项

（1）这个方法能与间接抗球蛋白方法联合使用。

（2）不能使用反复冻融酶液。

四、试验局限性

假阳性结果：

（1）血清或血浆中包含与无花果酶处理红细胞反应的，但无特异性的抗体。

（2）酶溶液浓度或活性高。

（3）过度离心。

假阴性结果：

（1）酶溶液失活。

（2）使用不合适 pH 的酶溶液。

（3）部分红细胞血型抗原变性漏检。

五、样本要求

血清：普通管或促凝管中新鲜采集血样。

血浆：EDTA 新鲜抗凝血。

六、试剂

（1）无花果酶 PBS 溶液：1%（g/dL），使用 pH 7.3 缓冲液（PBS）稀释。

（2）3%~5%浓度的 O 型红细胞悬液。

（3）弱 Rh 抗体：如抗-C，效价≤16。

七、酶溶液的质量控制

（1）正常血清（血浆）与 O 型试剂红细胞在酶溶液发生假阳性反应，将酶浓度下调至0.1%~0.9%（g/dL）。

（2）将抗-C 稀释至与 Ccee 表型的红细胞在间接抗人球介质下反应，检测效价≤16，并呈现下抗-C 与 Ccee 抗原红细胞在间接抗球蛋白方法呈弱反应。

八、步骤

（1）在每一支标记的试管中加入 2 滴待检血清、1 滴 3%~5%浓度的红细胞悬液和 1 滴无花果酶溶液；在阳性质量控制管中加入 1 滴质量控制抗-C、1 滴 3%~5%浓度的 C 抗原阳性红细胞悬液和 1 滴无花果酶溶液；在阴性质量控制管中加入 1 滴 AB 型无意外抗体血清，1 滴 3%~5%浓度的 C 抗原阳性红细胞悬液和 1 滴无花果酶溶液。

（2）混匀，并在 37℃中孵育 30~60 分钟。

（3）离心 15 秒（3100 r/min）。

（4）轻轻将红细胞从试管底部摇起。

（5）肉眼观察是否凝集或溶血，并记录结果。

九、结果分析

（1）步骤（5）检测管、阳性质量控制管均发生凝集或溶血，阴性质量控制管未发生凝集或溶血，说明为阳性结果。

（2）步骤（5）阳性质量控制管发生凝集或溶血，检测管、阴性质量控制管均未发生凝集或溶血，说明为阴性结果。

（3）步骤（5）阳性质量控制管未发生凝集或溶血，酶溶液可能失活，需要重新配制酶溶液重复整个试验。

（4）步骤（5）阴性质量控制管发生凝集或溶血，酶溶液可能活性太高，需要重新配制酶溶液重复整个试验。

第三节　木瓜蛋白酶一步法检测抗体

一、目的

使用木瓜酶一步法检测技术，主要用于抗体检测，特别是 Rh 抗体。

二、背景资料

血清和细胞在木瓜酶液的环境下孵育，促进某些血型抗体（如 Rh 和 Kidd 抗体）与抗原的凝集反应和（或）溶血反应。木瓜酶一步法是不需要对试验红细胞进行预处理的抗体检测方法。木瓜蛋白酶属巯基蛋白酶，可裂解蛋白质或多肽中精氨酸和赖氨酸的羧基端。

三、注意事项

木瓜蛋白酶一步法能与间接抗球蛋白方法联合使用。

此方法不能使用反复冻融酶液。

四、试验局限性

假阳性结果：

(1)血清或血浆中包含与菠萝蛋白酶处理红细胞反应的，但无特异性的抗体。

(2)酶溶液浓度或活性高。

(3)过度离心。

假阴性结果：

(1)酶溶液失活。

(2)使用不合适 pH 的酶溶液。

(3)部分红细胞血型抗原变性漏检。

五、样本要求

血清：普通管或促凝管中新鲜采集血样。

血浆：EDTA 新鲜抗凝血。

六、试剂

(1)木瓜酶 PBS 溶液：1%（g/dL），使用 pH 5.5 PBS 稀释。

(2)3%~5%浓度的 O 型红细胞悬液。

(3)弱 Rh 抗体：如抗-C，效价≤16。

七、酶溶液的质量控制

(1)正常血清（血浆）与 O 型试剂红细胞在酶溶液发生假阳性反应，将酶浓度下调至 0.1%~0.9%（g/dL）。

（2）将抗-C 稀释至与 Ccee 表型的红细胞在间接抗人球介质下反应，检测效价≤16，并呈现下抗-C 与 Ccee 抗原红细胞在间接抗球蛋白方法呈弱反应。

八、步骤

（1）在每一支标记的试管中加入 2 滴待检血清、1 滴 3%~5%浓度的红细胞悬液和 1 滴木瓜酶溶液；在阳性质量控制管中加入 1 滴质量控制抗-C、1 滴 3%~5%浓度的 C 抗原阳性红细胞悬液和 1 滴木瓜酶溶液；在阴性质量控制管中加入 1 滴 AB 型不含意外抗体血清、1 滴 3%~5%浓度的 C 抗原阳性红细胞悬液和 1 滴木瓜酶溶液。

（2）混匀，并在 37℃中孵育 30~60 分钟。

（3）离心 15 秒（3100 r/min）。

（4）轻轻将红细胞从试管底部摇起。

（5）肉眼观察是否凝集或溶血，并记录结果。

九、结果分析

（1）步骤（5）检测管、阳性质量控制管均发生凝集或溶血，阴性质量控制管未发生凝集或溶血，说明为阳性结果。

（2）步骤（5）阳性质量控制管发生凝集或溶血，检测管、阴性质量控制管均未发生凝集或溶血，说明为阴性结果。

（3）步骤（5）阳性质量控制管未发生凝集或溶血，酶溶液可能失活，需要重新配制酶溶液重复整个试验。

（4）步骤（5）阴性质量控制管发生凝集或溶血，酶溶液可能活性太高，需要重新配制酶溶液重复整个试验。

第四节　菠萝蛋白酶半胱氨酸处理红细胞

一、目的

使用菠萝蛋白酶和半胱氨酸钠处理红细胞，主要用于抗体检测，特别是 Rh 抗体。

二、背景资料

菠萝蛋白酶属巯基蛋白酶，能在蛋白质特定的氨基酸上进行切割，即裂解蛋白质和多肽中碱性氨基酸（如精氨酸）和芳香族氨基酸（如苯丙氨酸、酪氨酸）的羧基端。菠萝蛋白酶处理后的红细胞一部分抗原减弱或消失，同时红细胞表面负电荷减少，红细胞间距缩短，增强了另一部分的抗原抗体反应。

三、注意事项

菠萝蛋白酶半胱氨酸处理法不能使用反复冻融酶液。

四、试验局限性

假阳性结果：
(1)酶溶液浓度或活性高。
(2)过度离心。
假阴性结果：
(1)酶溶液失活。
(2)使用不合适 pH 的酶溶液。
(3)部分红细胞血型抗原变性漏检。

五、样本要求

血清：普通管或促凝管中新鲜采集血样。
血浆：EDTA 新鲜抗凝血。

六、试剂

(1)菠萝蛋白酶干粉 2 g。
(2)pH 7.0 PBS 100 mL。
(3)半胱氨酸盐酸盐(0.2%)0.2 g 溶于 pH 7.0 PBS 100 mL 蒸馏水。
(4)3%~5%浓度的 A 型、B 型和 O 型红细胞悬液。
(5)单克隆抗-A、抗-B、IgG 型抗-D 和多特异性抗球蛋白试剂。

七、酶溶液的质量控制

(1)正常血清(血浆)与 O 型试剂红细胞在酶溶液发生假阳性反应，将酶浓度下调至
0.1%~0.9%(g/dL)。
(2)将抗-A、抗-B 和 IgG 抗-D 分别与酶处理的 A 型、B 型和 O 型红细胞反应，反应
结果如表5-1。

表 5-1　酶处理 A 型、B 型和 O 型红细胞反应结果

酶处理红细胞	抗-A	抗-B	IgG 抗-D	抗球蛋白试剂
A 型酶处理细胞	4+	阴性	≥3+	阴性
B 型酶处理细胞	阴性	4+	≥3+	阴性
O 型酶处理细胞	阴性	阴性	≥3+	阴性

八、步骤

(1)将 100 mL PBS 中加入 2 g 菠萝蛋白酶干粉。
(2)室温搅拌酶溶液 15 分钟。
(3)过滤或者收集上清液。

（4）每 2 份的 2%浓度的菠萝蛋白酶溶液加入 1 份 0.2%浓度的半胱氨酸盐酸盐溶液

（5）取生理盐水 3 次洗涤后的 5%浓度的 A 型红细胞、B 型红细胞和 O 型红细胞各 1 份，加入 1 份菠萝蛋白酶半胱氨酸酶混合液 1 份，混匀，37℃孵育 10 分钟，生理盐水 3 次洗涤后，用 Alsever's 溶液配制成 2%~5%的细胞悬液。

（6）取 4 支试管，分别加入抗-A、抗-B、IgG 抗-D 和抗球蛋白试剂，再加入酶处理 A 红细胞，立即离心法观察结果。以上同样方法鉴定酶处理 B 细胞和酶处理 O 细胞。

（7）离心 15 秒（3100 r/min）。

（8）轻轻将红细胞从试管底部重悬。

（9）肉眼观察是否凝集或溶血，并记录结果。

九、结果分析

步骤（9）反应结果如质量控制中酶处理红细胞分别与抗-A、抗-B、IgG 抗-D 和抗球蛋白试剂的结果进行比较，如果全部符合，则菠萝半胱氨酸酶处理的红细胞可用，任何一项不符合则需要重新进行酶处理红细胞。

第五节　糜蛋白酶处理红细胞

一、目的

使用糜蛋白酶处理红细胞，研究 MNS 相关抗体，研究高频率抗原抗体。

二、背景资料

糜蛋白酶能在蛋白质特定的氨基酸上进行切割，即在亮氨酸、苯丙氨酸、色氨酸和酪氨酸的羧基端位置切割。上述氨基酸也存在于红细胞膜上血型抗原，会被糜蛋白酶处理造成这部分红细胞抗原的减弱或丢失，特别是血型糖蛋白 B（GPB）、Duffy 糖蛋白和衰变加速因子（DAF）等；相反血型糖蛋白 A（GPA）却不受此影响。因此使用糜蛋白酶可进行 MNS 相关的血型抗原抗体研究和高频率抗原抗体的研究。

三、注意事项

天然抗体可能干扰糜蛋白酶处理红细胞试验，可增加糜蛋白酶处理自身红细胞进行质量控制。使用糜蛋白酶处理的自身红细胞进行吸收和释放试验可去除天然抗体的干扰，消除此类抗体的影响因素。

酶液不能反复冻融。

四、试验局限性

假阳性结果：

血清或血浆中包含与糜蛋白酶处理红细胞反应，但无特异性的抗体。

假阴性结果：

（1）酶溶液失活。

(2)使用不合适 pH 的酶缓冲溶液。

五、样本要求

在使用前需要将红细胞使用生理盐水洗涤 3 次。

六、试剂

(1)糜蛋白酶 5 mg/mL。

(2)对照组细胞：洗涤 3 次的 M+N-S+s-的 0.25 mL 压积红细胞。

(3)pH 8.0 的 PBS 100 mL。

(4)燕麦凝集素(Vicia graminea lectin)。

七、质量控制

使用燕麦凝集素对糜蛋白酶处理的和未处理的 M+N-S+s-细胞进行检测。

燕麦凝集素对糜蛋白酶未处理的 M+N-S+s-细胞呈强凝集反应，对糜蛋白酶处理的 M+N-S+s-细胞不反应。

八、步骤

(1)将 0.25 mL 压积红细胞与 1 mL 糜蛋白酶混匀。

(2)37℃孵育 30 分钟。

(3)生理盐水洗涤红细胞 3 次。

(4)将糜蛋白处理的红细胞使用红细胞保养液(如 Alsever's 溶液)稀释到 3%~5%，并放置在 4℃保存备用。

(5)加入燕麦凝集素进行质量控制，并记录结果。

九、结果分析

(1)步骤(5)燕麦凝集素与糜蛋白酶处理的红细胞没有反应，与糜蛋白酶未处理的红细胞发生凝集反应，则糜蛋白酶处理红细胞成功。

(2)步骤(5)燕麦凝集素与糜蛋白酶处理的和未处理的红细胞均未发生反应，排除燕麦凝集素失活的原因后重复步骤(1)至(5)。

(3)处理后红细胞与 AB 血清不发生反应，如果发生反应说明酶处理过量。

第六节　无花果酶处理红细胞

一、目的

使用无花果酶处理红细胞，用于抗体鉴定。

二、背景资料

使用无花果酶处理红细胞能增强某些血型抗体(如 Rh 和 Kidd 抗体)与抗原的凝集或

溶血,能减弱某些血型抗体(如 MNS 和 Duffy)的反应性。

无花果酶是一类疏基蛋白酶,能在血型蛋白特定的氨基酸上进行切割,即在丙氨酸、天冬氨酸、甘氨酸、亮氨酸、赖氨酸、酪氨酸和缬氨酸的羧基端位置进行切割。在红细胞表面唾液酸糖蛋白 A 和 B 携带大量这些氨基酸的唾液酸残基,因此唾液酸糖蛋白对无花果酶具有高度敏感性。无花果酶处理的红细胞具有一定的特异性,也具有一定的非特异性。因为大多数带负电荷的唾液酸被无花果酶处理后,红细胞间距缩小,能直接被 IgG 型抗体凝集。抗球蛋白试验中反应增强现象也是无花果酶处理红细胞后导致红细胞物理因素改变的结果。无花果酶处理后的红细胞可用于意外抗体的检测和鉴定、研究。

三、注意事项

天然抗体可能干扰无花果酶处理红细胞的抗体鉴定试验,可以使用无花果酶处理自身红细胞进行质量控制。使用无花果酶处理的自身红细胞进行吸收和释放试验可去除天然抗体的干扰,消除此类抗体的影响因素。

酶液不能反复冻融。

四、试验局限性

假阳性结果:

血清或血浆中包含与无花果酶处理红细胞反应,但无特异性的抗体。

假阴性结果:

(1)酶溶液失活。

(2)使用不合适 pH 的酶缓冲溶液。

五、样本要求

生理盐水洗涤 3 次的红细胞。

六、试剂

(1)无花果酶 1 mg/dL。

(2)抗-Fy^a:效价≥4。

(3)对照组细胞:洗涤 3 次的 Fy(a+b-)的 0.25 mL 压积红细胞。

(4)pH 7.3 的 PBS 100 mL。

(5)0.1%的聚凝胺或大豆凝集素。

(6)弱 Rh 抗体:如抗-C,效价≤16。

七、无花果酶储存液的质量控制

(1)将 Fy(a+b-)红细胞与无花果酶 37℃孵育 15 分钟。使用抗-Fy^a 抗体酶法联合抗球蛋白法(第四章)检测无花果酶处理的和未处理的 Fy(a+b-)红细胞。如果无花果酶处理后的 Fy(a+b-)与抗-Fy^a 仍有反应,则红细胞重新处理,红细胞与无花果酶孵育时间延长(可延长孵育时间 1 分钟,如果仍有反应,则再延长孵育时间)。

(2)将 O 型红细胞与无花果酶 37℃孵育 15 分钟。使用正常的多人份血清,分别使用酶法联合抗球蛋白法(见第四章)检测,如果 10 个正常血清中有多于 2 份正常血清出现阳性反应,则红细胞需要重新处理,红细胞与无花果酶孵育时间缩短(可缩短孵育时间 1 分钟,如果仍有反应,则再缩短孵育时间)。

(3)使用低效价的(效价≤16)IgG 型 Rh 抗体(如抗-C 等)和杂合子抗原的红细胞(抗-C 选择 Cc 抗原阳性的红细胞),并对无花果酶处理的和未处理的红细胞使用酶法联合抗球蛋白法(见第四章)进行试验。Rh 抗体与无花果酶处理的红细胞能直接凝集,而与未经酶处理的红细胞不反应,在使用间接抗人球试剂后,与无花果酶处理的红细胞的凝集明显比未经酶处理的红细胞强。

(4)无花果酶处理红细胞后,破坏了 Fy^a 抗原,也不会造成无花果酶处理后的红细胞与正常血清反应假阳性反应现象,同时还可增强 Rh 和 Kidd 系统的抗体与抗原的反应强度。

八、步骤

(1)将 1 份 1%的无花果酶储存液与 9 份 pH 7.3 的 PBS 溶液稀释。稀释后的无花果酶应用液在室温只能放置 1 小时,超过 1 小时后酶应用液可能失效。

(2)0.1 mL 的压积红细胞样本加 0.5 mL 的无花果酶应用液,混匀。

(3)同时将同体积的 Fy(a+b-)和 O 型质量控制细胞与无花果酶应用液混匀。

(4)37℃孵育 15 分钟。

(5)生理盐水洗涤红细胞 3 次。

(6)将无花果酶处理的红细胞使用红细胞保养液(如 Alsever's 溶液)稀释到 3%~5%,并放置在 4℃保存备用。

九、结果分析

(1)步骤(6)无花果酶处理的红细胞与 Rh 血型系统弱抗体发生反应,与正常的血清不发生反应,则无花果酶处理的红细胞可用。

(2)步骤(6)无花果酶处理的红细胞与 Rh 血型系统弱抗体及正常的血清都发生反应,则红细胞可能被无花果酶处理过分或正常血清中有多凝集现象。

(3)步骤(6)无花果酶处理的红细胞与 Rh 血型系统弱抗体不发生反应,与正常的血清发生任何反应,则需要重新进行红细胞酶处理试验。

第七节 神经氨酸酶(唾液酸酶)处理红细胞(T 活化)

一、目的

将红细胞用唾液酸酶修饰,可用于红细胞多凝集的研究(T 活化)、植物凝集素的研究和 MNS 相关抗原抗体的研究。

二、背景资料

神经氨酸酶可水解 N-乙酰神经氨酸,N-乙酰神经氨酸是一种带有负电荷的唾液酸,

N-乙酰神经氨酸提供红细胞表面大量的负电荷。血型糖蛋白 GPA 和 GPB 含有大量 N-乙酰神经氨酸，MNS 抗原依赖 N-乙酰神经氨酸的表达。去除 N-乙酰神经氨酸能暴露 T 受体，T 受体是 N-乙酰半乳糖胺(Gal-NAc)相关的半乳糖残基。N-乙酰半乳糖胺是 1，3 位半乳糖的二糖结构，是花生凝集素的有效抑制剂。T 抗原暴露的红细胞与花生凝集素有强烈反应。正常人血清中都含有这种抗-T 天然抗体，它能与神经氨酸酶处理的红细胞发生反应。

三、注意事项

因为正常人血清(血浆)中天然含有抗-T 抗体，可与所有神经氨酸酶处理的红细胞发生反应，检测放散液中的抗体用于评估神经氨酸酶处理红细胞后抗体反应的减弱程度。

四、试验局限性

假阳性结果：
正常血清或血浆中存在的抗-T 抗体。
假阴性结果：
(1)酶溶液失活。
(2)使用不合适 pH 的酶缓冲溶液。

五、样本要求

500 μL 洗涤 3 次的压积红细胞。

六、试剂

(1)神经氨酸酶(霍乱弧菌培养) 1 IU/mL。
(2)pH 7.3 PBS。
(3)花生凝集素(arachis hypogaea lectin)。

七、质量控制

花生凝集素 1：256 稀释后，分别与神经氨酸酶处理的与未处理的红细胞反应。与神经氨酸酶处理后红细胞反应≥3+，与未处理红细胞反应阴性。

八、步骤

(1)将 1 份神经氨酸酶与 9 份 pH 7.3 的 PBS 溶液稀释。
(2)将 0.1 mL 的压积红细胞样本加入 0.1 mL 的神经氨酸酶稀释液中，混匀。
(3)37℃孵育 15 分钟。
(4)生理盐水洗涤红细胞 3 次。
(5)将无花果酶处理的红细胞使用红细胞保养液(如 Alsever's 溶液)稀释到 3%~5%，并放置在 4℃保存备用。

九、结果分析

(1)步骤(5)神经氨酸酶处理的红细胞与1∶256稀释的花生凝集素发生≥3+的凝集，说明神经氨酸酶处理后的红细胞T抗原活化成功，可以使用。

(2)步骤(5)神经氨酸酶处理的红细胞与1∶256稀释的花生凝集素发生<3+的凝集，说明神经氨酸酶处理红细胞不充分，神经氨酸酶与红细胞孵育时间可以延长1分钟，直到满足结果分析1为止。

(3)步骤(5)神经氨酸酶处理的红细胞与1∶256稀释的花生凝集素不发生反应，说明神经氨酸酶处理后的红细胞T抗原活化失败，重新制备。

第八节　木瓜酶处理红细胞

一、目的

将红细胞用木瓜酶修饰，可用于抗体鉴定。

二、背景资料

用木瓜蛋白水解酶处理红细胞能增强部分血型抗体(Rh和Kidd)与抗原的凝集或溶血反应，也能减弱或消除部分血型抗体(MNS和Duffy)的反应性。

木瓜蛋白酶能水解蛋白质上特定的氨基酸，即精氨酸、赖氨酸、苯丙氨酸的羧基端。红细胞上部分血型抗原的蛋白对木瓜蛋白酶敏感，例如血型糖蛋白GPA和GPB。血型糖蛋白GPA和GPB携带大量带有负电荷的唾液酸，因此木瓜蛋白酶处理红细胞具有一定的特异性，也具有一定的非特异性。因为大部分唾液酸被切除后，部分血型抗原被切除，但是红细胞间距离可以靠得更近，能直接被IgG型抗体直接凝集。木瓜蛋白酶处理红细胞后，使用间接抗球蛋白法，能使抗原抗体反应增强，这是物理因素的改变而不是化学因素的改变。木瓜蛋白酶处理的红细胞可用于检测和鉴定意外抗体。

三、注意事项

天然抗体可能与木瓜蛋白酶处理的红细胞有非特异性的反应，干扰抗体筛查和抗体鉴定的结果，可以通过阴性和阳性质量控制确定木瓜蛋白酶处理红细胞。这种抗体干扰可以通过木瓜蛋白酶处理自身细胞，吸附和放散自身血清消除影响。

不能反复冻融酶溶液。

四、试验局限性

假阳性结果：

正常血清或血浆中存在针对木瓜蛋白酶的宽反应性的抗体。

假阴性结果：

(1)酶溶液失活。

(2)使用不合适pH的酶缓冲溶液。

五、样本要求

500 μL 洗涤 3 次的压积红细胞。

六、试剂

(1)木瓜蛋白酶:1%(mg/dL)。

(2)抗-Fyᵃ:效价≥4。

(3)质量控制细胞:0.25 mL 洗涤 3 次的压积 Fy(a+b-)细胞。

(4)10 mL pH 7.3 PBS。

(5)弱抗-C:效价≤4。

七、木瓜蛋白酶储存液质量控制

(1)将 Fy(a+b-)红细胞与木瓜蛋白酶 37℃孵育 15 分钟。使用抗-Fyᵃ 抗体酶法联合抗球蛋白法(第四章)平行检测木瓜蛋白酶处理的和未处理的 Fy(a+b-)红细胞。如果木瓜蛋白酶处理后的 Fy(a+b-)与抗-Fyᵃ 仍有反应,则红细胞重新处理,红细胞与木瓜蛋白酶孵育时间延长(可延长孵育时间 1 分钟,如果仍有反应,则再延长孵育时间)。

(2)将 O 型红细胞与木瓜蛋白酶 37℃孵育 15 分钟。正常的多人份血清,分别使用酶法联合抗球蛋白法(第四章)检测,如果 10 份正常血清中有 2 份以上正常血清出现阳性反应,则红细胞需要重新处理,红细胞与木瓜蛋白酶孵育时间缩短(可缩短孵育时间 1 分钟,如果仍有反应,则再缩短孵育时间)。

(3)使用低效价(效价≤16)的 IgG 型 Rh 抗体(如抗-C 等)和杂合子的红细胞抗原(抗-C 可选择 Cc 抗原阳性的红细胞),并对无花果酶处理的和未处理的红细胞,使用酶法联合抗球蛋白法(见第四章)进行试验。

(4)木瓜蛋白酶处理后的红细胞破坏了红细胞 Fyᵃ 抗原,也不会造成木瓜蛋白酶处理后的红细胞与正常血清反应假阳性现象,同时还可增强抗原抗体的反应强度。

八、步骤

(1)将 1 份木瓜蛋白酶储存液与 19 份 pH 7.3 的 PBS 溶液稀释,稀释后的木瓜蛋白酶稀释液在室温中放置不要超过 1 小时。

(2)将 0.1 mL 的压积红细胞样本加入 0.5 mL 的木瓜蛋白酶稀释液中,混匀。

(3)37℃孵育 15 分钟,同时将 Fy(a+b-)的细胞质量控制和多份 O 型细胞质量控制平行孵育。

(4)生理盐水洗涤红细胞 3 次。

(5)将木瓜蛋白酶处理的红细胞使用红细胞保养液(如 Alsever's 溶液)稀释到 3%～5%,并放置在 4℃保存备用。

九、结果分析

(1)步骤(5)木瓜蛋白酶处理的红细胞与 Rh 血型系统弱抗体发生反应,与正常的血清不发生反应,则木瓜蛋白酶处理的红细胞可用。

（2）步骤（5）木瓜蛋白酶处理的红细胞与 Rh 血型系统弱抗体及正常的血清都发生反应，则红细胞可能被木瓜蛋白酶处理过度或正常血清中有多凝集现象。

（3）步骤（5）木瓜蛋白酶处理的红细胞与 Rh 血型系统弱抗体不发生反应，与正常的血清发生任何反应，则需要重新进行红细胞酶处理试验。

第九节　链霉蛋白酶处理红细胞

一、目的

将红细胞用链霉蛋白酶修饰，可用于抗体鉴定。

二、背景资料

链霉蛋白酶处理后的红细胞能增强部分血型抗体（如 Rh 和 Kidd 等）与红细胞抗原的凝集和（或）溶血反应，同时也减弱部分血型（如 MNS 和 Duffy 等）抗体的反应。

链霉蛋白酶能切割蛋白质疏水氨基酸的羧基端，如精氨酸、组氨酸、赖氨酸、天冬氨酸和谷氨酸的羧基端。红细胞的部分血型抗原蛋白上的氨基酸易受到链霉蛋白酶的切割，特别是血型糖蛋白 GPA 和 GPB。血型糖蛋白 GPA 和 GPB 携带大量带有负电荷的唾液酸，因此链霉蛋白酶处理红细胞具有一定的特异性，也具有一定的非特异性。因为大部分唾液酸被切除后，部分血型抗原被切除，但是红细胞间距离可以靠得更近，能直接被 IgG 型抗体直接凝集。链霉蛋白酶处理后红细胞，使用间接抗球蛋白法，能使抗原抗体反应增强，这是物理因素的改变而非化学因素的改变。链霉蛋白酶处理的红细胞可用于检测和鉴定意外抗体。

三、注意事项

天然抗体可能与链霉蛋白酶处理的红细胞有非特异性反应，干扰抗体筛查和抗体鉴定的结果，可以通过阴性和阳性质量控制确定链霉蛋白酶处理红细胞。这种抗体干扰可以通过链霉蛋白酶处理自身细胞，吸附和放散自身血清消除影响。

不能反复冻融酶溶液。

四、试验局限性

假阳性结果：

正常血清或血浆中存在针对链霉蛋白酶的宽反应性的抗体。

假阴性结果：

（1）酶溶液失活。

（2）使用不合适 pH 的酶缓冲溶液。

五、样本要求

250 μL 洗涤 3 次的压积红细胞。

六、试剂

(1)链霉蛋白酶：2.5 mg/dL。

(2)抗-Fyᵃ：效价≥4。

(3)质量控制细胞：0.25 mL 洗涤 3 次的 Fy(a+b-)细胞比容。

(4)10 mL pH 8.0 PBS。

(5)弱抗-C：效价≤4。

七、链霉蛋白酶储存液质量控制

(1)将 Fy(a+b-)红细胞与链霉蛋白酶 37℃孵育 30 分钟。使用抗-Fyᵃ 抗体酶法联合抗球蛋白法(第四章)平行检测链霉蛋白酶处理和未处理的 Fy(a+b-)红细胞。如果链霉蛋白酶处理后的 Fy(a+b-)与抗-Fyᵃ 仍有反应，则红细胞重新处理，红细胞与链霉蛋白酶孵育时间延长(可延长孵育时间 1 分钟，如果仍有反应，则再延长)。

(2)将 O 型红细胞与链霉蛋白酶 37℃孵育 15 分钟。使用正常的多人份血清，分别使用酶法联合抗球蛋白法(第四章)检测，如果 10 个正常血清中有 2 份以上正常血清出现阳性反应，则红细胞需要重新处理，红细胞与链霉蛋白酶孵育时间缩短(可缩短孵育时间 1 分钟，如果仍有反应，则再缩短)。

(3)使用低效价(效价≤16)的 IgG 型 Rh 抗体(如抗-C 等)和杂合子抗原的红细胞(抗-C 选择 Cc 抗原阳性的细胞)，并对无花果酶处理和未处理的红细胞，使用酶法联合抗球蛋白法(见第四章)进行试验。Rh 抗体与链霉蛋白酶处理的红细胞能直接凝集，而与未经酶处理的红细胞不反应，在使用间接抗球蛋白试剂后，与链霉蛋白酶处理的红细胞的凝集明显比未经酶处理的红细胞强。

(4)链霉蛋白酶处理后的红细胞破坏了红细胞 Duffy 血型抗原，也不会造成链霉蛋白酶处理后造成的红细胞与正常血清反应假阳性现象，同时还可增强抗原抗体的反应强度。

八、步骤

(1)将 0.25 mL 的压积红细胞样本加入 1 mL 的链霉蛋白酶液中，混匀。

(2)37℃孵育 30 分钟，同时将 Fy(a+b-)的细胞质量控制和多份 O 型细胞质量控制平行孵育。

(3)生理盐水洗涤红细胞 3 次。

(4)将链霉蛋白酶处理的红细胞使用红细胞保养液(如 Alsever's 溶液)稀释到 3%～5%，并放置在 4℃保存备用。

九、结果分析

(1)步骤(4)链霉蛋白酶处理的红细胞与 Rh 血型系统弱抗体发生反应，与正常的血清不发生反应，则链霉蛋白酶处理的红细胞可用。

(2)步骤(4)链霉蛋白酶处理的红细胞与 Rh 血型系统弱抗体及正常的血清都发生反应，则红细胞可能被链霉蛋白酶处理过分或正常血清中有多凝集现象。

(3)步骤(4)链霉蛋白酶处理的红细胞与 Rh 血型系统弱抗体不发生反应，与正常的血清发生任何反应，则需要重新进行红细胞酶处理试验。

第十节 胰蛋白酶处理红细胞(粗制酶 Crude Enzyme)

一、目的

将红细胞用粗制胰蛋白酶修饰,可用于抗体检测和 C3d/C4d 致敏红细胞的制备。

二、背景资料

用粗制胰蛋白水解酶处理红细胞能增强部分血型抗体(Rh 和 Kidd)与红细胞抗原的凝集或溶血反应,也能减弱或消除部分血型抗体(MNS)的反应性。

粗制胰蛋白酶能水解蛋白质上特定的氨基酸,即精氨酸、赖氨酸的羧基端。红细胞上部分血型抗原蛋白对粗制胰蛋白酶敏感,特别是血型糖蛋白 GPA。血型糖蛋白 GPA 携带大量带有负电荷的唾液酸,因此粗制胰蛋白酶处理红细胞具有一定的特异性,也具有一定的非特异性。因为大部分唾液酸被切除后,部分血型抗原被切除,可使红细胞间距离靠得更近,能直接被 IgG 型抗体直接凝集。粗制胰蛋白酶处理后红细胞,使用间接抗球蛋白法,能使抗原抗体反应增强,这是物理因素的改变而非化学因素的改变。粗制胰蛋白酶处理的红细胞可用于检测和鉴定意外抗体。

粗制胰蛋白酶还可修饰与红细胞结合的补体。如与红细胞结合的 C3b 在粗制胰蛋白酶的处理下,C3b 能分解为 C3c 和 C3d,C3c 释放到溶液中,而红细胞表面就被 C3d 覆盖。粗制胰蛋白酶也可将红细胞上的 C4b 分解引发类似反应。

三、注意事项

天然抗体可能与粗制胰蛋白酶处理的红细胞有非特异性的反应,干扰抗体筛查和抗体鉴定的结果,可以通过阴阳性质量控制确定胰蛋白酶处理红细胞。这种抗体干扰可以通过粗制胰蛋白酶处理自身细胞,吸附和放散自身血清消除影响。

不能反复冻融酶溶液。

四、试验局限性

假阳性结果:

正常血清或血浆中存在针对粗制胰蛋白酶处理后红细胞的宽反应性抗体。

假阴性结果:

(1)酶溶液失活。

(2)使用不合适 pH 的酶缓冲溶液。

五、样本要求

250 μL 洗涤 3 次的压积红细胞。

六、试剂

(1)粗制胰蛋白酶:1%(mg/dL)。

（2）抗-M：效价≥4。

（3）质量控制细胞：250 μL 洗涤 3 次的 M+N-细胞比容。

（4）100 mL pH 7.7 PBS。

（5）弱 Rh 抗体（如：抗-C）效价≤4。

七、粗制胰蛋白酶储存液质量控制

（1）将 M+N-红细胞与粗制胰蛋白酶 37℃孵育 30 分钟。使用抗-M 抗体酶法联合抗球蛋白法（第四章）平行检测粗制胰蛋白酶处理和未处理的 M+N-红细胞。如果粗制胰蛋白酶处理后的 M+N-与抗-M 仍有反应，则红细胞重新处理，红细胞与粗制胰蛋白酶孵育时间延长（可延长孵育时间 5 分钟，如果仍有反应，则再延长）。

（2）将 O 型红细胞与粗制胰蛋白酶 37℃孵育 30 分钟。使用正常的多人份血清，分别使用酶法联合抗球蛋白法（见第四章）检测，如果 10 个正常血清中有多于 2 份正常血清出现阳性反应，则红细胞需要重新处理，红细胞与粗制胰蛋白酶孵育时间缩短（可缩短孵育时间 1 分钟，如果仍有反应，则再缩短）。

（3）使用低效价的 IgG 型 Rh 抗体（效价≤16）（例如抗-C 等）和杂合子的红细胞抗原（抗-C 选择 Cc 抗原阳性的细胞），并对无花果酶和未处理的红细胞，使用酶法联合抗球蛋白法（见第四章）进行试验。Rh 抗体与粗制胰蛋白酶处理的红细胞能直接凝集，而与未经酶处理的红细胞不反应，在使用间接抗球蛋白试剂后，与粗制胰蛋白酶处理的红细胞的凝集明显比未经酶处理的红细胞强。

（4）粗制胰蛋白酶处理后的红细胞破坏了红细胞 M 抗原，也不会造成粗制胰蛋白酶处理后造成的红细胞与正常血清反应假阳性现象，同时还可增强抗原抗体的反应强度。

八、步骤

（1）将 1 份粗制胰蛋白酶储存液与 9 份 pH 7.7 的 PBS 溶液稀释。

（2）将 0.1 mL 的压积红细胞样本加入 0.1 mL 的粗制胰蛋白酶稀释液中，混匀。

（3）37℃孵育 30 分钟，同时将 M+N-的细胞质量控制和多份 O 型细胞质量控制平行孵育。

（4）生理盐水洗涤红细胞 3 次。

（5）将粗制胰蛋白酶处理的红细胞使用红细胞保养液（如 Alsever's 溶液）稀释到 3%～5%，并放置在 4℃保存备用。

九、结果分析

（1）步骤（5）粗制胰蛋白酶处理的红细胞与 Rh 血型系统弱抗体发生反应，与正常的血清不发生反应，则粗制胰蛋白酶处理的红细胞可用。

（2）步骤（5）粗制胰蛋白酶处理的红细胞与 Rh 血型系统弱抗体及正常的血清都发生反应，则红细胞可能被粗制胰蛋白酶处理过分或正常血清中有多凝集现象。

（3）步骤（5）粗制胰蛋白酶处理的红细胞与 Rh 血型系统弱抗体不发生反应，与正常的血清发生任何反应，则需要重新进行红细胞酶处理试验。

第十一节　胰蛋白酶处理红细胞(精制酶 Purified Enzyme)

一、目的

将红细胞用精制胰蛋白酶修饰,可用于 MNS 相关抗体研究和鉴定高频抗原抗体。

二、背景资料

用精制胰蛋白水解酶处理红细胞能增强部分血型抗体(Rh 和 Kidd)与红细胞抗原的凝集或溶血反应,也能减弱或消除部分血型抗体(MNS)的反应性。

精制胰蛋白酶能水解蛋白质上特定的氨基酸,即精氨酸、赖氨酸的羧基端。红细胞上部分血型抗原的蛋白对精制胰蛋白酶敏感,特别是血型糖蛋白 GPA。血型糖蛋白 GPA 携带大量带有负电荷的唾液酸,因此精制胰蛋白酶处理红细胞具有一定的特异性,也具有一定的非特异性。因为大部分唾液酸被切除后,部分血型抗原被切除,可使红细胞间距离靠得更近,能直接被 IgG 型抗体直接凝集。精制胰蛋白酶处理红细胞后,使用间接抗球蛋白法,能使抗原抗体反应增强,这是物理因素的改变而非化学因素的改变。精制胰蛋白酶处理的红细胞可用于检测和鉴定意外抗体。

在一定条件下,精制胰蛋白酶可水解 GPA,但不能水解红细胞上的血型糖蛋白 B(GPB)。S 或 s 抗原阳性红细胞上 GPB 糖蛋白,其氨基端的前 26 个氨基酸与 GPA 氨基端的前 26 个氨基酸序列一致,也就是两者具有相同的 N 端活性结构。使用精制胰蛋白酶处理后的红细胞可以鉴定 GPB 上携带的"N"抗原。

在一定的稀释浓度下,豌豆凝集素抗-N_{VG} 能与 MN 或 NN 个体红细胞发生反应。当精制胰蛋白酶处理后的 M+N-红细胞后,豌豆凝集素能与其发生强烈反应。处理后的红细胞消除了 GPA 的空间障碍,使 GPB 上的"N"抗原更易接近豌豆凝集素。这个方法主要检测异常 GPB 和 GPB 上的"N"抗原。

三、注意事项

天然抗体可能与精制胰蛋白酶处理的红细胞有非特异性的反应,干扰抗体筛查和抗体鉴定的结果,可以通过阴阳性质量控制确定精制胰蛋白酶处理红细胞。这种抗体干扰可以通过精制胰蛋白酶处理自身细胞,吸附和放散自身血清消除影响。

不能反复冻融酶溶液。

四、试验局限性

假阳性结果:

正常血清或血浆中存在针对精制胰蛋白酶处理后红细胞的宽反应性抗体

假阴性结果:

(1)酶溶液失活。

(2)使用不正确 pH 的酶缓冲溶液。

五、样本要求

250 μL 洗涤 3 次的压积红细胞。

六、试剂

(1)精制胰蛋白酶：180 000 BAEE/mL（BAEE：酶活性单位）。

(2)质量控制细胞：250 μL 洗涤 3 次的压积 M+N−细胞和 M−N+细胞。

(3)100 mL pH 7.7 PBS。

(4)豌豆凝集素。

七、质量控制

将豌豆凝集素分别与胰蛋白酶处理的 M+N−和 M−N+的两组细胞和未经处理的 M+N−和 M−N+的两组细胞进行反应。

豌豆凝集素与胰蛋白处理的 M+N−细胞反应≥2+，而未处理的细胞为阴性反应。

豌豆凝集素与胰蛋白处理的 M−N+细胞没有反应，而未处理的细胞为强反应(3+或4+)。

八、步骤

(1)将 0.1 mL 的压积红细胞样本加入 0.1 mL 的精制胰蛋白酶溶液中，混匀。

(2)37℃孵育 30 分钟。

(3)用生理盐水洗涤红细胞 3 次。

(4)将精制胰蛋白酶处理的红细胞使用红细胞保养液（如 Alsever's 溶液）稀释到 3%～5%，并放置在 4℃保存备用。

九、结果分析

(1)豌豆凝集素与胰蛋白酶处理的 M+N−细胞无反应，与 M−N+细胞有反应，则精致蛋白酶处理后的红细胞可以使用。

(2)豌豆凝集素与胰蛋白酶处理的 M+N−细胞无反应，与 M−N+细胞无反应，则精制胰蛋白酶处理红细胞结果未知，可能豌豆凝集素失活，需要重新配制豌豆凝集素再次检测。

(3)豌豆凝集素与胰蛋白酶处理的 M+N−细胞有反应，与 M−N+细胞有反应，则精制蛋白酶活性不够，需要延长时间重新处理红细胞。

(4)豌豆凝集素与胰蛋白酶处理的 M+N−细胞有反应，与 M−N+细胞无反应，则试验失败。

（李慧梁 李慧君 李菲 刘凤霞）

第六章

放散技术

　　放散，在免疫血液学中是指从抗体致敏的红细胞表面去除抗体，目的是提取红细胞表面致敏的抗体，用于血清学的研究。主要用于检测红细胞抗原的自身抗体、同种抗体导致的近期输血反应和药物抗体等引起溶血的原因，这些因素也是试验室研究免疫介导的红细胞破坏的主要方面。结合吸收试验和放散试验，可用于纯化血型抗体，检测弱抗原的表达，将弱抗体浓缩。放散技术同时能去除致敏在红细胞上的抗体，使直接抗球蛋白阳性的红细胞放散呈阴性结果，从而使该红细胞参与间接抗人球方法中的抗体检测试验。

　　为了能使放散试验达到很好的效果，红细胞抗原与致敏的抗体分子直接的结合能力必须减弱或消除。可以通过加热、改变 pH 或离子浓度、使用有机溶液等，或同时使用 2 个或更多的方法。

　　本章节描述了一些用于血清学的放散方法。对于常规试验采取哪种放散方法，主要取决于个人偏好，取决于是否有相关的设备与试剂。文献表明，热放散主要可用于冷反应性抗体(IgM)，对于温反应性同种抗体和自身抗体，使用乙醚或二甲苯放散方法对后续的抗体检测效果则最佳。目前由于安全问题，很多试验室采用了冷酸放散试剂进行放散试验。为了使放散后的红细胞依旧保持其完整性，放散方法中可能需要采用有机溶剂的放散。

第一节　放散前的洗涤

一、目的

将全血中的红细胞进行洗涤，去除红细胞间的杂质，不影响放散结果。

二、背景资料

　　为了确保最终的放散液是致敏红细胞表面结合的抗体，而没有血清中的游离抗体，因此需要放散的红细胞在放散前必须充分洗涤。可用生理盐水洗涤红细胞，也可用冰生理盐水洗涤，防止低亲和力抗体在此过程中从红细胞表面解离。使用生理盐水洗涤红细胞适用于几乎所有的放散方法前的准备工作。

三、注意事项

洗涤后需要将洗涤后的红细胞放置在干净的试管中备用。

四、试验局限性

假阳性结果：

洗涤不干净。

假阴性结果：

洗涤过程中，红细胞上致敏的抗体洗脱在生理盐水中。

五、样本要求

任何血液样本都可以进行洗涤，抗凝样本(如 EDTA)最方便。

样本量通常为 0.2~2 mL 的压积红细胞样本。

六、试剂

(1)多特异性抗球蛋白或单抗-IgG；抗体特异性不一定针对球蛋白的重链。

(2)IgG 致敏红细胞。

(3)洗涤液：生理盐水或冷生理盐水。

七、质量控制

质量控制见结果分析。

八、步骤

(1)将红细胞使用生理盐水(或冷生理盐水)在 100 mm×15 mm 试管中洗涤 3~6 次。

(2)最后一次，吸取上清液 2 mL 放置在一支干净的 12 mm×75 mm 试管中。

(3)将最后一次 2 mL 的上清液中加入 1 滴抗-IgG。

(4)室温孵育 5 分钟。

(5)加入 1 滴 IgG 致敏红细胞。

(6)混匀、离心 15 秒(3100 r/min)。

(7)轻轻将红细胞从试管底部摇起。

(8)肉眼观察是否凝集。

(9)记录结果。

九、结果分析

(1)步骤(9)发生凝集，说明洗涤细胞完成，可以准备放散。

(2)步骤(9)没有发生凝集，说明洗涤不充分，再洗涤 2 次，从步骤(2)起重复试验。

第二节　热放散

一、目的

加热技术可放散 ABO 血型抗体，可用于 ABO 血型新生儿溶血病检查，结合吸收技术检测红细胞表面弱的 A 抗原、B 抗原。

二、背景资料

抗原和抗体形成抗原抗体复合物需要释放能量，抗原抗体复合物解离成单个抗原和抗体需要吸收量，如下公式：

$$Ag+Ab \Longleftrightarrow [Ag-Ab]+能量$$

因此温度升高，可导致抗原抗体解离速度加快。

三、注意事项

证明 ABO 血型新生儿溶血时需要添加 O 型细胞作为对照，区分 ABO 血型新生儿溶血病和其他血型同种抗体引起的新生儿溶血病。

四、试验局限性

假阳性结果：
(1)红细胞洗涤不充分。
(2)血型抗体非特异性吸附现象(Matuhasi-Ogata 现象)。
假阴性结果：
操作不规范。

五、样本要求

任何血液样本都可以进行洗涤，抗凝样本(如 EDTA)最方便。
样本量通常为 0.5~2 mL 的压积红细胞样本。

六、器材

56℃水循环的水浴箱。

七、步骤

(1)将 1 体积红细胞与 1 体积生理盐水混匀，放置在 13 mm×100 mm 大号玻璃试管中。
(2)放入 56℃水浴箱，振摇 1 分钟，然后放置在 56℃水浴箱中 9 分钟，定时混匀。
(3)重离心分离细胞和上清液。
(4)将上清液吸取到一支干净的试管中。
(5)可再次重离心，去除放散液中杂质，收集上层放散液。

八、结果分析

(1)将步骤(5)的放散液与放散前最后 1 次洗涤细胞的上清液平行与相应抗原阳性细胞反应。

(2)放散液结果阳性,最后 1 次洗涤细胞的上清液阴性,说明放散试验成功,放散液可以使用。

(3)放散液结果阴性,最后 1 次洗涤细胞的上清液阴性,说明放散液中没有抗体或者可能是药物依赖抗体。

(4)放散液结果阳性,最后 1 次洗涤细胞的上清液阳性,说明放散试验不成功,重新洗涤细胞放散。

第三节　使用氯仿放散抗体

一、目的

使用氯仿放散法获得红细胞表面吸附的 IgG 型自身抗体和(或)同种抗体。可用于自身抗体、同种抗体、药物抗体引起的免疫性溶血研究;可结合吸收试验进行红细胞上弱抗原的确认、浓缩抗体、从多种特异性抗体中分离单一特异性抗体。

二、背景资料

有机溶剂氯仿能改变抗体分子的三级结构,导致抗原抗体结构互补性丧失;红细胞膜脂质双层破裂,导致抗原抗体结构互补性丧失;减弱或消除抗原抗体之间结合能力,影响抗原抗体解离。

三、注意事项

氯仿具有一定毒性,大量吸入氯仿可导致低血压、心脏和呼吸抑制,甚至死亡。氯仿在动物试验中被证明有致癌性。因此,氯仿的使用和保存请遵循试验室危险化学品的技术使用说明书。

放散液在制备后需立即使用,不宜保存。

四、试验局限性

假阳性结果:

(1)红细胞洗涤不充分。

(2)血型抗体非特异性吸附现象(Matuhasi-Ogata 现象)。

假阴性结果:

氯仿清除不完全。

五、样本要求

任何血液样本都可以进行洗涤,抗凝样本(如 EDTA)最方便。

样本量通常为 0.2~2 mL 的压积红细胞样本。

六、试剂

(1)6%的小牛血清。

(2)氯仿试剂:$CHCl_3$(分析纯)。

七、步骤

(1)洗涤需要放散的压积红细胞。

(2)将 1 体积的压积红细胞,加入 1 体积的 6%的小牛血清和 2 体积的氯仿溶液,放置在 13 mm×100 mm 大试管中。

(3)封口,搅动混匀 15 秒,颠倒混匀 1 分钟。

(4)揭开封口,将大试管放置在 56℃ 5 分钟,用搅棒定时搅拌,注意通风。

(5)重离心,去除颗粒物质,收集上层放散液。

(6)可再次重离心,去除放散液中杂质,收集上层放散液。

八、结果分析

(1)将步骤(6)的放散液与放散前最后 1 次洗涤细胞的上清液平行与相应抗原阳性细胞反应。

(2)放散液结果阳性,最后 1 次洗涤细胞的上清液阴性,说明放散试验成功,放散液可以使用。

(3)放散液结果阴性,最后 1 次洗涤细胞的上清液阴性,说明放散液中没有抗体或者可能是药物依赖抗体。

(4)放散液结果阳性,最后 1 次洗涤细胞的上清液阳性,说明放散试验不成功,重新洗涤细胞放散。

第四节　使用氯仿-三氯乙烯放散抗体

一、目的

使用氯仿和三氯乙烯放散法获得红细胞表面吸附的 IgG 型自身抗体和(或)同种抗体。可用于自身抗体、同种抗体、药物抗体引起的免疫性溶血研究;可结合吸收试验进行红细胞上弱抗原的确认、浓缩抗体、从多种特异性抗体中分离单一特异性抗体。

二、背景资料

有机溶剂氯仿-三氯乙烯溶液能通过以下机制影响抗原抗体解离:

(1)改变抗体分子的三级结构,导致抗原抗体结构互补性丧失。

(2)红细胞膜脂质双层的破裂,导致抗原抗体结构互补性丧失。

(3)抗原抗体之间结合能力的减弱或消除。

三、注意事项

氯仿和三氯乙烯的使用和保存请遵循试验室的危险化学品保存使用的相关规定。氯仿具有一定毒性，大量吸入氯仿可导致低血压、心脏和呼吸抑制，甚至死亡。氯仿在动物试验中被证明有致癌性。吸入一定剂量的三氯乙烯可导致类似于高浓度酒精中毒等症状。因此，放散液在制备后需立即使用，不宜保存。

四、试验局限性

假阳性结果：
(1)红细胞洗涤不充分。
(2)血型抗体非特异性吸附现象(Matuhasi-Ogata 现象)。
假阴性结果：
氯仿-三氯乙烯清除不干净。

五、样本要求

任何血液样本红细胞洗涤后均可使用，抗凝样本(如 EDTA)最方便。
样本量通常为 0.2~2 mL 的压积红细胞样本。

六、试剂

(1)氯仿试剂：$CHCl_3$(分析纯)。
(2)三氯乙烯：C_2HCl_3(分析纯)。

七、步骤

(1)洗涤需要放散的压积红细胞。
(2)将 1 体积的压积红细胞，加入 1 体积的生理盐水，1 体积的氯仿和 1 体积的三氯乙烯溶液，放置在 13 mm×100 mm 大试管中。
(3)封口，搅动 15 秒，颠倒混匀 1 分钟。
(4)揭开封口，将大试管放置在 37℃ 10 分钟，用搅棒定期搅拌(注意通风)。
(5)重离心，去除颗粒物质，收集上层放散液。
(6)可再次重离心，去除放散液中杂质，收集上层放散液。

八、结果分析

(1)将步骤(6)的放散液与放散前最后 1 次洗涤细胞的上清液平行与相应抗原阳性细胞反应。
(2)放散液结果阳性，最后 1 次洗涤细胞的上清液阴性，说明放散试验成功，放散液可以使用。
(3)放散液结果阴性，最后 1 次洗涤细胞的上清液阴性，说明放散液中没有抗体或者可能是药物依赖抗体。
(4)放散液结果阳性，最后 1 次洗涤细胞的上清液阳性，说明放散试验不成功，重新洗涤细胞放散。

第五节　使用枸橼酸放散抗体

一、目的

使用枸橼酸放散法获得红细胞表面吸附的 IgG 型自身抗体和同种抗体。可用于自身抗体、同种抗体、药物抗体引起的免疫性溶血研究；可结合吸收试验进行红细胞上弱抗原的确认、浓缩抗体、从多种特异性抗体中分离单一特异性抗体。

使用枸橼酸可将红细胞表面 IgG 型抗体放散且能保持红细胞的完整性。可使直抗阳性的红细胞放散成直抗阴性的红细胞，可用于 IgG 型抗血清鉴定红细胞抗原或吸收自身抗体。

二、背景资料

酸试剂能降低溶液中的 pH，降低抗原抗体通过离子键的结合能力，使抗体从红细胞抗原表面解离。血型糖蛋白上的天冬氨酸和谷氨酸上的羟基（$-OH$）受到大量氢离子（H^+）的吸引，影响了蛋白质的三级结构，导致分子展开，丧失了抗原抗体之间的结构互补性。

三、注意事项

枸橼酸处理后的红细胞会导致 Kell 抗原结构破坏，因此不能使用枸橼酸处理后的红细胞鉴定 Kell 抗原。

四、试验局限性

假阳性结果：

（1）红细胞洗涤不充分。

（2）血型抗体非特异性吸附现象（Matuhasi-Ogata 现象）。

假阴性结果：

未调整枸橼酸法放散液的最终 pH。

五、样本要求

任何血液样本红细胞洗涤后均可使用，抗凝样本（如 EDTA）最方便。

样本量通常为 0.2~2 mL 的压积红细胞样本。

六、试剂

（1）枸橼酸放散液。

（2）中和液：1 mol/L 氢氧化钠（NaOH）。

（3）pH 试纸（测量区间：pH 6~8）。

七、步骤

(1)将所有试剂冷却到4℃,供试验时使用。

(2)洗涤需要放散的压积红细胞。

(3)将1体积的压积红细胞,加入1体积的枸橼酸放散液,放置在13 mm×100 mm 大试管中。

(4)封口,颠倒混匀90秒。

(5)揭开封口,离心45秒(3100 r/min)。

(6)将上清液吸取到干净试管中,在放散液中加入中和液直至将放散液 pH 调试至7.0左右。

(7)可再次重离心,去除放散液中杂质,收集上层放散液。

八、结果分析

(1)将步骤(7)的放散液与放散前最后1次洗涤细胞的上清液平行与相应抗原阳性细胞反应。

(2)放散液结果阳性,最后1次洗涤细胞的上清液阴性,说明放散试验成功,放散液可以使用。

(3)放散液结果阴性,最后1次洗涤细胞的上清液阴性,说明放散液中没有抗体或者可能是药物依赖抗体。

(4)放散液结果阳性,最后1次洗涤细胞的上清液阳性,说明放散试验不成功,重新洗涤细胞放散。

第六节　冷酸放散抗体

一、目的

使用冷酸放散法获得红细胞表面吸附的 IgG 型自身抗体和同种抗体。可用于自身抗体、同种抗体、药物抗体引起的免疫性溶血研究;可结合吸收试验进行红细胞上弱抗原的确认、浓缩抗体、从多种特异性抗体中分离单一特异性抗体。

使用冷酸放散法可将红细胞表面 IgG 型抗体放散且能保留红细胞的完整性;可使直抗阳性的红细胞放散成直抗阴性的红细胞;可用于 IgG 型抗血清鉴定红细胞抗原或吸收自身抗体。

二、背景资料

酸试剂能降低溶液中的 pH,降低抗原抗体通过离子键的结合能力,使抗体从红细胞抗原表面解离。血型糖蛋白上的天冬氨酸和谷氨酸上的羟基(-OH)受到大量氢离子(H^+)的吸引,影响了蛋白质的三级结构,导致蛋白分子展开,丧失了抗原抗体之间的结构互补性。

甘氨酸缓冲液降低 pH,促进抗体从红细胞表面解离后,必须用磷酸盐缓冲液使放散液恢复中性 pH。

三、注意事项

冷酸处理后的红细胞会导致 Kell 抗原结构破坏，因此不能使用冷酸处理后的红细胞鉴定 Kell 抗原。

放散液的酸环境能导致试剂红细胞溶血，加入牛白蛋白可以降低这种溶血，加入牛白蛋白也能增加放散液中抗体的稳定性。

四、试验局限性

假阳性结果：

(1)红细胞洗涤不充分。

(2)血型抗体非特异性吸附现象(Matuhasi-Ogata 现象)。

假阴性结果：

未调整冷酸法放散液的最终 pH。

五、样本要求

任何血液样本红细胞洗涤后均可使用，抗凝样本(如 EDTA)最方便。

样本量通常为 0.2~2 mL 的压积红细胞样本。

六、试剂和器材

(1)甘氨酸：0.1 mol/L (pH 3.0 左右，冷藏)。

(2)冷生理盐水(冷藏生理盐水)。

(3)pH 试纸(测量区间 pH 6~8)。

(4)中和液：1 mol/L NaOH。

(5)冰浴槽。

七、步骤

(1)将所有试剂冷却到4℃，供试验时使用。

(2)洗涤需要放散的压积红细胞。

(3)将 1 体积的压积红细胞，加入 1 体积的生理盐水和 2 体积的甘氨酸溶液，放置在 13 mm×100 mm 大试管中。

(4)封口，冰浴槽放置 1 分钟。

(5)揭开封口，离心 45 秒(3100 r/min)。

(6)将上清液吸取到一支干净的试管中，放散液中加入中和液直至将放散液 pH 调试至 7.0 左右。

(7)可再次重离心，去除放散液中杂质，收集上层放散液。

八、结果分析

(1)将步骤(7)的放散液与放散前最后 1 次洗涤细胞的上清液平行与相应抗原阳性细

胞反应。

（2）放散液结果阳性，最后 1 次洗涤细胞的上清液阴性，说明放散试验成功，放散液可以使用。

（3）放散液结果阴性，最后 1 次洗涤细胞的上清液阴性，说明放散液中没有抗体或者可能是药物依赖抗体。

（4）放散液结果阳性，最后 1 次洗涤细胞的上清液阳性，说明放散试验不成功，重新洗涤细胞放散。

第七节　洋地黄皂苷甘氨酸放散

一、目的

使用酸性的洋地黄皂苷甘氨酸将红细胞破坏，获得表面吸附的 IgG 型自身抗体和同种抗体。可用于自身抗体、同种抗体、药物抗体引起的免疫性溶血研究；可结合吸收试验进行红细胞上弱抗原的确认、浓缩抗体、从多种特异性抗体中分离单一特异性抗体。

二、背景资料

酸试剂能降低溶液中的 pH，降低抗原抗体通过离子键的结合能力，使抗体从红细胞抗原表面解离。血型糖蛋白上的天冬氨酸和谷氨酸上的羟基（-OH）受到大量氢离子（H^+）的吸引，影响了蛋白质的三级结构，导致分子展开，丧失了抗原抗体之间的结构互补性。

三、注意事项

使用此方法处理红细胞，获得的放散液中含有红细胞破坏后的游离血红蛋白。此方法可广泛使用在联合吸收和放散试验，鉴定弱抗原的试验。

放散液的酸环境能导致试剂红细胞溶血，加入牛白蛋白可以降低这种溶血，加入牛白蛋白也能增加放散液中抗体的稳定性。

洋地黄皂苷的使用和保存请遵循试验室的危险化学品的保存和使用的相关规定。洋地黄皂苷是一种有刺激性化合物，吞食和皮肤接触后可能会导致死亡。如果误吸，需及时转移至开阔地方呼吸新鲜空气，如出现呼吸困难，请给予高浓度氧气。如果皮肤不慎接触，立即使用大量清水冲洗至少 15 分钟，除去污染衣物，衣物必须清洗后才能再次使用。

四、试验局限性

假阳性结果：

（1）红细胞洗涤不充分。

（2）血型抗体非特异性吸附现象（Matuhasi-Ogata 现象）。

假阴性结果：

未调整洋地黄皂苷甘氨酸法放散液的最终 pH。

五、样本要求

任何血液样本红细胞洗涤后均可使用,抗凝样本(如 EDTA)最方便。

样本量通常为 0.2~2 mL 的压积红细胞样本。

六、试剂

(1)洋地黄皂苷:0.5% mg/dL

(2)甘氨酸:0.1 mol/L(pH 3.0)

(3)磷酸缓冲液:0.8 mol/L(pH 8.2)

(4)生理盐水(冷藏)

(5)pH 试纸(测量区间 pH 6~8)

七、步骤

(1)将所有试剂混匀放置在 37℃,供试验时使用。

(2)洗涤需要放散的压积红细胞。

(3)将 1 mL 的压积红细胞,加入 9 mL 的生理盐水,放置在 13 mm×100 mm 大试管中。

(4)加入 0.5 mL 洋地黄皂苷,封口,颠倒混匀至少 1 分钟,至全部溶血。

(5)揭开封口,重离心分离出红细胞碎片,并去除上清液。

(6)将红细胞碎片至少洗涤 5 次,每次洗涤离心至少 2 分钟(3100 r/min),洗涤至碎片出现白色。

(7)去除洗涤后的上清液,加入 2 mL 的甘氨酸。

(8)封口并颠倒混匀 1 分钟。

(9)揭开封口,离心,移除颗粒物质。

(10)将放散液吸取到干净试管中,加入 0.2 mL 的磷酸缓冲液。

(11)混匀并再次离心,移除颗粒物质,并收集上清液。

(12)使用磷酸缓冲液将放散液 pH 调试至 7.0 左右。

(13)可再次重离心,去除放散液中杂质,收集上层放散液。

八、结果分析

(1)将步骤(13)的放散液与放散前最后 1 次洗涤细胞的上清液平行与相应抗原阳性细胞反应。

(2)放散液结果阳性,最后 1 次洗涤细胞的上清液阴性,说明放散试验成功,放散液可以使用。

(3)放散液结果阴性,最后 1 次洗涤细胞的上清液阴性,说明放散液中没有抗体或者可能是药物依赖抗体。

(4)放散液结果阳性,最后 1 次洗涤细胞的上清液阳性,说明放散试验不成功,重新洗涤细胞放散。

第八节　使用乙醚放散抗体

一、目的

使用乙醚将红细胞表面的 IgG 型自身抗体和(或)同种抗体解离。可用于自身抗体、同种抗体、药物抗体引起的免疫性溶血研究;可结合吸收试验进行红细胞上弱抗原的确认、浓缩抗体、从多种特异性抗体中分离单一特异性抗体。

二、背景资料

有机溶剂通过以下机制促使红细胞上抗原抗体解离:改变蛋白质的三级结构,导致分子展开,丧失了抗原抗体之间的结构互补性;红细胞膜脂质双层破裂,使抗原和抗体之间吸附性降低。

三、注意事项

乙醚有爆炸的危险,对皮肤有轻微刺激,高浓度乙醚是一种麻醉药。乙醚的保存和使用请遵循试验室的危险化学品保存使用的相关规定。

放散期间注意试管排气。

四、试验局限性

假阳性结果:

(1)红细胞洗涤不充分。

(2)血型抗体非特异性吸附现象(Matuhasi-Ogata 现象)。

假阴性结果:

放散后乙醚去除不净。

五、样本要求

任何血液样本红细胞洗涤后均可使用,抗凝样本(如 EDTA)最方便。

样本量通常为 0.5~2 mL 的压积红细胞样本。

六、试剂

乙醚(分析纯)。

七、步骤

(1)将 1 体积的压积红细胞,1 体积的生理盐水和 2 体积的乙醚,放置在 13 mm×100 mm 大试管中。

(2)封口,颠倒混匀 60 秒。

(3)揭开封口,重离心,将乙醚、红细胞碎片和放散液分离,离心 1~3 分钟(3100 r/min)。

(4)吸取最下层的放散液,放置在一支干净的试管,注意不要混入中层红细胞碎片。

(5)将吸取的放散液试管放置在37℃水浴箱10分钟。

(6)可再次重离心,去除放散液中杂质,收集上层放散液。

八、结果分析

(1)将步骤(6)的放散液与放散前最后1次洗涤细胞的上清液平行与相应抗原阳性细胞反应。

(2)放散液结果阳性,最后1次洗涤细胞的上清液阴性,说明放散试验成功,放散液可以使用。

(3)放散液结果阴性,最后1次洗涤细胞的上清液阴性,说明放散液中没有抗体或者可能是药物依赖抗体。

(4)放散液结果阳性,最后1次洗涤细胞的上清液阳性,说明放散试验不成功,重新洗涤细胞放散。

第九节 应用冻融技术放散抗体(Lui 技术)

一、目的

采用冻融技术可放散 ABO 血型抗体,可用于 ABO 血型新生儿溶血病检查,结合吸收技术检测红细胞表面弱的 A 抗原 B 抗原。

二、背景资料

红细胞在冷冻环境,红细胞膜内和膜外的水会形成冰晶,并且从周围环境中不断吸取水分子,导致周围环境离子浓度增高,同时冰晶也可能刺穿红细胞膜,造成红细胞的溶血。红细胞膜破坏后,导致抗原和抗体之间的结构互补性丧失,抗体解离到溶液中。

三、注意事项

证明 ABO 血型新生儿溶血时需要添加 O 型细胞作为对照,区分 ABO 血型新生儿溶血病和其他血型同种抗体引起的新生儿溶血病。

四、试验局限性

红细胞洗涤不充分。

血型抗体非特异性吸附现象(Matuhasi-Ogata 现象)。

五、样本要求

任何血液样本都可以进行洗涤,抗凝样本(如 EDTA)最方便。

样本量通常为 0.5~2 mL 的压积红细胞样本。

六、温度条件和器材

(1)-20℃以下环境.

(2)37℃水循环的水浴箱。

七、步骤

(1)将0.5 mL或更多压积红细胞与0.5 mL生理盐水混匀,放置在13 mm×100 mm大号玻璃试管中。

(2)封口,侧着慢慢旋转,让玻璃试管壁表面涂上红细胞。

(3)放置在-20℃ 10分钟(不能过夜)。

(4)将试管放置在37℃循环水浴箱迅速解冻。

(5)揭开封口,重离心。

(6)将上清液吸取到一支干净的试管中。

(7)可再次重离心,去除放散液中杂质,收集上层放散液。

八、结果分析

(1)将步骤(7)的放散液与放散前最后1次洗涤细胞的上清液平行与相应抗原阳性细胞反应。

(2)放散液结果阳性,最后1次洗涤细胞的上清液阴性,说明放散试验成功,放散液可以使用。

(3)放散液结果阴性,最后1次洗涤细胞的上清液阴性,说明放散液中没有抗体或者可能是药物依赖抗体。

(4)放散液结果阳性,最后1次洗涤细胞的上清液阳性,说明放散试验不成功,重新洗涤细胞放散。

第十节 应用冻融技术放散抗体(Wiener技术)

一、目的

采用冻融技术可放散ABO血型抗体,可用于ABO血型新生儿溶血病检查,结合吸收技术检测红细胞表面弱的A抗原B抗原。

二、背景资料

采用有机溶剂和冷冻环境两种方法用于解离红细胞上抗原抗体复合物。有机溶剂可以改变抗原分子蛋白的三级结构,造成抗原结合位点的改变,从而使抗体从抗原蛋白上解离;而且有机溶剂可以破坏红细胞的磷脂层,造成抗原蛋白结构破坏,使抗体从抗原蛋白上解离。红细胞在冷冻环境,红细胞膜内和膜外的水会形成冰晶,并且从周围环境中不断吸取水分子,导致周围环境离子浓度增高,同时冰晶也可能刺穿红细胞膜,造成红细胞的溶血。红细胞膜破坏后,导致抗原和抗体之间的结构互补性丧失,抗体解离到溶液中。

三、注意事项

有机溶剂的使用和保存请遵循试验室的危险化学品保存和使用的相关规定。

证明 ABO 血型新生儿溶血时需要添加 O 型细胞作为对照,区分 ABO 血型新生儿溶血病和其他血型同种抗体引起的新生儿溶血病。

四、试验局限性

假阳性结果:
(1)红细胞洗涤不充分。
(2)血型抗体非特异性吸附现象(Matuhasi-Ogata 现象)。
假阴性结果:
操作不规范。

五、样本要求

任何血液样本都可以进行洗涤,抗凝样本(如 EDTA)最方便。
样本量通常为 0.5~2 mL 的压积红细胞样本。

六、试剂和器材

(1)6%的小牛血清。
(2)50%乙醇(使用前放置在冰箱冷却至-6℃)。
(3)-20℃以下冰箱。
(4)37℃水循环的水浴箱。

七、步骤

(1)将 1 mL 压积红细胞,放置在 16 mm×100 mm 大号试管中。
(2)封口,放置在-70℃ 10 分钟。
(3)将试管放置在 37℃ 循环水浴箱迅速解冻。
(4)揭开封口,加入 10 mL 的 50%冷乙醇。
(5)封口,颠倒混匀后,放置在-20℃ 1 小时。
(6)重离心,弃去上清液和颗粒物。
(7)用竹签将红细胞块打碎,用蒸馏水冲洗一次,再次重离心,弃去上清液和颗粒物。
(8)加入 1 mL 的 6%小牛血清,混匀,再次用竹签打碎细胞基质。
(9)37℃孵育 1 小时。
(10)重离心,吸取上清液至干净试管。
(11)可再次重离心,去除放散液中杂质,收集上层放散液。

八、结果分析

(1)将步骤(11)的放散液与放散前最后 1 次洗涤细胞的上清液平行与相应抗原阳性细胞反应。
(2)放散液结果阳性,最后 1 次洗涤细胞的上清液阴性,说明放散试验成功,放散液可以使用。
(3)放散液结果阴性,最后 1 次洗涤细胞的上清液阴性,说明放散液中没有抗体或者可能是药物依赖抗体。

(4)放散液结果阳性，最后1次洗涤细胞的上清液阳性，说明放散试验不成功，重新洗涤细胞放散。

第十一节　二氯甲烷放散抗体

一、目的

使用二氯甲烷将红细胞表面的 IgG 型自身抗体和(或)同种抗体解离，可用于自身抗体、同种抗体、药物抗体引起的免疫性溶血研究；可结合吸收试验进行红细胞上弱抗原的确认、浓缩抗体。

二、背景资料

二氯甲烷能改变蛋白质的三级结构，红细胞膜磷脂破裂，导致分子展开，丧失了抗原抗体之间的结构互补性。

三、注意事项

二氯甲烷的使用和保存请遵循试验室的危险化学品保存使用的相关规定。二氯甲烷是高浓度的麻醉剂，使用时注意通风。

四、试验局限性

假阳性结果：
(1)红细胞洗涤不充分。
(2)血型抗体非特异性吸附现象(Matuhasi-Ogata 现象)。
假阴性结果：
二氯甲烷清除不干净。

五、样本要求

任何血液样本红细胞洗涤后均可使用，抗凝样本(如 EDTA)最方便。
样本量通常为 0.5~2 mL 的压积红细胞样本。

六、试剂

(1)22%或30%的小牛血清。
(2)二氯甲烷(分析纯)。

七、步骤

(1)将 1 mL 压积红细胞、1 mL 生理盐水和 2 mL 二氯甲烷放置在 13 mm×100 mm 大试管中。
(2)封口，轻轻混匀1分钟。

(3)揭开封口,离心10分钟(3100 r/min)。

(4)吸取下层二氯甲烷并弃去。

(5)将试管放置在56℃ 10分钟,定时混匀。

(6)离心10分钟(3100 r/min)。

(7)将上清液吸取到一支干净的试管中。

(8)可再次重离心,去除放散液中杂质,收集上层放散液。

八、结果分析

(1)将步骤(8)的放散液与放散前最后1次洗涤细胞的上清液平行与相应抗原阳性细胞反应。

(2)放散液结果阳性,最后1次洗涤细胞的上清液阴性,说明放散试验成功,放散液可以使用。

(3)放散液结果阴性,最后1次洗涤细胞的上清液阴性,说明放散液中没有抗体或者可能是药物依赖抗体。

(4)放散液结果阳性,最后1次洗涤细胞的上清液阳性,说明放散试验不成功,重新洗涤细胞放散。

第十二节　从胎盘组织上放散抗体

一、目的

从胎盘组织中回收母体产生的抗体,可以提取大量抗体。

二、背景资料

胎盘上有大量母亲的免疫球蛋白。当母婴不同血型产生同种免疫时,可回收大量母亲的血型抗体,而无须从红细胞放散,但可能导致红细胞破坏而放散液中存在大量的血红蛋白。

酸试剂能降低溶液中的pH,降低抗原抗体通过离子键的结合能力,使抗体从细胞抗原表面解离。血型糖蛋白上的天冬氨酸和谷氨酸上的羟基(-OH)受到大量氢离子(H^+)的吸引,影响了蛋白质的三级结构,导致分子展开,丧失了抗原抗体之间的结构互补性。

三、注意事项

洋地黄皂苷的使用和保存请遵循试验室的危险化学品保存使用的相关规定。洋地黄皂苷是一种刺激性化合物,吞食和皮肤接触后可能会导致死亡。如果误吸入,及时转移至开阔地方呼吸新鲜空气;如果吸入导致呼吸困难,请给予高浓度氧气;如果皮肤不慎接触,立即使用大量清水冲洗至少15分钟,除去污染衣物,衣物必须清洗后才能再次使用。

四、试验局限性

假阳性结果:

放散前胎盘未去除杂质(洗涤不干净)。

假阴性结果:

未调整最终放散液的 pH。

五、样本要求

新鲜的胎盘组织,可以使用生理盐水浸泡运送至试验室,切割成 2 cm³ 大小,且该胎盘为存在同种免疫妊娠的胎盘。

六、试剂

(1)30% 的小牛血清。

(2)0.5% 的洋地黄皂苷(mg/dL)。

(3)甘氨酸:0.1 mol/L(pH 3.0)。

(4)磷酸缓冲液:0.8 mol/L(pH 8.2)。

(5)生理盐水:4℃。

(6)pH 试纸(测量区间:pH 6~8)。

七、步骤

(1)将所有试剂预温 37℃,供试验时使用。

(2)将胎盘离心,吸取上清液(上清液可评估抗体活性的对照)。

(3)将残余组织放入搅拌机,加入 100 mL 洋地黄皂苷和 200 mL 生理盐水,将胎盘组织研磨成乳剂。

(4)重离心(10 分钟,3100 r/min),弃去上清液。

(5)剩余物质使用生理盐水洗涤 4 次,每次洗涤确保与生理盐水充分混合。

(6)加入 400 mL 甘氨酸,充分搅拌 1 分钟。

(7)室温下静置 10 分钟,再次充分搅拌 1 分钟。

(8)重离心(10 分钟,3100 r/min),收集上清液(放散液)。

(9)加入 0.8 mol/L 磷酸缓冲液,平均每 10 mL 放散液加入 1 mL 磷酸缓冲液,混匀。

(10)使用 1 mol/L NaOH 或 1 mol/L HCl 将放散液 pH 调整到 7.0。

(11)再次重离心(10 分钟,3100 r/min),去除放散液中杂质,收集上清液(放散液)。

(12)加入 30% 的小牛血清,平均每 10 mL 放散液中加入 2 mL 小牛血清。

八、结果分析

(1)将步骤(12)的放散液与步骤(2)上清液平行与相应抗原阳性细胞反应。

(2)步骤(12)结果阳性且效价≥8,步骤(2)上清液阴性,说明放散试验成功,放散液可以使用。

(3)步骤(12)结果阳性但效价<8,步骤(2)上清液阴性,说明放散液中可能存在抗体,需要其他试验进一步证实。

(4)步骤(12)结果阴性,步骤(2)上清液阳性或阴性,说明放散试验不成功,重新洗涤细胞放散。

第十三节　应用二甲苯和D-柠檬烯放散抗体

一、目的

使用二甲苯和D-柠檬烯将红细胞表面的 IgG 型自身抗体和(或)同种抗体解离。可用于自身抗体、同种抗体、药物抗体引起的免疫性溶血研究;可结合吸收试验进行红细胞上弱抗原的确认、浓缩抗体、从多种特异性抗体中分离单一特异性抗体。

二、背景资料

二甲苯和D-柠檬烯能影响蛋白质的三级结构,导致分子展开,导致红细胞膜脂质层破裂,最后使抗原抗体之间的结构互补性丧失,抗体游离到介质中。

三、注意事项

二甲苯和D-柠檬烯的使用和保存应遵循试验室的危险化学品保存使用的相关规定。二甲苯具有致癌性,易燃,高浓度具有麻醉作用。D-柠檬烯对皮肤有刺激,危害性比二甲苯小。

四、试验局限性

假阳性结果:
(1)红细胞洗涤不充分。
(2)血型抗体非特异性吸附现象(Matuhasi-Ogata 现象)。
假阴性结果:
放散液中二甲苯和D-柠檬烯未去除干净。

五、样本要求

1.任何血液样本(抗凝或非抗凝)都可以将未凝集的红细胞洗涤后使用,但是抗凝样本(EDTA)最为合适。
2.样本量通常为 0.5~2 mL 的压积红细胞。

六、试剂

(1)22%或30%浓度的小牛血清。
(2)D-柠檬烯和二甲苯(分析纯)。

七、步骤

(1)将二甲苯或 D-柠檬烯与压积红细胞等体积放置在 13 mm×100 mm 大试管中,混匀。
(2)封口,搅拌 1~2 分钟。
(3)56℃孵育 10 分钟,孵育期间定时搅拌。

(4)重离心,10分钟(3100 r/min),去除上层二甲苯(或D-柠檬烯)和红细胞碎片,收集放散液。

(5)可再次重离心,去除放散液中二甲苯(D-柠檬烯)和红细胞碎片,收集放散液。

(6)为了尽量减少二甲苯(D-柠檬烯)残留,两种体积放散液中加入1体积的小牛血清。

八、结果分析

(1)将步骤(6)的放散液与放散前最后1次洗涤细胞的上清液平行与相应抗原阳性细胞反应。

(2)放散液结果阳性,最后1次洗涤细胞的上清液阴性,说明放散试验成功,放散液可以使用。

(3)放散液结果阴性,最后1次洗涤细胞的上清液阴性,说明放散液中没有抗体或者可能是药物依赖抗体。

(4)放散液结果阳性,最后1次洗涤细胞的上清液阳性,说明放散试验不成功,重新洗涤细胞放散。

第十四节 应用 EDTA-甘氨酸-盐酸放散 IgG

一、目的

使用 EDTA-甘氨酸-盐酸放散法,在不损伤红细胞抗原完整性的情况下从红细胞表面分离 IgG 型抗体,能使直抗阳性的红细胞处理成直抗阴性的红细胞,用于 IgG 型抗体引起的直抗阳性红细胞的血型鉴定 (如 IgG 抗-D 等)。

二、背景资料

酸试剂能降低溶液中的 pH,降低抗原抗体通过离子键的结合能力,使抗体从红细胞抗原表面解离。血型糖蛋白上的天冬氨酸和谷氨酸上的羟基(-OH)受到大量氢离子(H^+)的吸引,影响了抗原抗体之间的吸引力。

三、注意事项

处理后的红细胞会导致 Kell 抗原结构破坏,因此不能使用处理后的红细胞鉴定 Kell 抗原。

四、试验局限性

约80%直抗阳性的红细胞能通过这个方法把红细胞变成直抗阴性的红细胞,仍有一些直抗阳性的红细胞不能完全处理成直抗阴性的红细胞。

五、样本要求

任何血液样本都可以进行洗涤,抗凝样本(如 EDTA)最方便。

样本量通常为 0.1 mL 的压积红细胞。

六、试剂

(1)EDTA-Na$_2$：10%（mg/dL）。
(2)甘氨酸：0.1 mol/L（pH 1.5）。
(3)TRIS：1 mol/L。

七、质量控制

放散后的红细胞进行抗原定型（抗血清为 IgG 型），必须用杂合子阳性细胞作平行对照。

八、步骤

(1)将 0.8 mL 甘氨酸和 0.2 mL EDTA-Na$_2$，放置在 16 mm×100 mm 大试管中，混匀。
(2)立即将入 1 mL 压积红细胞，封口，搅拌混匀。
(3)室温孵育不超过 2 分钟。
(4)加入 0.2 mL TRIS。
(5)用生理盐水洗涤红细胞，3 次。
(6)将红细胞配制成 3%~5% 浓度。

九、结果分析

(1)放散后 3%~5% 的红细胞加入 1 滴抗-IgG。
(2)混匀，离心 15 秒（3100 r/min）。
(3)肉眼观察结果。
(4)结果阴性，细胞放散成功，红细胞可用于试验。
(5)结果阳性，需要重新进行放散。

第十五节　应用二磷酸氯喹放散 IgG

一、目的

使用二磷酸氯喹放散法，在不损伤红细胞抗原完整性的情况下从红细胞表面分离 IgG 型抗体，能使直抗阳性的红细胞处理成直抗阴性的红细胞，用于 IgG 型抗体引起的直抗阳性红细胞的血型鉴定（如 IgG 抗-D 等）。

二、背景资料

二磷酸氯喹能将红细胞表面结合的抗体放散下而不破坏红细胞膜抗原。可能的机制是二磷酸氯喹能中和氨基酸上结合抗体分子的三级结构带电基团（即参与分子键的基团）。

三、注意事项

室温下孵育超过 2 小时或 37℃ 超过 30 分钟后,可能会破坏抗原表型。不能使用放散后的红细胞进行 IgM 型抗血清的血型定型。

四、试验局限性

约 80% 直抗阳性的红细胞能通过这个方法把红细胞变成直抗阴性的红细胞,仍有一些直抗阳性的红细胞不能完全处理成直抗阴性的红细胞。

五、样本要求

任何血液样本都可以进行洗涤,抗凝样本(如 EDTA)最方便。

样本量通常为 0.2 mL 的压积红细胞。

六、试剂

(1)二磷酸氯喹:20%(mg/dL)。

(2)抗-IgG。

(3)IgG 致敏红细胞。

七、质量控制

放散后的红细胞进行抗原定型(抗血清为 IgG 型),必须用杂合子阳性细胞作平行对照。当 IgG 型抗血清对细胞进行血型鉴定时,使用处理后的细胞与 6% 的小牛血清做阴性对照。

八、步骤

(1)取 0.2 mL 红细胞与 0.8 mL 二磷酸氯喹。

(2)孵育:室温 30 分钟(或 37℃ 5 分钟)。

(3)取少量体积红细胞,用生理盐水洗涤 4 次。

(4)将红细胞配制成 3%~5% 浓度。

九、结果分析

放散后 3%~5% 的红细胞加入 1 滴抗-IgG,混匀,离心 15 秒(3100 r/min),肉眼观察结果。

结果阴性,细胞放散成功,红细胞可用于试验。

结果阳性,需要重新进行放散。

(高海燕　李萍　陆琼　刘凤霞)

第七章

细胞分离技术

在免疫血液学试验中，通常使用 2 种方法将不同红细胞分离：沉降（或慢速离心）和高速离心。沉降（或慢速离心）法适用于分离遗传疾病引起的红细胞嵌合体，或造血干细胞移植引起的红细胞嵌合体，根据两种（或更多）红细胞群体血型的差异，使用抗原抗体凝集法分离红细胞。高速离心法适用于新近输血患者的供者红细胞和自身红细胞的分离，新生成的自身红细胞（即有核红细胞或网织红细胞）比输注的存储红细胞比重更轻，密度较低的细胞在离心过程中停留在红细胞柱顶部，获得的网织红细胞可直接进行患者血型定型、抗球蛋白试验和自身抗体吸附。

第一节　直接离心法收集自身红细胞

一、目的

通过高速离心，对有近期输血史的患者进行自身红细胞的分离，分离出的自身红细胞可用于患者血型鉴定、自身吸收和直接抗球蛋白试验。

二、背景资料

新生成的红细胞（例如网织红细胞），其比重比输注的红细胞轻，可以通过毛细管离心，将输注的红细胞和患者自身的红细胞分离出来。离心后，自身红细胞会在毛细管的顶端。分离效果与邻苯二甲酸酯法结果相近。

三、注意事项

不能用于镰状细胞病患者和球形红细胞增多症患者。
将压积红细胞灌注进毛细管中间不产生气泡。

四、试验局限性

骨髓造血功能发育不良。

五、样本要求

EDTA/ACD/CPD 抗凝的新鲜采集全血 7 mL 以上（24 小时之内采集）。

六、试剂和器材

(1)玻璃切刀(小砂轮)。

(2)毛细管。

(3)毛细管离心机。

(4)抗血清(用于患者血型定型)。

七、质量控制

将毛细管分离的最上层细胞(近心端)和最下层细胞(远心端)分别使用抗血清进行血型鉴定(如 Rh 和 MN 抗原)。分离后最上层细胞(近心端)应该有明确的阳性和阴性反应,而最下层的细胞可能是混合凝集外观或者与最上层细胞(近心端)反应结果不一致。

八、步骤

(1)将采集的全血,重离心 10 分钟(3100 r/min),弃去血浆,尽量不要吸到白膜层,然后充分混匀。

(2)将压积红细胞灌装到毛细管中(注意尽量不要将气泡灌装至毛细管中)。

(3)封口(可用油泥)。

(4)放入毛细管离心机,油泥端放置在远心端。

(5)离心(10000~12000 r/min,5~10 分钟)。

(6)取两端红细胞将毛细管两端的末端切断 5 mm 分别浸没在生理盐水的试管中,2 支试管(12 mm×75 mm)分别标记为近心端和远心端,毛细管轻轻搅拌,让红细胞渗出到生理盐水试管中。

(7)分别将远心端和近心端 2 支试管混匀。

(8)洗涤 1 次,将红细胞远心端和近心端的浓度调整至相同浓度(如 3%~5%),备用。

九、结果分析

(1)步骤(8)得到的远心端、近心端和未分离的红细胞分别与 ABO 血型以外的抗血清进行血型鉴定。

(2)近心端没有混合凝集外观,未分离的红细胞出现混合凝集外观或远心端的红细胞可出现混合凝集外观,则得到的自身细胞可以进行下一步试验。

(3)近心端出现混合凝集外观,未分离的红细胞和远心端的红细胞均出现混合凝集外观,则需要重新进行细胞分离试验。

第二节 利用邻苯二甲酸酯收集自身红细胞

一、目的

使用邻苯二甲酸酯,通过高速离心,对有近期输血史的患者进行自身红细胞的分离,分离出的自身红细胞和供者红细胞可用于患者血型鉴定、自身吸收和直接抗球蛋白试验。

二、背景资料

刚从骨髓释放到外周血的年轻红细胞比重约为 1.078，随着红细胞的成熟，比重逐渐增加到 1.114。有近期输血史的患者外周血中，比重最轻的是自身网织红细胞，在特定比重的溶液（如邻苯二甲酸酯）中离心，可以从输入的红细胞和患者自身陈旧的红细胞中分离。只有患者自体的新生成网织红细胞离心后在邻苯二甲酸酯的上层。

三、注意事项

不能用于镰状细胞病患者。

将压积红细胞灌注进毛细管，中间不能产生气泡。

四、试验局限性

（1）储存试剂不当。

（2）骨髓造血功能发育不良。

五、样本要求

EDTA/ACD/CPD 抗凝的新鲜采集全血 7 mL 以上（24 小时之内采集）。

六、试剂和器材

（1）小牛血清：22%或30%。

（2）邻苯二甲酸酯。

（3）玻璃切刀（小砂轮）。

（4）毛细管。

（5）毛细管离心机。

（6）抗血清（用于患者血型定型）。

七、质量控制

因为酯类极具黏性，制备酯类混合物，必须严格按照重量和体积调配，可使用尖底刻度管，加入第一种酯类后需要等第一种酯类完全沉淀，准确测出第一种酯类的体积后再加入第二种酯类。

将毛细管分离的最上层细胞（近心端）和最下层细胞（远心端）分别使用抗血清进行血型鉴定（如 Rh 和 MN 抗原）。分离后最上层细胞（近心端）应该有明确的阳性和阴性反应，而最下层的细胞可能是混合凝集外观或者与最上层细胞（近心端）反应结果不一致。

八、步骤

（1）将采集的全血重离心（10 分钟，3100 r/min），弃去血浆，尽量不要吸到白膜层，然后充分混匀。

（2）先将一些邻苯二甲酸酯（5 mm）灌入毛细管（如 60 mm×1 mm）中，再灌注压积红细胞，注意中间尽量不产生气泡。

（3）封口（可用油泥）。

（4）放入毛细管离心机，油泥端放置在远心端。

（5）离心（10000～12000 r/min，5～10 分钟）。

（6）在酯层近心端切断毛细管，取酯层上面红细胞放入干净试管中（12 mm× 75 mm）中。

（7）将近心端试管加入生理盐水混匀。

（8）洗涤 1 次。

（9）压积红细胞加入 1 mL 小牛血清混匀。

（10）再次离心，弃去上清液，使用生理盐水调至相同浓度（3%～5%）备用。

九、结果分析

步骤（10）得到的远心端、近心端和未分离的红细胞分别与 ABO 血型以外的抗血清进行血型鉴定。

（1）近心端没有混合凝集外观，未分离的红细胞出现混合凝集外观或远心端的红细胞可出现混合凝集外观，则得到的自身细胞可以进行下一步试验。

（2）近心端出现混合凝集外观，未分离的红细胞均出现混合凝集外观，则需要重新进行细胞分离试验。

第三节　使用 Percoll-泛影葡胺方法分离细胞

一、目的

使用 Percoll-泛影葡胺密度梯度高速离心，对有近期输血史的患者进行供者红细胞与自身红细胞的分离，分离出的自体红细胞和供者红细胞可用于患者血型鉴定、吸收和直接抗球蛋白试验。

二、背景资料

患者自身新生成的红细胞（网织红细胞）密度比较轻，给患者输入的供者红细胞和患者自身陈旧的红细胞密度相对比较重，可以通过密度梯度离心，将这 2 组细胞分离。顶端细胞包含自体年轻红细胞，而底端细胞含供者和自身陈旧的红细胞。

三、注意事项

（1）不能用于镰状细胞病患者。

（2）将压积红细胞灌注进毛细管，中间不能有气泡。

四、试验局限性

（1）试剂储存不当。

（2）骨髓造血功能发育不良。

五、样本要求

EDTA/ACD/CPD 抗凝的新鲜采集全血 7 mL 以上(24 小时之内采集)。

六、试剂

(1)红细胞保养液。
(2)α–纤维素(甲种纤维素)。
(3)微晶纤维素。
(4)Percoll。
(5)泛影葡胺(浓度 60%)。
(6)生理盐水。

七、质量控制

将分离的最上层细胞(近心端)和最下层细胞(远心端)分别使用抗血清进行血型鉴定。分离后最上层细胞(近心端)应该有明确的阳性和阴性反应,而最下层的细胞可能是混合凝集外观或者与最上层细胞(近心端)反应结果不一致。

八、步骤

(1)将微晶纤维素和 α–纤维素按照重量 1∶1 灌入 10 mL 尖底离心管内,灌注 2~5 cm。
(2)将 1 mL 的去白红细胞液与 10 mL Percoll 和泛影葡胺 60 混合,搅匀。
(3)将混匀后的红细胞分成 2 份,分别加入步骤(1)尖底离心管中。
(4)4℃离心 5 分钟,离心力 3500 g。
(5)将上层红细胞吸取到一支干净的试管中。
(6)洗涤 3~4 次。
(7)使用红细胞保养液或生理盐水调至相同浓度(3%~5%)备用。

九、结果分析

步骤(7)获得的近心端和未分离的红细胞分别与 ABO 血型以外的抗血清进行血型鉴定。
(1)近心端没有混合凝集外观,未分离的红细胞出现混合凝集外观,则获得的自身细胞可以进行下一步试验
(2)近心端出现混合凝集外观,未分离的红细胞的红细胞均出现混合凝集外观,则需要重新进行细胞分离试验。

第四节 从镰状细胞病或 S 血红蛋白中收集自身红细胞

一、目的

使用低渗盐水溶解输注的红细胞，对有近期输血史的镰状细胞病患者进行供者红细胞和自身红细胞的分离，分离出的自体红细胞和供者红细胞可用于患者血型鉴定、吸收和直接抗球蛋白试验。

二、背景资料

镰状细胞病患者的红细胞能在低渗盐水环境下存活，而正常人红细胞在低渗盐水环境下会溶血，因此输注的红细胞在低渗环境下溶血，剩下的就是患者自身的红细胞。

三、注意事项

建议采集输血 3 天后或更长时间的血样。

四、试验局限性

（1）试剂储存不当。
（2）骨髓造血功能发育不良。

五、样本要求

EDTA/ACD/CPD 抗凝的新鲜采集全血 7 mL 以上（24 小时之内采集）。

六、试剂

（1）0.3% NaCl 溶液。
（2）0.9% NaCl 溶液。

七、质量控制

将分离的细胞和未进行分离的细胞分别使用抗血清进行血型鉴定。分离后的细胞应该有明确的阳性和阴性反应，而未分离的细胞可能是混合凝集外观或者与最上层细胞（近心端）反应结果不一致。

八、步骤

（1）将 4~5 滴压积红细胞放入 12 mm×75 mm 试管中（如果是大剂量的红细胞可放在 16 mm×100 mm 的试管中操作）。
（2）将红细胞使用 0.3% NaCl 盐水洗涤 6 次，直至不再出现溶血，每次洗涤离心条件为离心 1 分钟（3100 r/min）。
（3）使用 0.9% 氯化钠（NaCl）溶液洗涤红细胞 2 次，恢复红细胞张力，每次洗涤离心条件为离心 2 分钟（1400 r/min），方便去除残留基质。

(4)使用红细胞保养液或生理盐水调至相同浓度(3%~5%)备用。

九、结果分析

步骤(4)获得的分离红细胞和未分离的红细胞分别与 ABO 血型以外的抗血清进行血型鉴定；

(1)分离细胞没有混合凝集外观，未分离的红细胞出现混合凝集外观，则得到的自身细胞可以进行下一步试验。

(2)分离细胞出现混合凝集外观，未分离的红细胞的红细胞均出现混合凝集外观，则需要重新进行细胞分离试验。

第五节　用抗体分离混合红细胞

一、目的

使用抗血清对混合细胞进行分离，可针对嵌合体或人工嵌合体(骨髓移植后)进行鉴定。

二、背景资料

在某些罕见的遗传疾病中(如嵌合体)，或在输血或骨髓移植后，可能出现混合红细胞群，可以使用抗血清区分不同的红细胞群。

抗血清试剂可与一部分红细胞凝集而不与另一部分红细胞凝集，可通过葡萄糖柱的差异沉积分离，可不凝集的红细胞分离出来。

三、试验局限性

(1)试剂储存不当。
(2)骨髓造血功能发育不良。

四、样本要求

EDTA/ACD/CPD 抗凝的新鲜采集全血 7 mL 以上(24 小时之内采集)。

五、试剂和器材

(1)抗-A，抗-B 血清(单个来源)。
(2)抗-IgG 试剂。
(3)pH 7.3 PBS。
(4)抗血清。
(5)右旋糖酐：20%(mg/dL)，-20℃保存，使用前解冻。
(6)培养皿(有盖)。

六、质量控制

将获得的分离细胞和未分离细胞分别使用抗血清进行血型鉴定。分离细胞应该有明确的阳性和阴性反应,而未分离细胞可能是混合凝集外观或者与最上层细胞(近心端)反应结果不一致。

七、步骤

(1)将红细胞用 pH 7.3 PBS 洗涤 3 次。

(2)在 13 mm×100 mm 的试管中放入 0.5 mL 的红细胞(可准备足够容量的试管,以便获取足够剂量的分离红细胞)。

(3)在每支试管中加入过量抗血清(如 2 mL)。

(4)孵育 15~60 分钟,其间定时混匀,孵育温度根据加入抗血清的最佳反应温度而定。

(5)将红细胞用生理盐水洗涤 6 次,最后 1 次完全弃去上清液。

(6)加入 2 mL 抗-IgG 血清,室温孵育 10 分钟,其间定时轻轻混匀。

(7)使用生理盐水洗涤红细胞 2 次,洗涤后离心条件为离心 30 秒(3100 r/min)。

(8)将红细胞用生理盐水调至 20%~30%浓度,转移至培养皿。

(9)轻轻摇动培养皿 10~15 分钟(初期有大量凝集,5~10 分钟后形成较小凝集)。

(10)持续轻轻摇动培养皿,缓慢加入 20 mL 生理盐水,将红细胞浓度调至 2%~3%。

(11)轻轻将红细胞悬液放在刚解冻的 20%右旋糖酐的试管中,直到红细胞有 1 cm 左右容积。

(12)让红细胞凝块通过重力沉降到葡萄糖中。

(13)将仍然停留在葡萄糖顶部的红细胞吸取到一支干净试管中,标记"阴性"。

(14)将沉入葡萄糖中间的红细胞吸取到另一支干净试管中,标记"阳性"。

(15)两组细胞使用生理盐水洗涤 3 次。

(16)每一个"阳性"的细胞中加入 1 mL 的 AB 血清。

(17)室温孵育 15~20 分钟。

(18)使用红细胞保养液或生理盐水调至相同浓度(3%~5%)备用。

八、结果分析

(1)步骤(18)获得的每一组细胞分别加入抗-IgG,如果结果是阴性,则可以用于红细胞表现型检测。

(2)步骤(18)获得的每一组细胞分别加入抗-IgG,如果结果是混合凝集外观,则细胞分离不彻底,重新进行分离试验。

(3)步骤(18)获得的每一组细胞分别加入抗-IgG,如果结果是阳性,则可以通过保存红细胞的放散技术进行进一步的试验。

第六节　单核细胞分离术

一、目的

从全血中分离单核细胞,可用于单核细胞单层试验(见第十七章)。

二、背景资料

单核细胞可以通过外周血的密度梯度离心将有核细胞(粒细胞,单核细胞,淋巴细胞等)和无核细胞(红细胞)分离。单核细胞密度比红细胞小,在离心过程中不容易沉积。

三、注意事项

尽量在无菌环境下操作。

四、试验局限性

(1)试剂储存不当。
(2)骨髓造血功能发育不良。

五、样本要求

EDTA/ACD/CPD 抗凝的新鲜采集全血 7 mL 以上(24 小时之内采集)。

六、试剂和器材

(1)淋巴细胞分离液(Ficoll-Paque Plus)。
(2)pH 7.3 PBS。
(3)50 mL 无菌尖底离心管。
(4)组织培养液:1640 培养液(包含 10%胎牛血清)。

七、质量控制

可以通过收集的白细胞图片染色质量控制。

八、步骤

(1)所有试剂需要在室温进行预温。
(2)将 15 mL 全血放入 50 mL 无菌圆锥离心管。
(3)离心 10 分钟(1200 r/min)。
(4)小心吸取白细胞、富板浆至一支干净无菌 50 mL 离心管中,用 35 mL pH 7.3 PBS 稀释轻轻移除上层富板浆。
(5)将 12 mL Ficoll-Paque Plus 放入一支无菌圆锥离心管中。
(6)将含有 Ficoll-Paque Plus 试管倾斜 30°,用小口径移液管缓慢将稀释的白细胞、富板浆加在液体弯曲面,不要接触 Ficoll-Paque Plus。
(7)慢慢地将试管竖直,轻轻地放入离心机。
(8)离心 15 分钟(2800 r/min,需要缓慢加速)。
(9)去除上清血浆和 PBS,保留白细胞层上 5 mL 液体。
(10)小心使用宽口径的移液管将白细胞层转移至干净无菌 50 mL 离心管中(目前白细胞层主要以单核细胞和淋巴细胞为主)。
(11)用 40 mL 的 pH 7.3 PBS 稀释白细胞,轻轻混匀后洗涤离心 2 次,离心力 10 分钟

（1900 r/min，每次离心吸取上层 PBS，保留最后不大于 2.5 mL 的液体，再加入 40 mL 的 pH 7.3 PBS）。

（12）最后一次洗涤后，弃去上清液，保留最后不大于 0.25 mL 液体，将试管轻轻重悬，加入组织培养液至 5 mL，备用。

九、结果分析

将步骤（12）获得的细胞通过血细胞计数仪进行检测。

（1）如果白细胞计数为 3×10^6/mL~6×10^6/mL，则可以立即进行单核细胞单层试验。

（2）如果白细胞计数大于 6×10^6/mL，则稀释到 3×10^6/mL~6×10^6/mL 使用。

（3）如果白细胞计数低于 3×10^6/mL，则重新采样分离单核细胞。

（刘蓉霞　芦凤亮　旷开琪　陈伟）

第八章

其他检测抗体的血清学技术

当样本量不足（如新生儿的样本），传统的试管技术进行抗体筛查和鉴定的时候可能需要的血清量比较多，采集的血清量不能满足检测的需求。微量血清的试验就显得非常实用。毛细管法、微量板法和柱凝集技术的检测就非常适合血清量不足情况下的血型鉴定和抗体筛查与鉴定。这些方法在敏感性方面与常规的试管法没有差异，而有些方面比试管法更敏感，因此对于血清量不足或者需要大量筛选的情况下，这些技术能发挥积极的作用。

微量板通常是由 96 个短的 U 型、V 型或平底孔组成的软性或者刚性的塑料板。大部分的血清学检测，使用 U 型底的 96 孔板，因为 96 孔板可以通过红细胞离心后再次悬浮检查是否有凝集，用于判定结果。抗球蛋白法需要洗涤红细胞，V 型底可能发挥更好的效果。与常规试管法相比，微量板技术可以大批量检测，使用血清量少，通量大。微量板主要在样本量大的试验室进行血型定型和抗体筛查，一般使用全自动微量板血型仪能达到非常好的效果。

柱凝集技术，一般在柱凝集的柱子里灌注了凝胶、玻璃珠或其他基质，而且已经规范商业化了。这些商业化的试剂可以按照制造厂商的说明使用。柱凝集的技术与传统的试管法相比，柱凝集技术使用的血清量少，而且凝集反应的重复性和稳定性好，结果判断相对简单，凝集的结果固定在柱凝集介质中，可保留试验结果的影像资料，也可以通过电脑人工智能进行机器判读和记录结果。

第一节　毛细管：盐水凝集方法

一、目的

使用毛细管方法直接进行红细胞定型和抗体鉴定。

二、背景资料

红细胞通过毛细管血清柱后，由于重力下沉，不断与血清柱内的抗体分子接触。因为增加了抗原抗体的接触频率，从而凸显了毛细管的敏感性。在毛细管技术中，能引起 IgG 型抗体直接凝集红细胞，在传统的试管中，IgG 型抗体凝集红细胞必须通过抗球蛋白或者其他含有添加剂的方法。在被检血清不足量的时候，可以使用毛细管法用于抗体筛查和鉴定。

三、注意事项

(1)毛细管灌注血清时,注意不要注入气泡。

(2)每加一个反应物时,需要用纸巾擦拭,防止污染。

四、试验局限性

假阳性结果:

(1)血清或血浆含有冷反应性抗体。

(2)毛细管内壁不干净。

假阴性结果:

(1)毛细管中存在空气泡。

(2)倾斜角度太小,接近于平躺,细胞不能向下沉。

五、样本需求

红细胞需要洗涤 3 次,配制成 25%~30% 浓度。

六、试剂和器材

(1)阳性质量控制细胞:含抗血清特异性抗原杂合子的红细胞,红细胞悬液浓度为 25%~30%。

(2)阴性质量控制细胞:不含抗血清特异性抗原的红细胞,红细胞悬浮浓度为 25%~30%。

(3)毛细管:直径为 ≤0.4 mm, 长 ≥90 mm。

注:抗血清或检测血清中无颗粒物质或纤维蛋白。

七、质量控制

每次检测都需要平行做阴阳对照试验。

八、步骤

(1)在毛细管中注入 6 cm 血清。

(2)将 1/3 体积红细胞从刚才注入血清同侧注入。

(3)用油泥将毛细管另一端封闭。

(4)细胞在上,垂直放置,与垂直角度不能大于 35°。

(5)同样方法对其他细胞或血清加样,包括对照组。

(6)室温放置,直到阳性对照出现凝集。

(7)如细胞沉淀到毛细管底部时,可倒置毛细管,让红细胞再次通过血清柱反应。

(8)读取并记录结果,将所有结果与阴阳对照进行比较。

九、结果分析

(1)出现凝集代表阳性结果。

（2）出现凝集代表阴性结果。

第二节 毛细管：白蛋白单层方法

一、目的

在毛细管中使用单层白蛋白法进行红细胞定型（特别是 Rh 抗原）。

二、背景资料

红细胞通过毛细管血清柱后，由于重力下沉，不断地与血清柱内的抗体分子接触。因为增加了抗原抗体的接触频率，从而凸显了毛细管的敏感性。在毛细管技术中，会引起 IgG 型抗体直接凝集红细胞，在传统的试管中，IgG 型抗体凝集红细胞必须通过抗球蛋白或者其他含有添加剂的方法。试验中加入白蛋白增强剂，缩小红细胞间距，进一步提高了毛细管试验的敏感度。

三、注意事项

（1）毛细管灌注血清时，注意不要注入气泡。
（2）每加一个反应物时，需要用纸巾擦拭，防止污染。

四、试验局限性

假阳性试验：
（1）血清或血浆含有冷反应性抗体。
（2）毛细管内壁不干净。
假阴性结果：
（1）毛细管中存在空气泡。
（2）倾斜角度太小，接近于平躺，细胞不能向下沉。

五、样本需求

红细胞需要洗涤 3 次，配制成 50% 浓度。

六、试剂和器材

（1）30% 小牛血清。
（2）阳性质量控制细胞：含抗血清特异性抗原杂合子的红细胞，浓度为 50%。
（3）阴性质量控制细胞：不含抗血清特异性抗原的红细胞，浓度为 50%。
（4）毛细管：直径为 ≤0.4 mm，长 ≥90 mm。
注：抗血清或检测血清中无颗粒物质或纤维蛋白。

七、质量控制

每次检测都需要平行做阴阳对照试验。

八、步骤

(1)将血清和30%小牛血清等体积混匀。

(2)在毛细管中注入6 cm血清。

(3)将1/3体积的红细胞从刚才注入血清的同侧注入。

(4)用油泥将毛细管另一端封闭。

(5)细胞在上,垂直放置,与垂直角度不能大于35°。

(6)用同样的方法对其他细胞或血清加样,包括对照组。

(7)室温放置,直到阳性对照出现凝集。

(8)如细胞沉淀到毛细管底部时,可倒置毛细管,让红细胞再次通过血清柱反应。

(9)读取并记录结果,将所有结果与阴阳对照进行比较。

九、结果分析

(1)出现凝集代表阳性结果。

(2)未出现凝集代表阴性结果。

第三节 毛细管:白蛋白双层方法

一、目的

在毛细管中使用两层白蛋白法进行红细胞定型(特别是Rh抗原)。

二、背景资料

红细胞通过毛细管血清柱后,由于重力下沉,不断地与血清柱内的抗体分子接触。因为增加了抗原抗体的接触频率,从而凸显了毛细管的敏感性。在毛细管技术中,会引起IgG型抗体直接凝集红细胞,在传统的试管中,IgG型抗体凝集红细胞必须通过抗球蛋白或者其他含有添加剂的方法。试验中加入白蛋白增强剂,缩小红细胞间距,进一步提高了毛细管试验的敏感度。

三、注意事项

(1)毛细管灌注血清时,注意不要注入气泡。

(2)每加一个反应物时,需要用纸巾擦拭,防止污染。

四、试验局限性

假阳性结果:

(1)血清或血浆含有冷反应性抗体。

(2)毛细管内壁不干净。

假阴性结果:

(1)毛细管中存在空气泡。

（2）倾斜角度太小，接近于平躺，细胞不能向下沉。

五、样本需求

红细胞需要洗涤3次，配制成50%浓度。

六、试剂和器材

（1）30%小牛血清。
（2）阳性质量控制细胞：含抗血清特异性抗原杂合子的红细胞，浓度为50%。
（3）阴性质量控制细胞：不含抗血清特异性抗原的红细胞，浓度为50%。
（4）毛细管：直径为≤0.4 mm，长≥90 mm。
注：抗血清或检测血清中无颗粒物质或纤维蛋白。

七、质量控制

每次检测都需要平行做阴阳对照试验。

八、步骤

（1）在毛细管中注入3 cm血清。
（2）将等体积的小牛血清从刚才注入血清的同侧注入。
（3）将等体积的红细胞从刚才注入小牛血清的同侧注入。
（4）用油泥将毛细管另一端封闭。
（5）细胞在上，垂直放置，与垂直角度不能大于35°。
（6）用同样的方法对其他细胞或血清加样，包括对照组。
（7）室温放置，直到阳性对照出现凝集。
（8）如细胞沉淀到毛细管底部时，可倒置毛细管，让红细胞再次通过血清柱反应。
（9）读取并记录结果，将所有结果与阴阳对照进行比较。

九、结果分析

（1）出现凝集代表阳性结果。
（2）未出现凝集代表阴性结果。

第四节　毛细管：木瓜酶一步法

一、目的

在毛细管中使用木瓜酶一步法进行红细胞定型和抗体筛查鉴定。

二、背景资料

红细胞通过毛细管血清柱后，由于重力下沉，不断地与血清柱内的抗体分子接触。因为增加了抗原抗体的接触频率，从而凸显了毛细管的敏感性。在毛细管技术中，会引起

IgG 型抗体直接凝集红细胞,试验中加入木瓜蛋白酶增强剂,木瓜蛋白酶能去除红细胞表面带负电荷的唾液酸糖蛋白,降低红细胞表面电荷,缩小红细胞间距进一步提高了毛细管试验的敏感度,但会影响 MNS 和 Duffy 血型系统抗原抗体反应。

三、注意事项

(1)毛细管灌注血清时,注意不要注入气泡。
(2)每加一个反应物时,需要用纸巾擦拭,防止污染。

四、试验局限性

假阳性结果:
(1)血清或血浆含有冷反应性抗体。
(2)毛细管内壁不干净。
假阴性结果:
(1)木瓜蛋白酶活性减弱或失效。
(2)毛细管中存在空气泡。
(3)倾斜角度太小,接近于平躺,细胞不能向下沉。

五、样本需求

红细胞需要洗涤 3 次,配制成 25%~30%浓度。

六、试剂和器材

(1)阳性质量控制细胞:含抗血清特异性抗原杂合子的红细胞,浓度为 25%~30%。
(2)阴性质量控制细胞:不含抗血清特异性抗原的红细胞,浓度为 25%~30%。
(3)木瓜蛋白酶溶液:1%(mg/dL)。
(4)毛细管:直径为≤0.4 mm,长≥90 mm。
注:抗血清或检测血清中无颗粒物质。

七、质量控制

每次检测都需要平行做阴阳对照试验。

八、步骤

(1)在毛细管中注入 3 cm 血清。
(2)将等体积的 1%木瓜蛋白酶溶液从刚才注入血清的同侧注入。
(3)将等体积的红细胞从刚才注入木瓜蛋白酶溶液的同侧注入。
(4)用油泥将毛细管另一端封闭。
(5)细胞在上,垂直放置,与垂直角度不能大于 35°。
(6)用同样的方法对其他细胞或血清加样,包括对照组。
(7)室温放置,直到阳性对照出现凝集。
(8)如细胞沉淀到毛细管底部时,可倒置毛细管,让红细胞再次通过血清柱反应。

(9)读取并记录结果，将所有结果与阴阳对照进行比较。

九、结果分析

(1)出现凝集代表阳性结果。

(2)未出现凝集代表阴性结果。

第五节　毛细管：无花果酶一步法

一、目的

在毛细管中使用无花果酶一步法进行红细胞定型和抗体筛查鉴定。

二、背景资料

红细胞通过毛细管血清柱后，由于重力下沉，不断地与血清柱内的抗体分子接触。因为增加了抗原抗体的接触频率，从而凸显了毛细管的敏感性。在毛细管技术中，会引起 IgG 型抗体直接凝集红细胞，试验中加入无花果酶增强剂，无花果酶能去除红细胞表面带有负电荷的唾液酸糖蛋白，降低红细胞表面负电荷，缩小红细胞间距，进一步提高了毛细管试验的敏感度，酶法影响 MNS 和 Duffy 血型系统抗原，降低对应抗体检出率。

三、注意事项

(1)毛细管灌注血清时，注意不要注入气泡。

(2)每加一个反应物时，需要用纸巾擦拭，防止污染。

四、试验局限性

假阳性结果：

(1)血清或血浆含有冷反应性抗体。

(2)毛细管内壁不干净。

假阴性结果：

(1)无花果酶活性减弱或失效。

(2)毛细管中存在空气泡。

(3)倾斜角度太小，接近于平躺，细胞不能往下沉。

五、样本需求

红细胞需要洗涤 3 次，配制成 50%浓度。

六、试剂和器材

(1)阳性质量控制细胞：含抗血清特异性抗原杂合子的红细胞，浓度为 50%。

(2)阴性质量控制细胞：不含抗血清特异性抗原的红细胞，浓度为 50%。

(3)4%(mg/dL)无花果酶溶液。

(4)pH 7.3 PBS

(5)毛细管：直径为≤0.4 mm，长≥90 mm。

注：抗血清或检测血清中无颗粒物质。

七、质量控制

每次检测都需要平行做阴阳对照试验。

八、步骤

(1)将 100 μL 50%红细胞与 25 μL 4%无花果蛋白酶溶液混匀。

(2)室温孵育至少 10 分钟。

(3)在毛细管中先注入 6 cm 血清。

(4)将 1/2 体积的木瓜蛋白酶溶液与红细胞混合物从刚才注入血清的同侧注入。

(5)用油泥将毛细管另一端封闭。

(6)细胞在上，垂直放置，与垂直角度不能大于 35°。

(7)用同样的方法对其他细胞或血清加样，包括对照组。

(8)室温孵育，直到阳性对照出现凝集。

(9)如细胞沉淀到毛细管底部时，可倒置毛细管，让红细胞再次通过血清柱反应。

(10)读取并记录结果，将所有结果与阴阳对照进行比较。

九、结果分析

(1)出现凝集代表阳性结果。

(2)未出现凝集代表阴性结果。

第六节 毛细管：致敏红细胞的 IAT 法

一、目的

在毛细管中使用间接抗球蛋白法进行红细胞定型和抗体筛查鉴定。

二、背景资料

红细胞通过毛细管血清柱后，由于重力下沉，不断地与血清柱内的抗体分子接触。因为增加了抗原抗体的接触频率，从而凸显了毛细管的敏感性。毛细管试验只需要少量血清，在血清量不足的情况下可以使用。

三、注意事项

(1)毛细管灌注血清时，注意不要注入气泡。

(2)每加一个反应物时，需要用纸巾擦拭，防止污染。

四、试验局限性

假阳性结果：

(1)血清或血浆含有冷反应性抗体。

(2)毛细管内壁不干净。

(3)抗人球试剂含有其他抗体。

假阴性结果：

(1)毛细管中存在空气泡。

(2)倾斜角度太小，接近于平躺，细胞不能往下沉。

(3)致敏后红细胞洗涤不充分。

五、样本需求

红细胞需要洗涤 3 次，配制成 50%浓度。

六、试剂和器材

(1)阳性质量控制细胞：含抗血清特异性抗原杂合子的红细胞，浓度为 50%。

(2)阴性质量控制细胞：不含抗血清特异性抗原的红细胞，浓度为 50%。

(3)抗-IgG。

(4)毛细管：直径为≤0.4 mm，长≥90 mm。

注：试剂或检测血清中无颗粒物质。

七、质量控制

每次检测都需要平行做阴阳对照试验。

八、步骤

(1)在一支标记的试管(12 mm×75 mm)中加入 10 μL 血清和 5 μL 压积红细胞，混匀。

(2)使用封口膜将试管封口，室温孵育 30 分钟至 2 小时。

(3)生理盐水洗涤 4 次，最后一次弃去上清液，并使用生理盐水将红细胞浓度调整至 25%~30%。

(4)将抗-IgG 试剂灌注毛细管 4 cm 左右。

(5)将等体 25%~30%的孵育后的红细胞悬液从刚才注入抗-IgG 试剂的同侧注入。

(6)用油泥将毛细管另一端封闭。

(7)细胞在上，垂直放置，与垂直角度不能大于 35°。

(8)用同样的方法对其他细胞或血清加样，包括对照组。

(9)室温孵育，直到阳性对照出现凝集。

(10)如细胞沉淀到毛细管底部时，可倒置毛细管，让红细胞再次通过血清柱反应。

(11)读取并记录结果，将所有结果与阴阳对照进行比较。

九、结果分析

(1)出现凝集代表阳性结果。

(2)未出现凝集代表阴性结果。

第七节 微量板：ABO 和 Rh 血型定型方法

一、目的

在 96 孔 U 型硬塑料微量板进行红细胞 ABO 和 Rh 血型定型，可用于输血前检查和围产期血型检查。

二、背景资料

微量板是由 96 孔独立的塑料小试管，制作在一块塑料板中。微量板定血型，可以通过机械加样，可批量化，所有样本或抗血清的加样量一致性非常高，可运用于大批量相同的试验。ABO 血型和 Rh 血型是检测红细胞上是否有 A 抗原、B 抗原、D 抗原和血清中是否存在抗-A 抗体、抗-B 抗体。

微量板法目前在采供血机构大量被采用，不同品牌型号加样器或全自动血型仪在试验过程中加入的血清和细胞比例存在差异。具体的加样方案需要根据仪器和试剂进行调试后决定，本小节微量板法的操作方法仅供参考。

三、注意事项

(1)对 6 个月以下的婴儿，由于血清里可能缺乏抗-A 或抗-B，只需要做正定型(红细胞定型)即可。

(2)对 Rh 血型定型时，只能使用 IgM 型抗血清。

(3)结果出现 Rh 阴性时，需要 Rh 阴性确认试验。

(4)在常规试验中，凝集必须≥3+，对于较弱的反应需要进一步确认，才能得到正确的结果。当遇到弱反应或正反定型不一致，则需要进一步的试验(见第十五章)。

(5)当微量板运用在电子配血中，需要 2 次确认患者的 ABO 血型，需要同一患者不同时间分别采集的 2 个不同样本。实际情况下，可由 2 个不同技术人员使用不同抗血清试剂进行检测。

(6)微量板必须干净且去除静电干扰。

(7)微量板离心时需要校准离心力。

四、试验局限性

假阳性结果：

(1)A_2 或 A_2B 个体中含有抗-A1。

(2)试剂成分里含有抗体。

(3)获得性 B。

(4)B(A)表现型。

(5)T 和 Tn 多凝集。

(6)血清或血浆含有自身或同种抗体。

(7)试剂或样本污染。

（8）微量板不干净。

假阴性结果：

（1）白血病患者。

（2）骨髓移植或嵌合体患者。

（3）ABO 血型不同型血浆输注后。

（4）新生儿样本。

（5）免疫缺陷。

五、样本需求

EDTA 抗凝血，分别提取血浆和红细胞，红细胞需要用生理盐水稀释到 3% 浓度。

六、试剂和器材

（1）抗-A 和抗-B。

（2）抗-D（IgM 低蛋白型）。

（3）3% 小牛血清。

（4）ABO 血型反定型细胞。

（5）96 孔微量板。

七、质量控制

每天或每批次都需要做质量控制，内容包括：试剂抗-A 与 A1 型红细胞有 4+ 的凝集，与试剂 B 型红细胞和 O 型红细胞无凝集；试剂抗-B 与 B 型红细胞有 4+ 的凝集，与试剂 A1 型红细胞和 O 型红细胞无凝集；试剂抗-D 与 Rh（D）阳性、O 型红细胞有 3+~4+ 的凝集，与 Rh（D）阴性的 A 型红细胞和 B 型红细胞无凝集。

注：正定型与反定型的结果不一致，必须进一步检测后才能出示血型报告。

八、步骤

（1）将 96 孔板每一孔标记，一般自左上到右下，列命名为 A、B、C 等，行命名为 1、2、3 等。

（2）在孔 A1、B1、C1 分别加入 12~45 μL 的抗-A、抗-B 和抗-D，在孔 D1、E1、F1 分别加入 50 μL 被检者的血清/血浆。

（3）在孔 A1、B1、C1 分别加入 25~50 μL 3% 被检红细胞，在孔 D1、E1、F1 分别加入 20~25 μL 试剂 A1 细胞、B 细胞和 O 细胞。

（4）用平板震荡仪 750 r/min 振荡 1 分钟，室温静置 ≥30 分钟。

（5）离心（见 103 页附录 2），用平板震荡仪 750 r/min 振荡 1 分钟。

（6）5 分钟内将 96 孔板在比色仪中比色，判定结果。

九、结果分析

ABO 和 Rh 血型定型结果（见表 8-1）。

表 8-1 ABO 和 Rh 血型定型结果

正定型(细胞定型)			反定型(血清/血浆定型)			血型
抗-A	抗-B	抗-D	A1 型红细胞	B 型红细胞	O 型红细胞	
0	0	≥3+	≥2+	≥2+	0	O RhD+
0	0	0	≥2+	≥2+	0	O RhD-
>3+	0	≥3+	0	≥2+	0	A RhD+
>3+	0	0	0	≥2+	0	A RhD-
0	>3+	≥3+	≥2+	0	0	B RhD+
0	>3+	0	≥2+	0	0	B RhD-
>3+	>3+	≥3+	0	0	0	AB RhD+
>3+	>3+	0	0	0	0	AB RhD-
如果出现下列情况						
混合凝集外观; 不同的反应结果			详见可参考第十五章			

注:

(1)如果观察的结果与上表有差异,不能确定其血型,且患者紧急需要输血,则可发放 O 型红细胞;如果样本来自献血者,在发布结果前必须找到其血型不符的原因。

(2)Rh(D)阴性需要进行 Rh(D)阴性确认试验。

第八节　微量板:使用木瓜酶一步法的抗体检测

一、目的

在 96 孔 U 型硬塑料微量板木瓜酶法进行抗体筛查和抗体鉴定试验。

二、背景资料

微量板是由 96 或 120 独立的塑料孔组成,制作在一块塑料板中。微量板定血型,可以通过机械加样,可批量化,所有样本或抗血清的加样量一致性非常高,可运用于大批量相同的试验。

红细胞表面有大量丰富的唾液酸,带有大量负电荷,是红细胞相互排斥的原因。木瓜蛋白水解酶能破坏这种唾液酸,减少红细胞表面负电荷,使红细胞间距缩短,IgG 分子能凝集含有相应抗原相邻的红细胞。酶法能显著增强 Rh 和 Kidd 系统的抗原抗体反应,但木瓜蛋白水解酶能破坏 MNS 和 Duffy 系统相应的抗原,降低抗原抗体反应。

微量板法目前在采供血机构大量被采用,不同品牌型号加样器或全自动血型仪在试验过程中加入的血清和细胞比例存在差异。具体的加样方案需要根据仪器和试剂进行调试后决定,本小节微量板法仅仅提供一些参考信息。

三、注意事项

(1)微量板必须干净且去除静电干扰。

(2)微量板离心时需要校准离心力。

(3)木瓜酶活性的控制。

四、试验局限性

假阳性结果：

(1)木瓜酶活性太高。

(2)血清或血浆含有自身或同种抗体。

(3)试剂或样本污染。

(4)微量板不干净。

假阴性结果：

(1)木瓜酶活性减弱或消失。

(2)免疫缺陷。

五、样本需求

EDTA 抗凝血或血清管(促凝管或普通管)中提供的血浆或血清。

六、试剂和器材

(1)试剂木瓜酶。

(2)3%筛选细胞。

(3)96 孔微量板。

(4)酶标比色仪。

七、质量控制

每块 96 孔板都需要做质量控制，内容包括：阳性血清、弱阳性血清和阴性血清分别与筛选细胞反应，结果分别为强凝集、弱凝集与不凝集。

注：对抗体筛查结果合格的样本，必须进一步检测后才能出示报告。

八、步骤

(1)将 96 孔板每一孔标记，一般自左上到右下，列命名为 A、B、C 等，行命名为 1、2、3 等。

(2)在孔 A1、B1、C1 分别加入 15 μL 的 3%筛选细胞 1、2、3。

(3)在孔 A1、B1、C1 分别加入 30 μL 的木瓜酶溶液和 30 μL 的被检血清。

(4)轻轻振荡，将红细胞与血清充分混匀。

(5)37℃孵育 30 分钟，用平板震荡仪 750 r/min 振荡 1 分钟，室温静置不少于 30 分钟。

(6)离心(见 103 页附录 2)，用平板震荡仪 750 r/min 振荡 1 分钟。

(7)5分钟内将96孔板在比色仪中比色,判定结果。

九、结果分析

(1)出现凝集表示阳性结果。
(2)未出现凝集表示阴性结果。

第九节 柱凝集方法

一、目的

使用微柱凝集法,通过凝胶柱(sephadex)或玻璃珠柱分离凝集和未凝集的细胞,用于血型定型抗体筛查和抗体鉴定试验。

二、背景资料

凝胶卡是sephadex灌注的柱凝集卡,sephadex是一种由碱性右旋糖酐与环氧氯丙烷交流在缓冲液PBS或LISS合成的多孔凝胶。sephadex凝胶珠间的缝隙能允许单个红细胞自由通过,但是凝集的红细胞不能通过sephadex凝胶珠缝隙。法国人Lapierre等设计了sephadex凝胶在惰性缓冲液应用于血型鉴定、抗体筛查和抗体鉴定试验。

玻璃珠柱是硼硅酸盐玻璃珠灌注的柱凝集卡,最好的硼硅酸盐玻璃珠的大小范围在50~300 μm。与凝胶相比,玻璃珠在极端温度下不会变干破裂,且大小范围相对均一,使用前不需要做灌装前的溶胀试验用以计算反应柱内的固体液体的比例。玻璃珠卡的玻璃珠之间缝隙也只允许单个红细胞自由通过,红细胞凝块不能通过。

三、注意事项

使用前注意柱凝集卡有没有气泡和干涸,干涸的柱凝集卡不能使用,有气泡的柱凝集卡须离心去除气泡后才可以使用。

四、试验局限性

假阳性结果:
(1)柱凝集卡中存在气泡。
(2)被检红细胞没有洗涤且存在蛋白凝集。
(3)使用陈旧的红细胞。
(4)离心不充分。
假阴性结果:
(1)过分离心。
(2)血清细胞比不当。

五、样本需求

EDTA抗凝血或血清管(促凝管或普通管)中提供的血浆或血清。

EDTA 抗凝血提供红细胞。

六、器材

(1)柱凝集专用离心机。
(2)柱凝集专用孵育器。

七、质量控制

柱凝集卡自带质量控制孔。

八、柱凝集的操作方法与结果分析

柱凝集的操作方法与结果分析具体见柱凝集厂商的产品说明书。

九、柱凝集方法注意事项

无论是凝胶柱卡还是玻璃珠卡，都需要按照厂商说明书加样，一般先加细胞再加血清。在柱凝集法中，商品化的红细胞试剂有 2 个不同的浓度，分别是 0.8% 和 3%~5%。因此在加样前应先观察加样细胞的浓度，根据浓度调整加样细胞量，避免由于红细胞和血清比例不合适导致结果不正确。

柱凝集卡法特别适用全自动血型仪加样时，从患者血样到仪器报结果，患者红细胞缺乏红细胞洗涤的过程。一些免疫球蛋白异常疾病的患者血样，会影响柱凝集的抗原抗体反应结果，特别是抗原 A/B/D 定型时出现假阳性或假阴性的结果；一些免疫球蛋白含量很高的血清，血清中免疫球蛋白会中和多特异性抗球蛋白或抗-IgG 卡中的抗-IgG，在缺乏抗-IgG 的情况下，正常的红细胞抗原抗体可能会被漏检，造成假阴性的结果。

柱凝集卡中凝胶珠或玻璃珠之间的缝隙比较稳定，没有反应的正常红细胞都能穿越反应柱到达反应柱的底端，部分异常红细胞患者(如小球型红细胞增多症或缺乏维生素 B_{12} 或叶酸引起的巨幼红细胞贫血)可能由于红细胞形态的特殊性，造成了假阳性或假阴性结果。对于这部分的患者，不建议使用柱凝集法进行试验。

柱凝集卡法中无论是凝胶还是玻璃珠，凝胶或玻璃珠的均一性都至关重要。最优质的玻璃珠的颗粒的直径应该是 50~95 μm，但是通常情况下 50~300 μm 都是在正常范围之内的。凝胶由于在灌装前需要进行溶胀试验，溶胀后凝胶颗粒的大小也要均一性，不过在灌装或者极端条件下保存运输的过程中，凝胶更易破碎，凝胶柱中大小不一的凝胶会造成凝胶之间的缝隙紧致或松弛。缝隙紧致导致正常红细胞在正常条件离心下，无法穿越凝胶柱达到柱的底端，造成假阳性的结果，缝隙松弛导致微小的红细胞凝块，轻松穿越凝胶珠缝隙，到达凝胶柱底端，造成假阴性的结果。

附录1 毛细管技术的建议

毛细管技术操作简单快捷，建议采取下列措施确保得到最佳结果。
(1)避免气泡加入毛细管中，气泡将阻碍抗原抗体反应物的混合。
(2)每加一个反应物后需要用纸巾擦拭干净，防止样品相互污染。

（3）需要加入不含颗粒物的试剂，建议使用滤器过滤血清的颗粒物，特别是一些血清中纤维蛋白未析干净，或脂肪血中可能存在微小脂肪颗粒的血清。

（4）可以使用生理盐水稀释人血血清，避免由于冷反应性自身抗体导致的试验结果假阳性。

（5）不建议使用血浆进行试验，使用患者的红细胞需要洗涤后才能使用，未洗涤的红细胞中的血浆中的纤维蛋白可能导致试验结果的假阳性。

（6）毛细管的倾斜角度很重要，角度太大太垂直，会导致红细胞快速沉积。

（7）可以在每次红细胞到达毛细管底部后倒置毛细管，反复给予红细胞与血清接触的机会。

（8）需要仔细观察，有些阳性结果只显示出细微的变化。

附录 2   微量板技术的建议

微量板技术反应快、通量大，可用全自动加样仪进行操作，建议采取下列措施确保得到最佳结果

（1）通常使用 25~35 μL 的试剂和红细胞，试验过程中需要盖上孔板，防止在处理大量样本时干涸。

（2）红细胞悬液配制需要精确，根据试验程序配制浓度，有条件的每批次红细胞做浓度质量控制。

（3）酶处理红细胞会增强抗原抗体的反应性。在任何一次酶处理细胞后，敏感性的增强可能导致特异性的降低，因此在试验前酶处理红细胞需要充分地进行质量控制。

（4）血清中不含颗粒物，避免使用含脂血清进行试验。

（5）微量板应该是干净的，不带静电的，试验过程中预防由于静电导致的抗原抗体反应异常。

（6）市售的一般为一次性的微量板，部分微量板是可以清洗和重复使用的，在清洗和重复使用过程中需要做好预防传染病的措施。

微量板的离心

（1）可拆卸的 U 型板：红细胞凝集试验 2600 r/min 1~5 秒，IAT 2600 r/min 20 秒。

（2）固定的 U 型板：红细胞凝集试验 2600 r/min 1~10 秒、620 r/min 45 秒或 540 r/min 1 分钟，IAT 2600 r/min 40 秒或 620 r/min 3 分钟。

（3）可拆卸的 V 型板：红细胞凝集试验 2600 r/min 10 秒，IAT 2600 r/min 20 秒。

（4）固定的 V 型板：红细胞凝集试验 2900 r/min 40 秒，不洗涤的 IAT 2900 r/min 10 秒，红细胞洗涤 1300 r/min 2 分钟。

（李杨　李丹　金沙　陈伟）

第九章

红细胞试剂制备（非酶处理细胞）

本章节主要讲述抗球蛋白试验中的质量控制细胞、免疫球蛋白致敏的细胞和补体成分致敏的细胞，可用于验证抗球蛋白试剂的有效性，同时也能确定不同厂家批次的抗球蛋白的特性。由于目前抗球蛋白多来自单克隆细胞株，与 20 世纪 60~70 年代免疫羊得到的抗球蛋白的试剂有很大差异。同时补体成分致敏的红细胞也可用于抗-Ch 和抗-Rg 的鉴定。

本章节也包括了一些稀有红细胞的冷冻保存复苏用于稀有血型的血清学检测，这使试验室在获得稀有抗原时能长时间地保存，并且建议建立一个稀有的血型清单。在具体解决某些特异性抗体时，可以将冻存的红细胞复苏用于试验，一般可用于鉴定高频率抗原抗体或多种特异性的复合抗体。

本章节同时提供了一些化学修饰的红细胞，使特定的抗原变性，可用于检测一些高频率抗原抗体。

第一节　制备 C3b 和 C4b 致敏红细胞

一、目的

将 C3b 和 C4b 致敏在红细胞上，一般运用于抗-C3 试剂的质量控制。

二、背景资料

在低离子条件下，C3b 和 C4b 在没有抗体附着激活的情况下与红细胞结合（替代途径）。

三、注意事项

需要通过对不同批次的抗人球试剂进行评估，调整正常新鲜血清和红细胞的比例，获得更好的 C3b 和 C4b 致敏的红细胞。

注：某些情况下 IgG 型抗体也能结合在红细胞上。

四、试验局限性

不可使用直抗阳性献血者红细胞。

五、样本要求

采集 O 型全血,使用 ACD 或 CPD 抗凝。

注:在致敏前,使用抗球蛋白检测红细胞是否有直抗阳性。

六、试剂

(1)10%(mg/dL)蔗糖溶液。

(2)能有效地检测完整 C3b 的抗-C3 试剂(部分单克隆抗-C3d 试剂对 C3b 漏检)。

(3)抗-IgG。

(4)红细胞保存液(Alsever's)溶液。

七、质量控制

使用抗-IgG 与抗-C3 对致敏红细胞进行质量控制。

八、步骤

(1)1 mL 的全血与 10 mL 的蔗糖溶液混匀。

(2)37℃孵育 15 分钟。

(3)用生理盐水将红细胞洗涤 3 次(红细胞上已经致敏了 C3b 和 C4b)。

(4)使用 Alsever's 溶液将致敏的红细胞配制成 3%~5%的红细胞悬液,备用。

九、结果分析

(1)将致敏的红细胞分别与抗-IgG 和抗-C3 进行反应,抗-C3 与红细胞反应≥2+的凝集,且抗-IgG 与红细胞不反应,且抗-IgG 试剂作用有效,则红细胞制备成功,可冷藏使用。

(2)将致敏的红细胞分别与抗-IgG 和抗-C3 进行反应,抗-C3 与红细胞反应<2+的凝集,且抗-IgG 与红细胞反应无论什么结果,在抗-C3 试剂未失效的情况下,红细胞制备未达到可以质量控制抗-C3 的要求,则重新进行致敏试验。

第二节　制备 IgM 和 C3b 致敏红细胞

一、目的

将 IgM 抗体和 C3b 致敏在红细胞上,一般运用于多特异性抗球蛋白的标准评估和抗-C3 试剂的质量控制。

二、背景资料

Lewis 抗体通常能通过经典途径促使 C3b 致敏在红细胞上。

三、注意事项

(1)需要根据 Lewis 抗体的强度改变红细胞和血清的比例。

(2)每 2 mL 的血清里必须保持 0.25 mL EDTA-K$_2$ 的比例。

(3)评估多特异性抗球蛋白试剂中抗-C3 的活性，需要考虑红细胞上同时存在 IgM 抗体致敏的影响因素。

(4)Lewis 抗体的来源建议来源于人抗血清或兔抗血清，在制备这个试剂中不能使用羊抗人 Lewis 抗体。

(5)C3b 致敏的红细胞可能会转化为 C3d 致敏的红细胞。

四、试验局限性

不能使用直抗阳性的献血者红细胞。

五、样本要求

用于评估抗-C3 的新鲜人血清补体。

六、试剂

(1)Alsever's 溶液。

(2)抗体：人源性或兔源性 IgM 型抗-Le^a 2 mL。

(3)能检测抗-C3b 的抗-C3 试剂(部分抗-C3d 试剂不能检测完整的 C3b)。

(4)6% 小牛血清(BSA)。

(5)4.45%(mg/dL)：EDTA-K$_2$。

(6)新鲜正常人 AB 型血清(人类补体)：必须检测后不含有意外抗体。

(7)O 型压积红细胞：Le(a+b-)，生理盐水洗涤 3 次，2 mL。

七、质量控制

同时检测抗-C3 和 6% 小牛血清的反应性。

八、步骤

(1)将 250 μL EDTA-K$_2$ 与 2 mL 抗血清混匀，室温孵育 15 分钟。

(2)将抗-Le^a 血清中加入 2 mL 生理盐水，倍比稀释，稀释范围为 1:2~1:256(共 8 管)，每管 2 mL 溶液。

(3)每一支稀释度 2 mL 溶液的试管中加入 200 μL Le(a+b-)压积红细胞。

(4)混匀，37℃ 孵育 60~90 分钟。

(5)生理盐水洗涤 4 次(红细胞上已经致敏上 IgM 抗体)。

(6)每支稀释度试管取出一部分红细胞使用 Alsever's 溶液配制成 3%~5% 的悬液。

(7)步骤(5)的红细胞加入 2 mL 人血清补体。

(8)混匀，37℃ 孵育 15~20 分钟。

(9)生理盐水洗涤 4 次，使用 Alsever's 溶液配制成 3%~5% 红细胞悬液(红细胞上已经致敏 C3 补体)。

九、结果分析

(1)步骤(6)中的红细胞与 6% 小牛血清出现 1+ 的最高稀释度的凝集，说明抗-Le^a 致敏的最高稀释度,红细胞可用于抗-IgM 的质量控制。

(2)步骤(9)中红细胞与抗-C3 反应出现凝集,且与6%小牛血清反应未出现凝集,对于出现1+的最高稀释度的凝集,说明抗-C3 致敏的最高稀释度,红细胞可用于抗-C3 的质量控制。

(3)步骤(9)中所有稀释度的红细胞与抗-C3 均未出现凝集,与6%小牛血清也未出现反应,红细胞不能用于质量控制,建议重新进行 C3b 的致敏。

(4)步骤(9)中的红细胞与6%小牛血清有反应,与抗-C3 反应无论什么结果,说明红细胞不适宜当作 C3 致敏的红细胞。

第三节　果石法制备 C3b 致敏的红细胞

一、目的

使用果石法将 C3b 致敏在红细胞上,可用于多特异性抗球蛋白试剂的评估。

二、背景资料

在低离子条件下,不需要抗原抗体结合的条件下就能激活补体,补体成分 C3b 和 C4b 能直接致敏在红细胞上(替代途径)。如果严格控制反应温度和反应 pH,那么只有 C3b 才能结合在红细胞表面。C3b 致敏的红细胞可用于评估多特异性抗球蛋白试剂。

三、注意事项

建议是要用双电极 pH 计检测 EDTA 溶液的 pH。

四、试验局限性

不能使用直抗阳性的献血者红细胞。

五、样本要求

新鲜采集的血液,建议使用 ACD 或 CPD 抗凝。

六、试剂和器材

(1)Alsever's 溶液(4℃冰箱保存)。

(2)6%小牛血清(BSA)。

(3)抗-C3 试剂(能有效检测抗-C3b)(注:部分抗-C3d 试剂对 C3b 有漏检)。

(4)$MgCl_2$溶液 0.63 mol/L。

(5)pH 计(双电极)。

(6)10%(mg/dL)蔗糖溶液。

七、质量控制

使用抗-C3 试剂对致敏细胞进行质量控制。

八、步骤

(1)将 23.8 mL 10%蔗糖导入磁力搅拌容器中。

(2)将容器放置在磁力搅拌器中冰浴,轻轻搅拌,直至溶液温度降至 0℃~1℃。

(3)溶液中加入 1.2 mL 全血,立即再加入 100 μL $MgCl_2$ 溶液。

(4)0℃冰浴 1 小时。

(5)冷藏冰箱中取出 4℃ Alsever's 溶液,用 Alsever's 溶液洗涤红细胞 4 次,并且将红细胞使用 Alsever's 溶液配制成 3%~5%,4℃保存备用。

九、结果分析

(1)将配制好的红细胞同时与抗-C3 和 6%小牛血清反应,抗-C3 与红细胞反应≥2+,小牛血清与红细胞没有反应,则细胞可以用于常规试验的质量控制。

(2)将配制好的红细胞同时与抗-C3 和 6%小牛血清反应,抗-C3 与红细胞反应<2+,小牛血清与红细胞无论什么反应,重新进行 C3b 的细胞致敏。

第四节　制备 C4d 致敏红细胞

一、目的

将 C4d 致敏在红细胞上,可用于多特异性抗球蛋白试剂的评估,区分抗-Ch/Rg 抗体与抗-Ge 抗体。

二、背景资料

在低离子条件下,不需要抗原抗体结合的条件下就能激活补体,补体成分 C3b 和 C4b 能直接致敏在红细胞上(替代途径)。在蔗糖中加入 EDTA 可阻止 C3b 致敏在红细胞上,红细胞只被 C4b 致敏。红细胞表面致敏的 C4b 通过胰蛋白酶可以转化为 C4d 致敏的红细胞,可用于抗-Ch 和抗-Rg 的鉴定。

三、注意事项

可用于多克隆抗球蛋白试剂的质量控制,单克隆抗-C3 与 C4 致敏细胞不会有反应。

四、试验局限性

不能使用直抗阳性的献血者红细胞。

五、试剂

(1)新鲜采集的 ACD 抗凝的全血。

(2)EDTA-K_2 蔗糖溶液:10%蔗糖+4.45%EDTA-K_2。

(3)6%小牛血清(BSA)。

(4)1%(mg/dL)胰蛋白酶。

六、步骤

(1)将 1 mL ACD 抗凝全血与 10 mL EDTA-K$_2$ 蔗糖溶液混匀。

(2)37℃孵育 15 分钟。

(3)用生理盐水洗涤 3 次(红细胞已经致敏了 C4b),弃去上清液。

(4)加入等体积胰蛋白酶,37℃孵育 30 分钟。

(5)用生理盐水洗涤 3 次(红细胞在胰蛋白酶处理下 C4b 转化为 C4d)。

(6)将红细胞用 Alsever's 溶液配制成 3%~5%红细胞悬液,冷藏备用。

七、结果分析

(1)使用多特异性抗球蛋白和 6%小牛血清对红细胞进行鉴定:红细胞与多特异性抗球蛋白反应结果阳性,与 6%小牛血清反应结果阴性,说明多特异性抗球蛋白含有抗-C4d。

(2)使用多特异性抗球蛋白和 6%小牛血清对红细胞进行鉴定:红细胞与多特异性抗球蛋白反应结果阴性,与 6%小牛血清反应结果阴性,说明多特异性抗球蛋白不含有抗-C4d。

(3)使用多特异性抗球蛋白和 6%小牛血清对红细胞进行鉴定:红细胞与多特异性抗球蛋白反应无论什么结果,与 6%小牛血清反应结果阳性,说明 C4d 致敏红细胞试验失败。

第五节　制备 IgG 致敏红细胞

一、目的

将 IgG 抗体致敏在红细胞表面,可以对抗球蛋白试剂进行评估,或者间接抗球蛋白试验结果阴性进行质量控制。

二、背景资料

当 IgG 型抗体与红细胞上相应的抗原孵育后,形成 IgG 致敏的红细胞。致敏的红细胞可用于抗球蛋白试验的质量控制和间接抗球蛋白试验阴性结果的质量控制。

三、注意事项

可用于多克隆抗球蛋白试剂的质量控制,单克隆抗-C3 与免疫球蛋白致敏细胞不会有反应。

对间接抗球蛋白试验阴性结果进行质量控制时,建议将 IgG 抗体致敏的红细胞与抗球蛋白试剂的反应强度≥2+。

四、试验局限性

不能使用直抗阳性的献血者红细胞(补体阳性)。

五、样本要求

新鲜采集的多人份 Rh(D)阳性红细胞，EDTA 抗凝：1 mL。

六、试剂

IgG 型抗-D 试剂。

七、质量控制

使用抗-IgG 和抗-C3 对细胞进行质量控制。

八、步骤

(1)将 1 mL ACD 抗凝全血生理盐水洗涤 1 次，弃去上清液，保留压积红细胞。
(2)压积红细胞中加入 2 mL 的 IgG 抗-D 试剂，混匀。
(3)37℃孵育 1 小时，定时混匀。
(4)用生理盐水洗涤 6 次，最后一次洗涤的上清液取出，放入另一干净试管。
(5)将红细胞用 Alsever's 溶液配制成 3%~5%，冷藏备用。

九、结果分析

(1)最后 1 次洗涤保留的上清液进行抗体筛查试验，如果抗筛结果阴性，直接对红细胞进行质量控制；如果抗筛结果阳性，红细胞重复洗涤一次，再对上清液进行检测，直到洗涤后上清液抗筛结果阴性。

(2)使用抗-IgG 和抗-C3 对红细胞进行鉴定：抗-IgG 与红细胞反应结果≥2+，抗-C3 与红细胞反应阴性，说明免疫球蛋白致敏的红细胞可用。

(3)使用抗-IgG 和抗-C3 对红细胞进行鉴定：抗-IgG 与红细胞反应结果<2+，抗-C3 与红细胞反应阴性，说明 IgG 抗-D 抗体剂量不足，需要加大 IgG 抗-D 剂量，重复试验。

(4)使用抗-IgG 和抗-C3 对红细胞进行鉴定：抗-IgG 与红细胞反应无论什么结果，抗-C3 与红细胞反应阳性，说明采集的红细胞已经被补体致敏，建议重新采集其他 O 型红细胞进行试验

第六节　AET 处理的红细胞

一、目的

使用 2-氨基乙基异硫脲溴化氢溴酸盐(2-aminoethylisothiouronium bromide，AET)处理红细胞，鉴定一些高频抗原抗体。

二、背景资料

AET 是一个还原剂，能破坏半胱氨酸残基之间的共价键，从而影响抗原蛋白的二级结构。根据蛋白结构识别抗原的抗体在抗原蛋白结构破坏后，不与该抗原反应。Kell 系统抗

原对 AET 非常敏感，Knops、Dombrock、Lutheran、Cartwright 系统抗原以及 LWᵃ 和 JMH 抗原都会在 AET 处理后影响抗原结构。

AET 处理后的红细胞能消除部分高频率抗原抗体的影响，可用于鉴定含有高频同种抗体合并的其他同种血型抗体(例如抗-k 合并抗-E 等)。

三、注意事项

AET 处理后的红细胞与阵发性血红蛋白尿类似，容易激活补体成分非特异性致敏在红细胞表面，使用 AET 处理红细胞进行间接抗球蛋白试验时，应该使用抗-IgG，不要选用多特异性抗球蛋白试剂。

四、样本要求

ACD 或 CPD 抗凝全血，洗涤一次后弃去上清液，压积红细胞 1 mL。

五、试剂

(1)6%(mg/dL)，AET：配制后立即使用。

(2)Kell 系统高频率抗原的抗血清：如抗-k、抗-Kpᵇ 或抗-Jsᵇ 等，可以使用商业试剂或者选择含上述抗体的患者血清。

六、质量控制

使用 Kell 系统高频率抗原的抗血清分别对未处理和 AET 处理后的红细胞反应。未处理的红细胞反应活性应为 2+~4+，处理后的红细胞则无反应。

七、步骤

(1)将 1 份压积红细胞与 4 份 6%(mg/dL)AET 混匀。

(2)37℃孵育 20 分钟。

(3)洗涤 3 次。

(4)使用 Alsever's 溶液将细胞配制成 3%~5%悬浮红细胞，4℃冷藏备用，有效期为 1 周。

八、结果分析

(1)分别使用 Kell 系统高频率抗原的抗血清与未处理的红细胞和 AET 处理的红细胞进行反应，未处理的红细胞与抗血清反应 2+~4+，AET 处理后的红细胞与抗血清反应阴性，说明处理的红细胞可用于试验。

(2)分别使用 Kell 系统高频率抗原的抗血清与未处理的红细胞和 AET 处理的红细胞进行反应，未处理的红细胞与抗血清反应<2+，AET 处理后的红细胞与抗血清反应阴性，说明抗血清可能失效，或使用的红细胞陈旧，红细胞抗原衰减。

(3)分别使用 Kell 系统高频率抗原的抗血清与未处理的红细胞和 AET 处理的红细胞进行反应，未处理的红细胞与抗血清反应无论什么结果，AET 处理后的红细胞与抗血清反应阳性，说明 AET 处理红细胞不完全或 AET 失效。

第七节 制备 DTT 处理红细胞

一、目的

使用二硫苏糖醇(dithiothreitol，DTT)处理红细胞，可用于部分特异性的抗体鉴定和靶向药物达雷妥尤干扰的血清学试验。

二、背景资料

DTT 是一个还原剂，能破坏半胱氨酸残基之间的共价键，从而影响抗原蛋白的二级结构。根据蛋白结构识别抗原的抗体在抗原蛋白结构破坏后，不与该抗原反应。Kell 系统抗原对 DTT 非常敏感，Knops、Dombrock、Lutheran、Cartwright 系统抗原以及 LW^a 和 JMH 抗原都会在 DTT 处理后影响抗原结构。DTT 处理后 Cromer 抗原会被减弱，抗-Vel 将不会与 DTT 处理的红细胞反应。

三、样本要求

1 mL 经过 3 次洗涤的压积红细胞。

四、试剂

(1)DTT：1 mol/L。
(2)PBS：pH 7.3 和 pH 8.0。
(3)Kell 系统高频率抗原的抗血清：如抗-k、抗-Kp^b 或抗-Js^b 等，可以使用商业试剂或者是患者血清。

五、质量控制

使用 Kell 系统高频率抗原的抗血清分别对未处理和 DTT 处理后的红细胞反应。未处理的红细胞反应活性应为 2+~4+，处理后的红细胞则无反应。

六、步骤

(1)将 1 mol/L DTT 用 pH 8.0 PBS 以 1：5 比例稀释。
(2)1 体积的压积红细胞与 4 体积的稀释后的 DTT 混匀。
(3)37℃ 孵育 30 分钟。
(4)孵育后的压积红细胞使用 pH 7.3 PBS 洗涤 4 次。
(5)使用 Alsever's 溶液将细胞配制成 3%~5%红细胞悬液，4℃冷藏备用。

七、结果分析

(1)如果处理后红细胞发生溶血，则调低 DTT 的浓度重新稀释。
(2)分别使用 Kell 系统高频率抗原的抗血清与未处理的红细胞和 DTT 处理的红细胞进行反应，未处理的红细胞与抗血清反应 2+~4+，DTT 处理后的红细胞与抗血清反应阴性，说明处理的细胞可用于试验。

(3)分别使用 Kell 系统高频率抗原的抗血清与未处理的红细胞和 DTT 处理的红细胞进行反应，未处理的红细胞与抗血清反应<2+，DTT 处理后的红细胞与抗血清反应阴性，说明抗血清可能失效，或使用的红细胞陈旧，红细胞抗原衰减。

(4)分别使用 Kell 系统高频率抗原的抗血清与未处理的红细胞和 DTT 处理的红细胞进行反应，未处理的红细胞与抗血清反应无论什么结果，DTT 处理后的红细胞与抗血清反应阳性，说明 DTT 处理红细胞不完全或 DTT 失效。

第八节　制备次氯酸钠处理红细胞(灭活 S 抗原)

一、目的

用次氯酸钠处理红细胞可制备 S 抗原灭活的红细胞用于鉴定抗-S 抗体，红细胞可用于鉴定合并抗-S 的同种抗体，制备人血清的抗-S 抗体时吸收血清中的抗-A 和抗-B。

二、背景资料

次氯酸钠能氧化糖蛋白 GPB 上第 29 位的蛋氨酸残基，这个位点是 S 抗原的决定簇位置，因此次氯酸钠处理后的红细胞能将 S 抗原灭活。

三、样本要求

ACD 或 CPD 抗凝的全血，洗涤后弃去上清液，压积红细胞 1 mL。

四、试剂

(1)0.001%(mg/dL)：次氯酸钠(NaClO)。
(2)红细胞：抗原表现为 S+s-。

五、质量控制

使用抗-S 试剂对处理前后红细胞进行质量控制比对。

六、步骤

(1)将 0.1 mL 红细胞用 4 mL 次氯酸钠稀释到 4% 的红细胞悬液，轻轻混匀。
(2)离心，得到压积红细胞。
(3)使用生理盐水洗涤 4 次。
(4)使用 Alsever's 溶液将细胞稀释到 3%~5% 红细胞悬液，冷藏备用。

七、结果分析

(1)分别使用抗-S 与处理后的红细胞进行反应，处理后的红细胞与抗血清反应阴性，说明处理的细胞可用于试验。

(2)分别使用抗-S 与处理后的红细胞进行反应，处理后的红细胞与抗血清反应阳性，建议配制新鲜的次氯酸钠溶液重新处理。

第九节 红细胞冷冻保存和复苏(甘油)

一、目的

使用甘油将罕见血型的红细胞进行冷冻保存和复苏,保存的红细胞可用于稀有血型的抗体鉴定。

二、背景资料

甘油和红细胞的混合物,在冷冻红细胞的过程中就不会发生冰晶破坏红细胞膜而造成的红细胞溶血。冷冻保存的红细胞可以长期保存。使用低盐含量的溶液洗涤,可以使甘油冰冻保存的红细胞复苏,并且造成的溶血会比较低,有利于得到更多的红细胞进行抗体鉴定试验。

三、注意事项

如果有条件,将1周内采集的红细胞进行冷冻和复苏试验。

红细胞在复苏时,过度离心可能会导致红细胞聚集,且很难分开。

使用这种方式冷冻的红细胞可能由于C3致敏而导致直抗阳性,复苏后建议进行抗-C3的检测,如果阳性,在间接抗球蛋白时建议使用抗-IgG。

四、样本要求

ACD抗凝的红细胞或Alsever's保存液保存的红细胞。

五、试剂

(1)Alsever's溶液。
(2)甘油溶液。
(3)生理盐水。
(4)抗-IgG。
(5)2.5%氯化钠溶液。
(6)9.0%氯化钠溶液。

六、质量控制

使用抗-IgG试剂进行间接抗球蛋白试验且可以确认冷冻复苏的血液样本血型。

七、冷冻步骤

(1)离心全血得到压积红细胞。
(2)去除上清液。
(3)生理盐水洗涤红细胞1次(或者使用Alsever's溶液洗涤红细胞1次)。

(4)将红细胞 2 mL 一支分装在试管中。

(5)试管中再次加入 Alsever's 溶液，离心，彻底去除上清液得到压积红细胞。

(6)每支试管中每 1 体积的压积红细胞加入 2 体积的甘油溶液，轻轻混合试管中的甘油和红细胞。

(7)将试管中的甘油红细胞颠倒多次，彻底混匀后，-70℃保存。

八、复苏

(1)将红细胞放入室温环境。

(2)红细胞颠倒混匀，然后将红细胞导入大试管中。

(3)缓慢地加入(滴加并不断搅拌)等体积的 9.0%氯化钠溶液。

(4)轻轻颠倒混匀，室温平衡至少 1 分钟。

(5)试管中加入等体积的 2.5%氯化钠溶液，颠倒混匀。

(6)离心 30 秒(3100 r/min)。

(7)试管中再次加入步骤(5)中等体积的 2.5%氯化钠溶液，然后离心 30 秒(3100 r/min)。

(8)使用生理盐水洗涤红细胞 2 次。

(9)使用抗-IgG 对复苏的红细胞进行鉴定。

九、结果分析

(1)抗-IgG 结果阳性，该红细胞不能使用，需要重新进行复苏。

(2)抗-IgG 结果阴性，并且确认红细胞抗原是冻存前记录的红细胞，则红细胞使用 Alsever's 溶液稀释到 3%~5%红细胞悬液，备用。

第十节　红细胞冷冻和复苏(液氮)

一、目的

使用液氮保存红细胞，并且复苏红细胞用于保存罕见表型的红细胞用于抗体鉴定。

二、背景资料

蔗糖溶液稀释的红细胞，在冷冻红细胞的过程中就不会发生冰晶破坏红细胞膜而造成的红细胞溶血。冷冻保存的红细胞可以长期保存。

三、注意事项

如果有条件，将 1 周内采集的红细胞进行冷冻和复苏试验。

使用液氮保存红细胞时，注意个人防护，液氮属于零下 196℃极低温度液体，接触皮肤会造成皮肤严重冻伤，一定要用防护器具才能进行试验操作。

四、样本要求

ACD 抗凝的红细胞或 Alsever's 保存液保存的红细胞，尽量新鲜收集的红细胞。

五、试剂和器材

（1）Alsever's 溶液。

（2）冷冻液：葡萄糖 54 g；蔗糖 154 g；氯化钠 2.9 g；加蒸馏水至 1 L，混匀。

（3）液氮。

（4）极细吸头的吸管（吸头内直径 1.8 mm 以下）。

（5）储存瓶：带螺旋盖的塑料瓶，必须在储存瓶中保留 1 个小孔，让液氮逸出。

六、质量控制

使用抗-IgG 试剂进行间接抗球蛋白试验且可以确认冷冻复苏的血液样本血型。

七、冷冻步骤

（1）离心血样，得到压积红细胞。

（2）生理盐水洗涤红细胞一次（或 Alsever's 溶液洗涤红细胞一次）。

（3）弃去上清液，加入等体积的冷冻液，让溶液平衡至少 15 分钟，不能超过 1 小时。

（4）准备一个烧杯（或搪瓷杯），烧杯下和烧杯周围有条件地做好隔热层（如烧杯下面垫一块泡沫等）。

（5）烧杯内倒入液氮，液氮立刻会呈现并保持沸腾状态。

（6）使用极细吸头的吸管，吸取冷冻液红细胞溶液。

（7）隔空将红细胞以极小的血滴，一滴一滴地滴入液氮，注意血滴之间隔开一定距离，防止粘连成团状（注意吸管与液氮保持距离，以免吸管内的血液冻住）。

（8）同时将储存瓶和储存瓶盖分开放入液氮内，使其温度平衡。

（9）使用钳子将小球颗粒状的红细胞分别加入储存瓶，盖上盖。

（10）将储存瓶放入液氮罐制定隔间中，小瓶应完全浸泡在液氮中。

八、复苏步骤

（1）拿一支大试管加入 4/5 试管的生理盐水，试管放置在 37℃ 水浴。

（2）用大钳子取出需要的小储存瓶。

（3）打开盖子，取出 3~4 个小球颗粒状的红细胞，放入 37℃ 生理盐水的试管中，迅速颠倒混匀。

（4）用生理盐水洗涤红细胞 1~2 次，弃去上清液。

（5）配制成 3% 的红细胞悬液，备用，在进行间接抗球蛋白试验时需要使用抗-IgG 试剂。

（罗泳　廖湘成　吴蓉　陈伟）

第十章
抗体鉴定

本章节主要初步讲述了血型同种抗体的一些判定的基本方法，提供谱细胞鉴定抗体的指南。这部分内容提供了一些鉴定流程和操作过程，以及一些对于同种抗体鉴定的影响因素的解决方案。

抗体鉴定不能固定地只选用某一种方法，每一种方法都具有其优点以及它的局限性。在抗体筛查检测过程中可以多试用几种方法，挑选最敏感的方法，选择一个或几个方法能互补或规避每种方法局限性的问题。例如在检测 IgG 型抗体时，使用标准间接抗人球可以检测 IgG 型抗体，也可以使用酶法检测增强 Rh、Kidd 抗体的检出，同时也会抑制 MNS 和 Duffy 抗体的检出。因此在使用酶法增强试验的同时，需要选择其他的方法，例如柱凝集、聚凝胺、聚乙二醇(PeG)或 4℃盐水法弥补可能漏检的 MNS 或 Duffy 等抗体。

第一节　试验思路

一、抗体筛查检出同种抗体且自身对照阴性

抗体筛查检出同种抗体且自身对照阴性检测流程图见图 10-1。
结论 1：可能为单一特异性抗体。
结论 2：可能是低频率抗原抗体或试剂相关试验错误。
结论 3：可能是高频率抗原抗体，可以通过反应结果的特征(强度、是否溶血、是否需要补体)、人种进行分析。
结论 4：可能为复合抗体，需要增加试验，对被检的红细胞检测相应红细胞是否阴性。

二、检出同种抗体且自身抗体阳性

抗体筛查检出同种抗体且自身抗体阳性检测流程图见图 10-2。
结论 1：未检出同种、自身抗体。
结论 2：考虑同种抗体。
结论 3：考虑自身抗体。
结论 4：ZZAP[一种降低二硫键(S-S)和蛋白水解酶(AP)的混合物]处理后的蛋白结构变化引起抗体阳性，高频率抗原同种抗体。
结论 5：考虑药物。
结论 6：考虑蛋白凝集、缗钱状凝集或试剂相关问题。

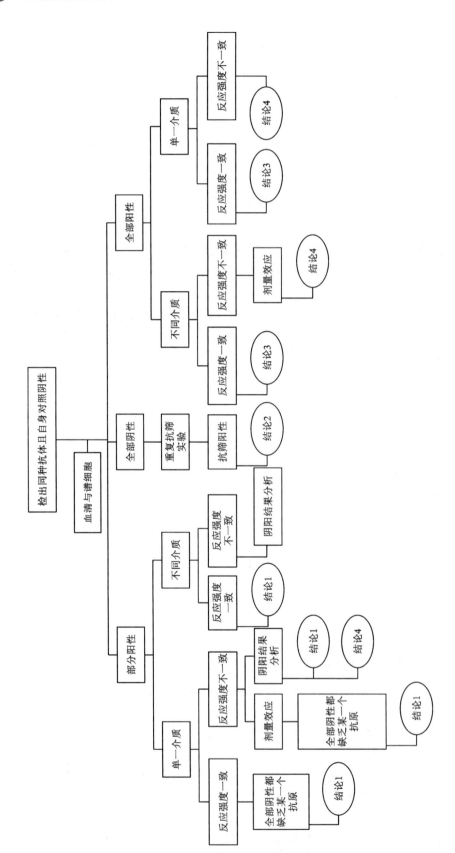

图10-1　抗体筛选检出同种抗体且自身对照阴性检测流程图

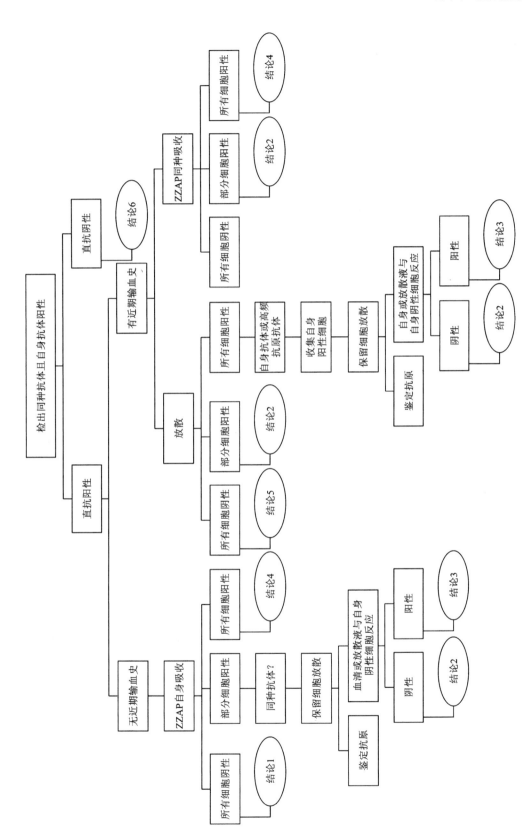

图10-2 抗体筛选检出同种抗体且自身抗体阳性检测流程图

三、黄种人常见红细胞同种抗体的血清学表现

同种抗体的血清学表现(见表10-1)。

表10-1 黄种人常见红细胞同种抗体的血清学表现

血型系统	抗体	反应条件	无花果酶	二硫苏糖醇	Ig 类型	C3	HTR	HDN
ABO	A	室温>37℃-IAT	↑	→	IgM IgG	有	有	有
	A1	室温	↑	→	IgM	有	罕见	无
	B	室温>37℃-IAT	↑	→	IgM IgG	有	有	有
MNS	M	室温>37℃-IAT	↓	→	IgM IgG	无	无	罕见
	N	室温>37℃-IAT	↓	→	IgM IgG	无	罕见	罕见
	Mur	室温>37℃-IAT	↓	→	IgM IgG	无	无	罕见
P1PK	P1	室温>37℃-IAT	↑	→	IgM	有	罕见	无
Rh	C	37℃<IAT	↑	→	IgG IgM	无	有	有
	c	37℃<IAT	↑	→	IgG IgM	无	有	有
	D	37℃<IAT	↑	→	IgG IgM	无	有	有
	E	37℃<IAT	↑	→	IgG IgM	无	有	有
	e	37℃<IAT	↑	→	IgG IgM	无	有	有
Lewis	Le^a	室温>37℃-IAT	↑	→	IgM IgG	有	罕见	无
	Le^b	室温>37℃-IAT	↑	→	IgM IgG	有	无	无
Duffy	Fy^a	IAT	↓	→	IgG	罕见	有	有
	Fy^b	IAT	↓	→	IgG	罕见	有	罕见
Kidd	Jk^a	IAT	↑	→	IgG IgM	有	有	有
	Jk^b	IAT	↑	→	IgG IgM	有	有	有
Diego	Di^a	IAT	→	→	IgG	无	有	有
	Wr^a	室温-37℃-IAT	→	→	IgG IgM	无	有	有
H	H	室温>37℃-IAT	↑	→	IgM IgG	有	有	有
I	I	室温>37℃-IAT	↑	→	IgM IgG	有	有	无

注：更多血型抗体特性详见附录3。

↑表示增强；→表示抵抗；↓表示敏感或减弱。

四、谱细胞与自身细胞反应格局分析

谱细胞与自身细胞反应格局分析见表10-2。

表 10-2 谱细胞与自身细胞反应格局分析

谱细胞反应格局	自身细胞结果	分析
部分谱细胞反应	阴性	单特异性或多特异性抗体
所有细胞在 IAT 介质中有一致的强阳性结果(2+~4+)	阴性	高频率抗原抗体
所有细胞在 IAT 介质中强弱不等的弱阳性结果(2+)	阴性	Knops 抗体,抗-Yt^a、抗-JMH、抗-Ch/Rg
所有细胞均为阳性结果	强阳性结果(3+~4+)	温自身抗体
所有细胞均为阳性或部分细胞阳性部分阴性	弱阳性(2+)	多特异性抗体,一般在迟发型输血反应多见
所有细胞均为阴性	阴性	低频率抗原抗体
所有细胞在盐水介质为均一的阳性结果(1+~4+),在37℃和 IAT 为阴性或弱阳性	阴性或阳性	冷自身抗体(抗-I 或抗-IH)

第二节 患者自身凝集样本的鉴定

一、目的

冷凝集反应样本的鉴定。

二、病史调查

(1)输血史、妊娠史、是否有移植。
(2)临床诊断。
(3)试验室结果的溶血状况。
(4)近期用药情况。

三、注意事项

(1)强冷凝集会干扰 ABO/Rh(D)血型的定型。
(2)发现意外结果时需询问主治医生患者病史。
(3)红细胞需要使用等渗温盐水或温 PBS 洗涤 3 次。

四、样本需求

EDTA 抗凝血。
注:血浆可能需要在37℃分离。

五、试剂和器材

样本与所有 O 型谱细胞在盐水介质中都凝集。

注：自身细胞可以凝集或者不凝集。

六、步骤

(1)如果患者是 A1 型或 A1B 型，血清分别和 A1 细胞、A2 细胞，成人 O 细胞、脐血 O 细胞、脐血 A1 细胞，木瓜酶/无花果酶处理的 O 细胞和自身细胞反应。

(2)如果患者是 B 型或 O 型，血清分别和成人 O 细胞、脐血 O 细胞，木瓜酶/无花果酶处理的 O 细胞和自身细胞反应。

(3)判断是否需要吸收冷抗体。

(4)进行冷抗体吸收试验，吸收后再次进行直接凝集法检测冷抗体(第四章)。

七、结果分析

1.步骤(1)和(2)结果分析

(1)只与 O 细胞和 A2 细胞发生反应，或与 O 细胞和 A2 反应较强，与脐血 O 细胞反应减弱，与脐血 A1 细胞反应最弱，结果是抗-HI，可以鉴定其是否含有 A1 抗原，建议输注含 A1 抗原的血液。

(2)与除了脐血细胞外与其他细胞都有反应，结果是抗-I，检测其 I 抗原表达。

(3)与脐血细胞反应较强，结果是抗-i。

(4)与除了自身细胞外所有的细胞都反应，结果是同种高频率抗原抗体，可以考虑抗-Vel、抗-P1、抗-En^a、抗-Ge2，鉴定其稀有血型。

(5)除了与木瓜酶/无花果酶处理的 O 细胞外，其他细胞都有反应，结果可能是抗-Pr(或自身抗-En^a，抗-Ge2)。

(6)除了与木瓜酶/无花果酶处理的 O 细胞和自身细胞外，其他细胞都有反应，结果是抗-En^a 或抗-Ge2。

2.步骤(3)结果分析

(1)结果强阳性，则需要自身吸收排除同种抗体。

(2)结果弱阳性(≤1+)，可以进行需要 37℃孵育的交叉配血方法。

3.步骤(4)结果分析

(1)血清内冷抗体被完全吸收，则抗体为冷自身抗体，血清可以进行交叉配血试验。

(2)血清内冷抗体未被完全吸收，则血清中可能含有同种抗体，或吸收试验失败。

第三节　细胞结果判定：排除法

一、目的

通过识别判定意外抗体的特异性，排除部分可能特异性的抗体，再判断是否需要增加额外的试验，用于评估特异性抗体的结果及鉴定细胞的选择。

二、背景资料

如果血清与某些抗原阳性的细胞不反应，通常其血清中不含该特异性的抗体。

三、注意事项

不能排除一些低频率抗体，如 Kp^a、Js^a、Lu^a、V 和 C^w 等。

四、步骤

(1)观察与血清没有反应的试剂红细胞(如表10-3)。

(2)解释谱细胞结果最常用的方法是排除抗体特异性，即将患者血清中与谱细胞不反应的抗体排除。这种方法称为"删除法"或"排除法"。筛选反应结果为阴性的细胞谱，如果谱细胞上存在某种抗原，但待检血清与其不反应，相应的抗体可被初步排除。可以用特异性的标记将这些抗原从列表中排除，以加速抗体鉴定的流程。(如果该抗原是纯合子则划"×"，如果该抗原是杂合子则划"／")。

表 10-3 用阴性排除法确定抗体特异性

	Rh						MNS				Lu		P	Lewis		Kell		Duffy		Kidd		介质		
	D	C	E	c	e	f	M	N	S	s	Lu^a	Lu^b	P1	Le^a	Le^b	K	k	Fy^a	Fy^b	Jk^a	Jk^b	IS	37	IAT
1	+	+	0	0	+	0	+	+	+	+	0	+	0	+	0	0	+	0	+	0	+	0	0	2+
2	0	0	0	✗	✗	✗	0	✗	0	0	✗	+	0	0	+	✗	0	✗	✗	0	0	0	0	0
3	0	0	✗	✗	0	0	0	✗	0	✗	0	+	0	0	+	╱	✗	✗	✗	0	0	✗	0	0

第四节 如何鉴定细胞的类型

一、目的

挑选合适表型的红细胞确认抗体特异性或排除抗体特异性。

二、背景资料

在挑选合适表型红细胞的时候，可以对献血者的人种进行选择。如黑种人红细胞很少具有 S、s、Fy^a 和 Fy^b 的纯合子细胞。

三、注意事项

选择红细胞标准：

(1)尽量使用保质期内的谱细胞且符合要求抗原的红细胞。

(2)如果保质期内谱细胞没有符合要求抗原的红细胞，可以选择近期过期且有符合需求抗原的红细胞。

(3)需关注选择的红细胞是否溶血，有条件可利用抗血清鉴定相应的抗原是否衰减。

(4)过期红细胞不应该是唯一用于鉴定或排除抗体的细胞。

(5)如果使用细胞排除某特异性抗体，必须选择该特异性纯合子抗原的细胞。

注：在使用过期红细胞时，应尽量避免确定或排除以下特异性抗体，因为这些抗原在过保质期后容易退化。如 Le^a、Le^b、P1、Knops、Chido/Rogers 或 JMH。

选择缺乏已知抗体，含有未排除抗体的抗原阳性红细胞。如：一个血清中含有抗-E、抗-C，不能排除抗-Jk^a，那么就需要选择 E 抗原阴性，C 抗原阴性和 Jk^a 抗原阳性的细胞，Jk^a 阳性纯合子细胞是最佳选择。

对于一些低频率抗原抗体，很少有这种细胞，一般不需要去挑选这些抗原阳性的细胞。

四、试剂和器材

(1)谱细胞(抗体鉴定细胞)。
(2)抗体筛查细胞。
(3)其他细胞。
(4)特殊血型献血者血液。
(5)脐血样本。
(6)冰冻稀有血型红细胞。

五、质量控制

在使用过期红细胞时，需要证明其抗原表达量可足够用于确认或者排除特异性抗体。可以在试验前用有效期内和过期的红细胞进行比较，使用稀释的抗血清试剂，与有效期内的红细胞和过期的红细胞反应均≥2+。

六、步骤

(1)如果同时有几个可能的抗体，应该选择一个可能的抗体对应抗原阳性和其他可能的抗体对应抗原阴性的细胞。如怀疑血清中存在抗-D、抗-E 和抗-Jk^a，那必须至少选择 3 个细胞用于鉴定，分别是 D(+)E(−)Jk(a−)、D(−)E(+)Jk(a−)、D(−)E(−)Jk(a+)。
(2)使用现有细胞谱，或现有新鲜已知抗原特异性的细胞。
(3)血清与谱细胞或新鲜已知抗原特异性的细胞反应。
(4)根据反应结果进行分析(按照上一节细胞结果排除法进行抗体确认或排除)。

第五节 抗体鉴定阳性患者的献血者红细胞选择

一、目的

同种抗体的患者提供合适的血液输注。

二、背景资料

给予含有同种抗体的患者提供相应抗原阴性的血液取决于很多因素，如患者目前的临床症状、临床治疗方案、同种抗体的重要性、献血者中该抗原阴性的比例以及试验室的检测方法条件等。

三、注意事项

对于有同种抗体的患者的输血管理,根据其抗体的临床意义、该抗原的频率和检测该抗原的试剂的选择,可以分成以下6类:

(1)抗原阴性的血液在人群中比例比较高的抗体。

(2)临床有意义的抗体,可以通过交叉配血进行筛选得到抗原阴性的红细胞。

(3)Knops、Ch/Rg、JMH 等抗体。

(4)低频率抗原抗体。

(5)高频率抗原抗体。

(6)同种抗体但是缺乏该抗原的试剂抗血清。

患者有同种抗体,在进行交叉配型前,先使用该抗原抗血清试剂对献血者的抗原进行检测。

四、试剂和器材

(1)患者同种抗体特异性的抗血清试剂。

(2)供者 3%~5% 浓度的红细胞悬液。

(3)抗-IgG(用于 IgG 型抗血清试剂)。

(4)IgG 致敏细胞(用于 IgG 型抗血清试剂质量控制)。

(5)杂合子抗原细胞和阴性细胞(阴阳对照)。

五、质量控制

如何选择阴性的血液,没有一个固定的质量控制模式。总的原则就是选择一个合适的血液输注取决于抗体鉴定的准确性,并且对供者的抗原进行血清学的检测。

六、步骤

(1)按照注意事项6类抗体分别提供方案。

a 类:抗原阴性的血液在人群中比例比较高的抗体。①选择抗原阴性的血液,无论抗体效价强弱,都应使用抗血清检测献血者的红细胞不含这个抗原;②必须按照抗血清说明书对献血者红细胞的抗原进行鉴定。

b 类:临床有意义的抗体,可以通过交叉配血进行筛选得到抗原阴性的红细胞。①如果患者有大量血样,可以使用患者的血清对献血者进行筛选,选择交叉配血试验阴性的血液,再使用抗血清对该献血者的抗原进行鉴定;②如果近阶段患者有大量输血,导致患者抗体稀释到无法检测的水平,则可以直接使用抗血清进行献血者抗原筛选,筛选试验阴性的血液进行输注;③必须按照抗血清说明书对献血者红细胞的抗原进行鉴定。

c 类:Knops、Ch/Rg、JMH 等抗体:①首先需要排除其他的同种异体抗体;②选择间接抗人球介质交叉配血阴性的血液,如果找不到阴性的血液,则可以发放反应最弱的红细胞;③必须注意:目前没有报道抗-Ch、抗-Rg 和抗-JMH 引起体内红细胞的破坏,抗-Cs[a]、抗-Yk[a] 和 Knops 相关抗体可能会引起红细胞寿命缩短,但目前没有报道其与严重的溶血性输血反应相关。

d类：低频率抗原抗体。如果有抗血清试剂，可以确认交叉配血阴性的献血者的红细胞抗原。如果没有抗血清，直接选择交叉阴性的血液输注。

e类：高频率抗原抗体。直接选择交叉配血阴性的血液输注。如果该抗原在当地人群非常罕见，可以从患者血缘关系的家属中或者特定人种中进行筛选。

f类：同种抗体但是缺乏该抗原的试剂抗血清。

直接选择交叉配血阴性的血液，同时患者血清与纯合子阳性细胞对照在不同介质反应阴性。

注：如果患者输血需求是一个长期的过程，建议患者进行血型分子生物学鉴定。

（2）抗体特异性的分类见表10-4。

表10-4　特异性抗体的分类

特异性	分类	特异性	分类	特异性	分类
A_1	b	I/i[†]	b	McC[a]	c
C	a	Jk[a]	a	N	b
c	a	Jk[b]	a	N[‡]	e
C[w]	d	JMH	c	P1	b
Ch	c	Js[a]	d	P+P1+P[k]	e
Cs[a]	c	Js[b]	e	Rg	c
D	a	K	a	S	a
Do[a]	f	k	e	s	a
Do[b]	f	Kn[a]	c	Sd[a]	c
E	a	Kp[a]	d	U	e
e	a	Kp[b]	e	V	d
f *	a	Lan	e	Vel	e
Fy[a]	a	Le[a]	b	Wr[a]	d
Fy[b]	a	Le[b]	b	Yk[a]	c
Ge	e	Lu[a]	b	Yt[a]	e
H/HI/Hi[†]	b	Lu[b]	e	Xg[a]	d
Hy	e	M	b	Bg	白细胞抗体

注：* 选择 c 阴性；[†] 通常是自身抗体；[‡] 是由 'N' 个体产生的抗体，建议选择 N-U-的血液。

第六节　抗体鉴定——抗体概率法（AABB）

一、目的

通过一个数学模式计算抗体特异性的可能性，一般需要检测足够量的抗原阳性和抗原阴性的红细胞。

二、背景资料

根据表 10-5 中显示各种阳性和阴性结果的数量计算抗体的概率（p 值）。如果抗体与 6 个红细胞反应，3 个 D 阳性细胞呈现阳性和 3 个 D 阴性细胞呈现阴性，那么这个抗体是抗-D 的 p 值为 0.05，有统计学意义，而这个抗体不是抗-D 的 p 值为 0.95，则没有统计学意义。可以通过这个方法计算抗体的概率。

三、注意事项

一般要求 $p \leqslant 0.05$。

四、试验局限性

不能全部解释部分存在剂量效应的抗体。

五、样本需求

必须完成所有谱细胞的结果。

六、器材

计算器。

七、步骤

（1）建立一个 2×2 的 p 值计算数据采集表，见表 10-5。

表 10-5　p 值计算数据采集表

血清结果	抗原阳性	抗原阴性	小计
阳性	A	B	$A+B$
阴性	C	D	$C+D$
小计	$A+C$	$B+D$	N

注：A 表示抗原阳性且结果也阳性的数量；B 表示抗原阳性但结果阴性的数量；C 表示抗原阴性且结果也阴性的数量；D 表示抗原阴性但结果也阳性的数量；N 代表测试总的细胞数。

（2）将数字代入下面公式计算

$$p = \frac{(A+B)! \times (C+D)! \times (A+C)! \times (B+D)!}{N! \times A! \times B! \times C! \times D!}$$

八、结果分析

结果分析见表10-6所示。

（1）$p > 0.05$，抗体特异性存在争议。

（2）$p \leqslant 0.05$，抗体特异性可以确定，需要使用抗血清确认红细胞抗原为阴性。

表10-6　谱细胞阴阳性结果的 p 值表

细胞数量	阳性结果	阴性结果	p
6	4	2	0.067
6	3	3	0.050
7	5	2	0.048
7	4	3	0.029
8	7	1	0.125
8	6	2	0.036
8	5	3	0.018
8	4	4	0.014
9	8	1	0.111
9	7	2	0.028
9	6	3	0.012
10	9	1	0.100
10	8	2	0.022
10	7	3	0.008
10	6	4	0.005
10	5	5	0.004

第七节　抗体鉴定——抗体计分法(笔者推荐)

一、目的

通过对杂合子、纯合子进行计分，用于对联合抗体的鉴定，一般需要检测足够量的抗原阳性和抗原阴性的红细胞，并对所有的阳性结果进行凝集强度判定。

二、背景资料

因为纯合子与杂合子所携带的抗原量不同，抗体对这些细胞的反应强度也有强弱区别。根据抗原纯合子和杂合子进行计分，与试验结果的阳性强弱进行比对，特别是对于一些联合抗体的计分进行比对，用于判定这个抗体的特异性。

三、注意事项

（1）试验结果的判定需要精确。
（2）试验结果的强弱与抗原的计分可能存在略微差异，需要人工进行校准。

四、样本需求

必须完成所有谱细胞的结果，并准确对所有结果进行强弱评分。

五、步骤（略）

将怀疑的抗体或联合抗体进行计分，纯合子为 2 分，杂合子为 1 分，见表 10-7。

表 10-7　抗体鉴定抗原强弱评分表

序列	D	C	E	c	e	Ce 评分	e 评分		结果
1	+	+	0	0	+	4	2		$3+^s$
2	+	0	+	+	0	0	0		0
3	+	+	0	0	+	4	2		$3+^s$
4	+	+	0	0	+	4	2		$3+^s$
5	+	0	+	+	+	1	1		1+
6	+	+	+	+	+	2	1		2+
7	0	0	0	+	+	2	2		2+
8	+	+	0	0	+	4	2		$3+^s$
9	0	0	0	+	+	2	2		2+
10	+	+	0	0	+	4	2		$3+^s$

六、结果分析

尽管只看阴性和阳性的结果与 e 抗原完全一致，但是与 e 评分还是不同，而与 Ce 评分基本保持一致，因此可以判定为 Ce 抗体。

第八节　血清酸化法

一、目的

通过酸化血清鉴定弱的抗-M 和抗-Pr。

二、背景资料

大部分血型抗体 pH 为 5.5~8.5，反应无差异。部分抗-M 和抗-Pr pH 在 6.2 左右反应会增强，这可能与这些抗原的唾液酸糖蛋白上的羧基携带电荷有关。

三、注意事项

部分试剂红细胞保存液存在 pH 7.5 左右的缓冲试剂，有必要对试剂红细胞进行洗涤后，去除缓冲液后再加入酸化血清。

四、样本需求

检测血清：可能存在抗-M 或抗-Pr 的血清，1~2 mL。

五、试剂和器材

(1) 0.2 mol/L 的盐酸。
(2) 5%(mg/dL) EDTA-Na$_2$。
(3) pH 试纸：检测范围 5.5~8.0。

六、质量控制

使用 pH 试纸检测酸化后血清 pH 为 6.2 或更低。

七、方法步骤 1

(1) 将 1 体积的 0.2 mol/L 的盐酸与 9 体积的血清混匀。
(2) 将酸化后的血清与未处理的血清平行与谱细胞进行反应，采用盐水直接凝集(见第三章)或冷抗体(见第四章)检测方法进行鉴定。

八、方法步骤 2

(1) 将 2 体积血清与 1 体积红细胞反应后的混合物与 2 体积的 EDTA-Na$_2$ 混匀。
(2) 离心 15 秒(3100 r/min)观察结果，是否凝集增强。

第九节　联合使用吸收放散试验

一、目的

可使用吸收放散试验用于以下两个方面的检测试验。

（1）证明红细胞上弱抗原的表达，或血清中弱抗体的检测。

（2）当血清中含有多个特异性抗体时，可用于鉴定较弱的特异性抗体。

二、背景资料

吸收放散试验通常能检出其他试验不能检出的弱抗体或者弱抗原。血清和细胞的比例不同，表现的结果也不同：血清与红细胞比例低（即血清量少于压积红细胞量），则较易吸尽抗体；血清与红细胞比例高（即血清量多于压积红细胞量），则放散液更能放出抗体。

如果为了弱抗体鉴定，使用大量血清吸附较少体积红细胞，放散后，放散液中能检出大量抗体。如果为了检出弱抗体干扰下的强抗体的反应，可以使用少量血清吸附较多体积红细胞，吸收后的血清与未吸收的血清平行与谱细胞反应，进行抗体特异性鉴定。

可以使用蛋白水解酶预处理红细胞进行吸收试验，增强抗体的吸附能力。

三、注意事项

一般来说，吸收放散试验运用于弱抗原弱抗体检测的标本。需要预判血清中弱抗体的特异性，使用含有该抗原阳性的红细胞进行吸收试验，或者预判红细胞中漏检的弱抗原，使用预判特异性的抗体进行吸收。如何选择红细胞或者抗血清，可能是一个预估的可能性。

为了避免吸附过程中血清可能稀释，建议尽量使用去除生理盐水的压积红细胞。

可使用酶试剂增强抗原抗体的吸附。

四、局限性

试剂保存不当或试剂失效。

五、样本需求

吸收用的血清或血浆 1~10 mL（视具体情况）。

吸收使用的压积红细胞 0.5~5 mL（视具体情况）。

注：保留一份不参与吸附的血清或血浆，用于做平行对照试验。

六、试剂

（1）无花果酶或木瓜蛋白酶：1%（mg/dL）。

（2）大豆凝集素。

（3）放散试剂（见第六章）。

七、质量控制

如果使用酶处理细胞吸附，无花果酶或木瓜蛋白酶处理过红细胞需要进行确认。未处理红细胞与大豆凝集素无反应，而处理后的红细胞与大豆凝集素完全凝集。

将放散前最后一遍洗涤红细胞的上清液保留，与最终放散液做平行对照。

为了证明抗体是红细胞上吸附的抗体，保留放散后的红细胞与放散液，可通过比较放散前后直接抗球蛋白试验的凝集强弱或者对末次洗液和放散液抗原抗体特异性差异。

八、步骤

(1)将吸收的红细胞使用生理盐水洗涤 3 次。

(2)可以使用无花果酶或木瓜蛋白酶先处理吸收的红细胞,具体方法是将 2 体积的压积红细胞与 1 体积的 1%的无花果酶或 1 体积的 1%的木瓜蛋白酶混匀,37℃孵育 30 分钟,然后生理盐水洗涤 3 次,也可直接使用红细胞,略过步骤(2)。

(3)按照试验目的的比例要求,将吸收用的红细胞与血清,混匀。

(4)在适当的温度下孵育 30 分钟至 2 小时,定时混匀(冷吸收是 4℃吸收,一般是 IgM 型抗体;温吸收是 37℃吸收,一般为 IgG 型抗体)。

(5)重离心 1~5 分钟(3000~4000 r/min),分离红细胞和血清。

(6)充分洗涤红细胞 6 次,保留最后 1 遍洗涤液。

(7)选择合适的方式放散(见第六章)。

(8)将吸收前血清,吸收后的血清,最后 1 次洗涤液,放散液同时与需要检测的特定抗原阳性细胞反应。

九、结果分析

(1)红细胞与吸收前血清和放散液均有反应,与吸收后血清反应变弱,与最后 1 次洗涤液无反应,说明吸收放散试验成功。

(2)红细胞与吸收前血清和放散液均有反应,与吸收后血清反应没有变弱,与最后 1 次洗涤液无反应,说明吸收放散试验成功且提示血清中抗体含量高,需要增加吸收细胞。

(3)红细胞与吸收前血清和放散液均有反应,与吸收后血清和最后一遍洗涤液均无反应,说明吸收放散试验成功,提示血清中抗体含量不高。

(4)红细胞与吸收前和吸收后血清均有反应,与最后一遍洗涤液和放散液均无反应,说明吸收试验失败,重新试验。

(5)红细胞与吸收前血清和最后 1 次洗涤液均有反应,与吸收后血清和放散液出现任何反应,说明放散试验前样本洗涤不充分。

第十节 胰蛋白酶检测 N_{VG} 受体试验

一、目的

使用胰蛋白酶和抗-N_{VG} 检测唾液酸糖蛋白 B(GPB)。

二、背景资料

正常人红细胞唾液酸糖蛋白 B(GPB)在胰蛋白酶环境下不受影响,GPB 上携带了 S、s、U 抗原,GPB 末端氨基酸残基排列表现为类似于 N 抗原,称为 N_{like} 或"N"。抗-N_{VG} 凝集素(禾本科豌豆凝集素)与 M+N-的正常的 GPB 糖蛋白反应为 N 阴性,但与胰蛋白酶处理后的这个细胞反应为强阳性。一般认为 GPA 的空间结构上阻止了 GPB 与抗-N_{VG} 的反应,胰蛋白酶将 GPA 切除后,增强了 GPB 与抗-N_{VG} 的反应。

用胰蛋白酶处理的红细胞和抗-N_{VG}反应可以评估 GPB 端是否糖基化正常。阴性结果可能是由于 GPB 糖基化不完全或者缺失(S–s–U–红细胞)。杂合子 S^u 和基因混合 Henshaw 产物的个体红细胞,GPB 的 N 端氨基酸具有 He 活性,并附着碱性不稳定的四糖,空间结构上不会结合抗-N_{VG}。

三、注意事项

只能使用纯化的胰蛋白酶用于处理红细胞。

粗制的胰蛋白酶一般用于 C3b/C4b 转化为 C3d/C4d,使用间接抗球蛋白法鉴定抗-Ch 或抗-Rg,不能用于检测抗-N_{VG}受体。

四、试验局限性

(1)试剂保存不当。

(2)胰蛋白酶活性不足。

(3)抗-N_{VG}凝集素(禾本科豌豆凝集素)受到污染。

五、样本需求

胰蛋白酶处理的红细胞:使用生理盐水稀释到浓度为 3%~5% 的红细胞悬液。

未处理的红细胞:使用生理盐水洗涤 3 次,并稀释到浓度为 3%~5% 的红细胞悬液。

六、试剂

(1)胰蛋白酶处理的 M–N+S–s–U– 和 M+N–S+s+ 的红细胞:使用生理盐水稀释到浓度为 3%~5% 的红细胞悬液。

(2)未处理的 M–N+S–s–U– 和 M+N–S+s+ 的红细胞:使用生理盐水洗涤 3 次,并稀释到浓度为 3%~5% 的红细胞悬液。

(3)抗-N_{VG}凝集素(禾本科豌豆凝集素,vicia graminea)。

七、质量控制

同时对胰蛋白酶处理和未处理的 M–N+S–s–U– 和 M+N–S+s+ 的 4 组红细胞进行检测,并比较。

胰蛋白酶处理的 M+N–S+s+ 红细胞与抗-N_{VG}反应结果≥2+ 的凝集,而未处理的 M+N–S+s+ 红细胞与抗-N_{VG}无反应。

胰蛋白酶处理的 M–N+S–s–U– 红细胞与抗-N_{VG}无反应,而未处理的 M–N+S–s–U– 红细胞与抗-N_{VG}有强反应(≥3+)。

八、步骤

(1)试管中加入 1 滴胰蛋白酶处理的红细胞和 2 滴抗-N_{VG},并混匀。

(2)在另一支试管中加入一滴未处理的相同表型的红细胞与 2 滴抗-N_{VG},混匀。

(3)37℃,孵育 15 分钟。

(4)离心 15 秒(3200 r/min)。

（5）观察并记录结果。

九、结果分析

（1）如果抗-N_{VG} 和胰蛋白酶处理后的红细胞未发生凝集反应，红细胞缺乏正常的 GPB 蛋白。

（2）如果抗-N_{VG} 和胰蛋白酶处理后的红细胞发生凝集反应，红细胞上存在正常的 GPB 蛋白。

第十一节　可溶性血型物质抑制试验

一、目的

使用可溶性物质抑制抗体反应性的特性，用于抗体特异性检测或 ABH 分泌型的检测。

二、背景资料

在血浆或体液中存在 ABH、Lewis、I、P1 和 Sd^a 可溶性抗原。这种可溶性抗原可与抗体反应，从而抑制了抗体与红细胞表面的相同抗原的反应。

在母乳、尿液也能检出 ABH 和 Lewis 可溶性抗原。

三、注意事项

商业市售的 H、Le^a、Le^b、鸟类 P1 物质，须根据说明书使用。

四、样本需求

其他体液：血清、乳汁、唾液、尿液、鸽子蛋清。

五、试剂

（1）红细胞：用生理盐水洗涤 3 次并配成 3%~5% 浓度的红细胞悬液。

（2）稀释的抗血清：将抗血清稀释到与纯合子细胞反应 1+~2+。

六、质量控制

试验至少需要 1 个阴性对照（空白对照或盐水、PBS 对照）。

七、步骤

（1）等体积稀释后的抗血清和可溶性的检测物，混匀，终体积至少需要 0.2 mL。

（2）等体积的抗血清分别与阴性对照混匀。

（3）室温孵育 30 分钟。

（4）分别将步骤 1 和步骤 2 的混合物与红细胞，混匀。

（5）离心 15 秒（3100 r/min）。

（6）观察并记录结果。

八、结果分析

（1）如果试验结果发生凝集，阴性对照也发生凝集，则为非分泌型，分泌液中不存在血型物质。

（2）如果试验结果未发生凝集，阴性对照发生凝集，则为分泌型，分泌液中存在血型物质。

（3）无论结果是否凝集，阴性对照未发生凝集，试验失败，重复试验。

（4）如果是 Sd^a 分泌型，在步骤（4）后使用间接抗球蛋白法方法检测（见第三章），结果判断如上。

（5）能抑制相关抗体的血型物质见表10-8。

表 10-8　能抑制相关抗体的血型物质

血型物质	抗体
Le(a-b-)或 Le(a-b+)献血者唾液中包含 H 物质	抗-H
乳汁（抑制天然抗-I^D，抑制病理抗-I^F 可能不完全）	抗-I
Le(a+b-)或 Le(a-b+)献血者唾液中包含 Le^a 物质	抗-Le^a
Le(a-b-)或 Le(a-b+)献血者唾液中包含 H 物质和 Le^b 物质	抗-Le^{bH}
唾液中含有 Le^b 物质	抗-Le^{bL}
鸽子蛋清	抗-P1
人尿液或豚鼠尿液	抗-Sd^a

第十二节　抗-N_{form} 的鉴定

一、目的

区分冷反应性自身抗-N、MS^u/MS^u 个体或 M+N-且"N"阴性个体中产生的抗-N 和抗-N_{form}。

二、背景资料

肾脏透析患者经常出现抗-N 或抗-N_{form}。因为甲醛（福尔马林）在清洗透析仪时残留的甲醛与红细胞反应后，刺激正常机体产生类似于抗-N 抗体，这种抗-N 与其他形式的抗-N（自身抗-N 或同种抗-N）有区别。

甲醛处理后的红细胞与抗-N_{form} 反应明显增强，但与正常 M+N-个体产生的冷反应性自身抗-N 反应或与 MS^u/MS^u 个体或 M+N-且"N"阴性个体中产生的同种抗-N 没有增强。

目前甲醛已经很少用于透析仪的清洗，因此抗-N_{form} 已经很罕见了。

三、样本需求

2 mL 血清。

四、试剂

(1) 1%甲醛。

(2) 用生理盐水洗涤 3 次后的 M+N-、M+N+、M-N+表型的 3 个红细胞。

注：3 个表型的红细胞分别保留一部分不与甲醛反应，最后用于对照试验。

五、质量控制

将甲醛处理的红细胞与未处理的红细胞进行平行对照。

六、步骤

(1) 200 μL 甲醛中加入 100 μL 的压积红细胞，混匀。

(2) 37℃孵育 15 分钟。

(3) 用生理盐水洗涤 3 次。

(4) 处理后的红细胞使用生理盐水配制成 3%～5%浓度的红细胞悬液，4℃保存。

(5) 将被测血清倍比稀释(如果有抗-N_{form} 抗体可同样倍比稀释作为对照)。

(6) 将每一个稀释度的血清加在 6 支空试管中。

(7) 6 支试管中分别加入甲醛处理和未处理的 3 组红细胞(表型为 M+N-，M+N+，M-N+)。

(8) 轻轻混匀，室温孵育 1 小时。

(9) 离心，15 秒(3100 r/min)。

(10) 肉眼观察并记录结果。

七、结果分析

(1) 如果甲醛处理的红细胞比未处理的红细胞凝集高出 4 管效价，检出抗-N_{form}。

(2) 如果甲醛处理的红细胞没有比未处理的红细胞凝集高，未检出抗-N_{form}。

第十三节　EDTA-IAT 两步法检测补体参与的抗体鉴定

一、目的

EDTA-IAT 两步法检测补体参与的抗原抗体反应，主要用于鉴定抗-Jk^a 和抗-Jk^b，或者增强能结合 C3 的 IgG 的弱反应。

二、背景资料

一些补体结合的抗体，如抗-Jk(包括其他特异性的补体结合抗体，如抗-Le)，由于样本保存时长超过界限，血清中补体成分降解，导致抗原抗体反应中没有补体参与，抗体检测造成了漏检。这种漏检是由于血清中补体成分降解导致的补体活性丧失。

可以通过在反应体系中加入补体，如加入新鲜血清用于抗体鉴定。

使用 EDTA 破坏血清中抗体中某些特性，用于恢复抗体的反应性。

三、试验局限性

(1)离心力或者离心时间不正确。
(2)红细胞洗涤不干净。
(3)多特异性抗球蛋白试剂失效。

四、样本需求

2 mL 血清。

五、试剂

(1)多特异性抗球蛋白试剂。
(2)EDTA-K_2：4.45%(mg/dL)。
(3)自身细胞和 O 型红细胞：配制成 2%浓度的红细胞悬液。
(4)新鲜血清(补体)：不含有意外抗体。
(5)绵羊红细胞。

六、质量控制

(1)使用 IgG 致敏细胞质量控制所有阴性结果。
(2)EDTA 抑制补体造成绵羊红细胞的溶血反应。

七、步骤

(1)250 μL EDTA 与 2 mL 被检血清混匀,室温孵育 15 分钟。
(2)在一支干净的试管中加入 3 滴含 EDTA 的被检血清和 1 滴试剂红细胞。
(3)37℃孵育 30~60 分钟。
(4)用生理盐水洗涤 4 次,最后一次完全弃去上清液(吸水纸吸干)。
(5)在试管中加入 3 滴新鲜血清(补体)。
(6)37℃孵育 15~20 分钟。
(7)用生理盐水洗涤 4 次,最后一次完全弃去上清液(吸水纸吸干)。
(8)加入多特异性抗球蛋白试剂。
(9)混匀,离心 15 秒(3100 r/min)。
(10)肉眼观察结果并记录。

八、结果分析

所有阴性反应的试管中加入 1 滴 IgG 致敏红细胞混匀,离心 15 秒(3100 r/min)。
(1)观察结果,如果出现凝集,试验完成。
(2)观察结果,如果没有出现凝集,试验失败,重新试验。

(王文婷　王晓宁　罗瑞献　沈伟)

第十一章

高频率抗原抗体的鉴定

本章节主要例举一些帮助鉴定高频率抗原抗体的操作。这些操作是第四章和第十章中抗体鉴定的补充，主要适用于一些人群中高频率抗原抗体的鉴定。

一、参考建议

高频率抗原抗体鉴定需要一些已知的稀有血型的红细胞样本。这些稀有血型的红细胞样本往往只保存在一些从事血型研究的试验室，由于这些样本的稀缺性和物流运输的原因，常规试验室很难获得此类红细胞。高频率抗原抗体的鉴定通常是自身细胞阴性，但与其他所有细胞均有反应，而且没有强弱差异。通常只能使用已知不同的高频率抗原抗体对患者红细胞进行筛选，但非常耗时，而且试验室可能缺乏已知的高频率抗原抗体。因此在进行鉴定之前，可以参考以下建议。

1. 考虑是 ABO 血型表型引起的抗体

(1)产生抗-H 和抗-HI 往往是 A1 和 A1B 的个体，A2、B 和 A2B 个体产生抗-H 或抗-HI 非常罕见。所有的 O 型试剂红细胞均有 H 抗原和 I 抗原强表达，在室温条件特别是在低温条件下凝集会增强，在 37℃ 或间接抗球蛋白介质中会减弱反应，此类抗体与 ABO 血型同型的个体在 37℃ 或间接抗球蛋白介质中往往不反应。

(2)O_h(孟买型)表现为 O 型，表现为除了自身细胞不反应，而与所有细胞盐水介质反应强阳性。

2. 对被检红细胞进行表型定型

对被检红细胞进行 Rh(C、c、D、E 和 e)、M、N、S 和 s、K、Fy^a 和 Fy^b 以及 Jk^a 和 Jk^b 表型定型，如果有必要可以再把 Le^a、Le^b 和 P1 表型定型，会有利于帮助分析高频抗原抗体。这不仅可以确定患者可能会产生针对哪个抗原的抗体，而且还可对 Rh 表型中的一些罕见表型进行筛选。

(1)对 Rh 筛选可以考虑抗体的特异性是抗-Hro、抗-Rh17、抗-Rh29。

(2)检测 Ss 抗原和 Fy 抗原，可以判定是抗-U 特异性或者其他特异性抗体，同时考虑一下被检者是否是非洲人种，这些抗体在非洲黑种人中较为常见，因为非洲黑种人常缺乏此类抗原(如抗-Js^b、抗-Hy、抗-At^a 或抗-Cr^a)。

(3)被检者红细胞是 K 阳性，检测一下是否 k 阴性，抗体是否是抗-k。

(4)被检者红细胞 Di^a 阳性，检测一下是否 Di^b 阴性，抗体是否是抗-Di^b。

(5)被检者红细胞上缺乏 Le^a 和 Le^b 抗原，可以考虑抗-Le^a、抗-Le^{bH}、抗-H 和抗-HI。

（6）如果被检抗体与红细胞直接发生凝集或溶血，自身不凝集溶血，并且抗-P1 与患者没有反应，可以考虑被检者是 p 血型，产生了抗-Tjᵃ。

3. 检测红细胞抗体

使用酶处理红细胞或化学修饰红细胞检测血清中的抗体（表 11-1）。

表 11-1　不同酶和有机试剂对高频率抗原抗体的反应性

抗体	酶或有机试剂						抗体	酶或有机试剂					
	TRY	CHY	PAP	PRO	NEU	DTT		TRY	CHY	PAP	PRO	NEU	DTT
ABTI	+	+	+	+	+	+	Knᵃ	0	0	+	+	+	0
AnWj	+	+	+	+	+	+	Kpᵇ	+	+/w	+	+	+	0
Atᵃ	+	+	+	+	+	+	KTIM	+	+/w	+	+	+	0
Ch	0	0	0	0	+	+	Ku	+	w	+	+	+	0
Co3	+	+	+	+	+	+	Kx	+	+	+	+	+	+
Coᵃ	+	+	+	+	+	+	Lan	+	+	+	+	+	+
Crᵃ	+	0	+	+	+	w	Lu3	0	0	+	0	+	0
CRAM	+	0	+	+	+	w	Lu4	0	0	+	0	+	0
CROV	+	0	+	+	+	w	Lu5	0	0	+	0	+	0
Csᵃ	+	+	+	+	+	+	Lu6	0	0	+	0	+	0
Diᵇ	+	+	+	+	+	+	Lu8	0	0	0	0	+	0
Drᵃ	+	0	+	+	+	w	Lu12	0	0	+	0	+	0
Emm	+	+	+	+	+	+	Lu13	0	0	+	0	+	0
EnᵃFR	+	+	+	+	+	+	Lu14	0	0	+	0	+	0
EnᵃFS	+	+	0	0	+	+	Lu17	0	0	+	0	+	0
EnᵃTS	0	+	0	0	+/0	+	Lu20	0	0	+	0	+	0
Erᵃ	+	+	+	+	+	+	Lu21	0	0	+	0	+	0
Esᵃ	+	0	+	+	+	w	Luᵇ	0	0	+	0	+	0
Fy3	+	+	+	+	+	+	Luke	+	+	+	+	+	+
Fy6	+	0	0	0	+	+	LWᵃ	+	w	+	0	+	0
Ge2	0	w	0	0	+/0	+	LWᵃᵇ	+	w	+	0	+	0
Ge3	0	+	+	0	+	+	MAM	+	+	+	+	+	+
Ge4	0	+	0	0	+	+	McCᵃ	0	0	+/0	w	+	0
GIL	+	+	+	+	+	+	MER2	0	0	+	0	+	w
GUTI	+	0	+	+	+	w	Okᵃ	+	+	+	+	+	+
Gyᵃ	w	+	+	w	+	w	RAZ	+	+/w	+	+	+	0
H	TRY	CHY	PAP	PRO	NEU	DTT	P	TRY	CHY	PAP	PRO	NEU	DTT
Hy	+	+	+	+	+	w	PEL	+	+	+	+	+	+
I	+	+	+	+	+	+	Rg	0	0	0	0	+	+
i	+	+	+	+	+	+	Rh17	+	+	+	+	+	+

续表11-1

抗体	酶或有机试剂						抗体	酶或有机试剂					
	TRY	CHY	PAP	PRO	NEU	DTT		TRY	CHY	PAP	PRO	NEU	DTT
IFC	+	0	+	+	+	w	Rh29	+	+	+	+	+	+
In^b	0	0	0	0	+	0	Sc1	+	+	+	0	+	+
INFI	0	0	0	0	+	0	Sc3	+	+	+	0	+	+
INJA	0	0	0	0	+	0	SCER	+	+	+	0	+	+
JK3	+	+	+	+	+	+	SCAN	+	+	+	0	+	+
JMH	0	0	0	+/0	+	0	SERF	+	0	+	+	+	w
Jo^a	0	w	+	w	+	+/0	STAR	+	+	+	0	+	+
Jr^a	+	+	+	+	+	+	Tc^a	+	0	+	+	+	w
Js^b	+	* +/w	+	+	+	0	TOU	+	+/0	+	+	+	0
k	+	+/w	+	+	+	0	U	+	+	+	+	+	+
K11	+	+/w	+	+	+	0	UMC	+	0	+	+	+	w
K12	+	+/w	+	+	+	0	Vel	+	+	+	+	+	+
K13	+	+/w	+	+	+	0	Wes^b	+	0	+	0	+	w
K14	+	+/w	+	+	+	0	Wr^b	+	+	+	+	+	+
K18	+	+/w	+	+	+	0	Xg^a	0	0	0	0	+	+
K19	+	+/w	+	+	+	0	Yk^a	0	0	+	+	0	0
K22	+	+/w	+	+	+	0	Yt^a	+	0	0	0	+	0
KALT	+	+/w	+	+	+	0	ZENA	+	0	+	+	+	w

TRY：胰蛋白酶处理的红细胞；CHY：糜蛋白酶处理的红细胞；PAP：木瓜酶或无花果酶处理的红细胞；PRO：链霉蛋白酶处理的红细胞；NEU：神经氨酸酶(唾液酸酶)处理的红细胞；DTT/AET：二硫苏糖醇处理的红细胞/2-溴化氢溴酸氨基乙基异硫脲；+：有反应性；0：无反应性；w：弱反应性；+/0：部分有反应性，部分没有反应性；+/w：部分有反应性，部分弱反应性。

二、蛋白酶和化学修饰在高频率抗原抗体鉴定中的使用

目前红细胞血型抗原的糖蛋白糖脂的结构与生物化学性质已经非常清楚，这可以帮助鉴定高频率抗原抗体。用一些蛋白水解酶(如无花果酶、木瓜蛋白酶等)或有机物(如二硫苏糖醇DTT)处理红细胞，处理后的红细胞分别与被检者血清(血浆)反应，可以得到不同反应格局，这种模式可以预测多种高频率抗原抗体(表11-2)。蛋白酶可用于切割血型抗原蛋白，不同的蛋白水解酶切割血型抗原蛋白的位点不同，可以利用不同酶处理红细胞后，高频率抗原表达的差异，用于检测不同的高频率抗原抗体(表11-1)。尽管这些试剂的成本较高，制备和质量控制等过程看似比较繁琐，但能快速鉴定高频率抗原抗体，相比寻找稀有血型的试剂红细胞和抗血清的难度还是值得的。

表 11-2 酶和有机试剂处理后红细胞的反应格局与特异性

木瓜蛋白酶	DTT/AET	可能的抗体
0	+	MNS, Ge, Fy, Xg^a, Ch/Rg
0	0	In, JMH
+	+/w	Cromer, Knops, Lu, Do, AnWj, Raph
+/0	0	Yt
+	0	Kell, LW, Sc
+	+	ABO, P1, Rh, Le, Jk, Fy3, Di, Co, Ge3, Ok^a, Ii, P, At^a, Cs^a, Emm, Er^a, Jr^a, Lan, Sd^a, PEL, MAM, ABTI
+	+/0	Vel
+	++	Kx

注：DTT，二硫苏糖醇；AET，2-溴化氢溴酸氨基乙基异硫脲；0，无反应性；+，有反应性；+/w，部分有反应性，部分为弱反应性；+/0，部分有反应性，部分没有反应性；++，反应增强。

三、临床意义较小的疑难抗体

有些血清学难以鉴定的抗体可能临床意义不大。这些抗体包括 Knops 血型抗体、抗-Cs^a、抗-Ch、抗-Rg、抗-Yt^a 和抗-JMH。这些抗体的亲和力低，表现为血清与红细胞凝集反应≤2+，稀释多倍后依然能够检出，这与其他亲和力高的抗体差异很大，比如抗-D、抗-C、抗-Fy^a 等抗体，血清与红细胞凝集反应≤2+，一般效价不大于8。这些抗体与谱细胞反应会表现出不同凝集强度，但与脐血红细胞表现出弱反应性。有些抗体会对抗体鉴定带来很多困扰。除了部分抗-Yt^a 外，很少具有临床意义，不会造成很严重的红细胞破坏。

Knops 抗原是补体受体1(complement receptor，CR1，C3b/C4b 受体)，补体受体1是参与免疫复合物清除的糖蛋白。Knops 抗原在人群中表达差异不同。正在发生溶血的患者或者由于某些原因缺乏补体的患者，可以被认为是抗原阴性的患者。Cs^a 抗原不是 Knops 血型系统的抗原，但与这些抗原的表型存在一定关联。

Ch 和 Rg 抗原具有 C4 的多态性，补体4在正常环境下会吸附在红细胞上。因此抗-Ch 和抗-Rg 会与 C4 致敏的红细胞反应。可以通过体外低离子条件下使用大量 C4 致敏的红细胞，抑制血清中的抗-Ch 和抗-Rg，可用于抗-Ch 和抗-Rg 特异性的鉴定。

抗体的效价可以广泛地用于检测高频抗原抗体和引起免疫溶血的同种抗体。不是所有高频率抗原抗体都会有高效价，如抗-Hy 即有重要的临床意义，但是其效价不是很高。

关于高频率抗原体的鉴定可以参考以下流程图(图 11-1)。

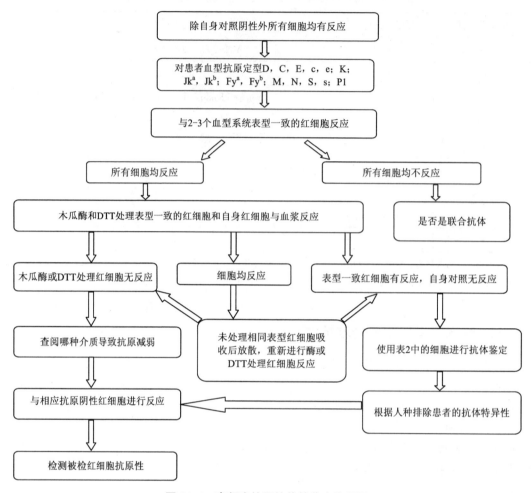

图 11-1　高频率抗原抗体的鉴定流程图

第一节　使用尿素筛选 Jk(a-b-)

一、目的

使用 2 mol/L 尿素用于筛选和鉴定 Jk(a-b-) 表型红细胞。

二、背景资料

Kidd 抗原是红细胞尿素转运蛋白，Jk(a-b-) 表型缺乏这个尿素转运蛋白。2 mol/L 尿素的环境下，含有尿素转运蛋白的红细胞迅速肿胀破碎导致溶血，不含尿素转运蛋白的红细胞暂时不会发生溶血。这种表型在所有人群中都有发现，特别是在波利尼西亚血统和芬兰血统的个体中常见。使用 2 mol/L 尿素溶解试验是筛选供者红细胞的一种快速而廉价的方法。

三、试验局限性

尿素浓度不正确。

四、样本要求

将抗凝血洗涤后配制成2%的红细胞悬液。

五、试剂和器材

(1)将2%的Jk(a−b−)和Jk(a+b+)红细胞悬液分别作为阴阳对照。
(2)2 mol/L尿素溶液。
(3)分光光度计(设置540 nm)。

六、质量控制

2% Jk(a−b−)的对照红细胞悬液。

七、步骤1[试管法 Jk(a−b−)筛选]

(1)在试管中加入250 μL 2%的待检红细胞。
(2)重离心1~5分钟(3000~4000 r/min)并弃去上清液。
(3)加入1 mL浓度为2 mol/L的尿素。
(4)混匀,室温放置15分钟。
(5)重离心1~5分钟(3000~4000 r/min)。
①未发生溶血,说明红细胞缺乏尿素转运蛋白。
②发生溶血,说明红细胞含有尿素转运蛋白,红细胞上有Kidd抗原。

八、步骤2[微量板法 Jk(a−b−)筛选]

(1)在微量孔中加入20 μL 2%的待检红细胞悬液。
(2)在微量孔中加入180 μL 2 mol/L的尿素。
(3)振荡仪振荡,800 r/min,2分钟。
(4)离心5分钟(1400 r/min)。
①未发生溶血,说明红细胞缺乏尿素转运蛋白。
②发生溶血,说明红细胞含有尿素转运蛋白,红细胞上有Kidd抗原。

第二节 混合血浆(血清)抑制抗体法

一、目的

血浆(血清)提供的血型物质,抑制血型抗体。如抑制Cromer血型系统高频率血型抗原抗体。

二、背景资料

抗-Ch 或抗-Rg 能直接与人源性补体4结合。从 Ch 阳性或 Rg 阳性志愿者个体提供的血浆(血清)中的血型物质能抑制抗-Ch 或抗-Rg。这个方法可以用来鉴定或排除抗-Ch 和抗-Rg,或者解除抗-Ch 和抗-Rg 的干扰,鉴定其他抗体。

Cromer 血型抗原上携带衰变加速因子(decay accelerating factor,DAF 或 CD55),这些物质也存在于血浆(血清)中,因此这方法也可以用于 Cromer 血型抗体的鉴定。

三、注意事项

(1)至少需要提供多个不同个体的供者血浆(血清)用于确保含有足够的 Ch 和 Rg 抗原。

(2)使用6%的 BSA 作为稀释对照。

四、试验局限性

假阳性结果:
部分白细胞抗体(抗-Bg^a)可能会抑制血浆中血型物质造成假阳性。
假阴性结果:
混合血浆中 Ch/Rg 抗原阴性。

五、样本要求

1 mL 血浆。

六、试剂

(1)抗球蛋白试剂或单抗-IgG。

(2)6% BSA。

(3)6 份或更多人份的正常人血浆,且所有血浆抗体筛查必须是阴性结果(一般可以考虑健康年轻的男性血浆)。

(4)挑选3个之前测试过的 O 型试剂红细胞,浓度为3%~5%,之前测试的反应强度需呈现阶梯状(2+、1+和±)。

七、质量控制

(1)使用6% BSA 作为被检血浆(血清)的平行对照(阴性质量控制)。

(2)最后使用 IgG 致敏红细胞确认所有阴性反应。

八、步骤

(1)使用 PBS 或生理盐水倍比稀释被检血浆(血清)。

(2)吸取2~3滴倍比稀释的被检血浆(血清)至干净试管,制备2组。

(3)第1组的每支试管中加入2~3滴混合血浆。

(4)第2组的每支试管中加入2~3滴6% BSA。

（5）充分混匀，室温至少孵育 30 分钟。

（6）所有试管中加入 1 滴 3%~5% 红细胞，混匀。

（7）孵育，37℃ 1 小时。

（8）生理盐水洗涤 3~4 次，最后一次洗涤后吸干。

（9）加入抗球蛋白试剂，混匀。

（10）离心 15 秒（3100 r/min）。

（11）肉眼观察并记录结果。

九、结果分析

（1）如果被检血浆（血清）的效价与 6% BSA 的效价一致（可上下差 1 管），则混合血浆没有抑制抗体或被检血浆中不存在抗体。

（2）如果被检血浆（血清）的效价比 6% BSA 的效价小 2 管以上，则被检血浆中抗体被混合血浆抑制，可以考虑含有抗-Ch/Rg 等高频抗体。

（3）如果被检血浆（血清）的效价比 6% BSA 的效价大 2 管以上，则被检血浆中没有血型特异性抑制，被检血浆中可能含有其他抗体。

（4）最后所有的阴性试管中需要加入 IgG 致敏红细胞，证明抗球蛋白试剂的有效，如果加入 IgG 致敏细胞后没有出现凝集则试验失败。

第三节　快速鉴定抗-Ch 和抗-Rg

一、目的

使用 C4d 致敏红细胞，快速鉴定抗-Ch 和抗-Rg。

二、背景资料

抗-Ch 和抗-Rg 能针对 C4d 反应。抗体能通过抗球蛋白试验与正常红细胞上微量的 C4d 有微弱的反应，能对 C4d 致敏的红细胞在盐水介质下直接凝集。红细胞在低离子 EDTA 介质下，与血浆中的可溶性 Ch 和 Rg 一起反应而形成的 C4d 致敏红细胞。非免疫结合的 C4b 红细胞，在胰蛋白酶的处理后能转化为 C4d 致敏红细胞。

三、注意事项

酶试剂不能反复冻融，注意酶试剂的活性。

四、试验局限性

假阳性结果：

（1）抗人球介质中包含抗-C3d。

（2）抗人球试验中洗涤不充分。

假阴性结果：

（1）红细胞没有充分致敏 C4d。

(2)酶活性不足。

五、样本要求

血浆(血清)至少300 μL。

六、试剂

(1)抗-Ch、抗-Rg：可作为试剂质量控制。

(2)单抗-IgG：抗体特异性不一定针对球蛋白的重链。

(3)红细胞：C4d致敏的红细胞(见第九章)和胰蛋白酶处理的C4d致敏红细胞。

注：胰蛋白酶处理的红细胞来源必须是同一献血者，建议使用该献血者的新鲜红细胞。

七、质量控制

抗-Ch或抗-Rg试剂做试验的平行对照。抗-Ch或抗-Rg与C4d致敏红细胞盐水凝集≥2+，在抗-IgG介质下有3+~4+的凝集，而与胰蛋白酶处理的质量控制细胞反应一般为1+或者±的弱阳性。

所有阴性结果，需要使用IgG致敏的红细胞进行确认(见结果分析)。

八、步骤

(1)在干净试管中加入被测血清2滴和C4d致敏红细胞1滴。

(2)在另一支干净试管中加入被测血清2滴和胰蛋白酶处理的正常红细胞1滴。

(3)室温孵育5分钟。

(4)离心15秒(3100 r/min)。

(5)肉眼观测并记录结果。

(6)红细胞盐水洗涤3次，最后1次吸干上清液。

(7)每孔加入抗-IgG，混匀。

(8)离心15秒(3100 r/min)。

(9)肉眼观测并记录结果。

九、结果分析

(1)步骤(5)和(或)步骤(9)的C4d致敏红细胞发生凝集，而胰蛋白酶处理的质量控制红细胞未凝集说明结果阳性，血清(血浆)中的抗体为抗-Ch或(和)抗-Rg。

(2)步骤(5)和(或)步骤(9)的C4d致敏红细胞和胰蛋白酶处理质量控制红细胞均未发生凝集说明结果呈阴性，血清(血浆)中的抗体没有检出抗-Ch或(和)抗-Rg。

(3)步骤(5)和(或)步骤(9)的C4d致敏红细胞和胰蛋白酶处理质量控制红细胞均发生凝集说明被检血清中有其他同种抗体或胰蛋白酶相关抗体。

(4)最后所有的阴性试管中需要加入IgG致敏红细胞，证明抗球蛋白试剂的有效，如果加入IgG致敏细胞后没有出现凝集则试验失败。

第四节　同种异体补体 4 吸收抗-Ch 和抗-Rg

一、目的

使用 C4d 致敏的红细胞将被检血浆中的抗-Ch 和抗-Rg 吸收,吸收后的血浆可用于检测其他意外抗体。

二、背景资料

抗-Ch 和抗-Rg 能与人类补体 4(C4d)反应。在低离子条件下,红细胞与正常血浆孵育,大量 C4 与红细胞结合。被检血浆中的抗-Ch 和抗-Rg,被同种异体的 C4d 致敏红细胞吸附,被检血浆中去除了抗-Ch 和抗-Rg 后,可用于其他的血型抗体的检测。

三、注意事项

该试验应该用于确定被检血浆中是否含有抗-Ch 和(或)抗-Rg。

四、试验局限性

假阳性结果:
(1)抗体特异性不是针对 Ch/Rg 抗原。
(2)致敏的血浆不包含可溶性 Ch/Rg 抗原。
(3)致敏血浆中含有变异型可溶性 Ch/Rg 抗原,被测血浆与其不反应。
(4)自身红细胞不完全致敏 C4。
假阴性结果:
患者血浆在吸收中被稀释。

五、样本要求

血清 2 mL。

六、试剂和器材

(1)洗涤 3 次后的自身压积红细胞 2 mL。
(2)Ch+、Rg+血浆(要求不含意外抗体且来自使用 ACD、CPD 抗凝的保养液的全血)。
(3)已知抗-Ch 抗体和抗-Rg 抗体。
(4)蔗糖 EDTA。
(5)紫外分光仪。

七、质量控制

使用紫外分光仪测量吸收后和未吸收血清中的蛋白质含量,吸收过程中吸收的蛋白质含量一般不会超过未吸收血清总蛋白的 20%。

八、步骤

(1)试管内加入 1 mL 红细胞。

(2)试管内再加入 1 mL 血浆和 10 mL 蔗糖 EDTA。

(3)混匀,并在 37℃ 孵育 10 分钟,定时混匀。

(4)生理盐水洗涤 4 次。

(5)重离心(转速不小于 3100 r/min,至少离心 5 分钟),弃去上清液,保留压积红细胞,此时红细胞已经致敏 C4d。

(6)在一试管 C4 致敏压积红细胞中加入 2 mL 需要吸收的血清。

(7)37℃ 孵育 1 小时。

(8)再次重离心洗涤(转速不小于 3100 r/min,至少离心 5 分钟),将上清液转移至第二个 C4 致敏压积红细胞中。

(9)37℃ 孵育 1 小时。

(10)重离心(转速不小于 3100 r/min,至少离心 5 分钟),将吸收后的上清液(血清)转移至一支干净试管中。

(11)将上清液做抗体筛查试验(见第三章)。

九、结果分析

(1)抗体筛查试验检出抗体,则说明血浆(血清)中含有其他同种抗体,可进行吸收后的血浆(血清)抗体鉴定试验(第十章)。

(2)抗体筛查试验未检出抗体,试管中需要加入 IgG 致敏红细胞,证明抗球蛋白试剂有效,如果加入 IgG 致敏细胞后没有出现凝集则重复抗体筛查试验。

(武云香 施丽 周建华 沈伟)

第十二章

产前及围产期血型检查

本章节主要介绍怀孕期间和产后对胎儿新生儿溶血病(HDFN)的预防和检测,包括检测同种抗体及效价,筛选和量化母亲体内的胎儿红细胞(可作为对妊娠 Rh(D)阳性胎儿的 Rh(D)阴性母亲,注射 Rh(D)免疫球蛋白的依据),测量羊水中胆红素的含量作为预测 HDFN 严重程度的依据,对怀孕的各个阶段所要求的检测提出一些建议。

一、ABO 和 Rh(D)血型定型

(一)初次产前检查

所有孕期妇女在怀孕期尽早进行血型血清学检查,检查内容包括 ABO、Rh(D)血型,意外抗体的筛选、鉴定和效价。ABO 和 Rh(D)血型定型在第一次产前检查时就需要检测了,不过记录 ABO 和 Rh(D)血型需要获得 2 次不同的样本并得到一致的结果时,方可记录在孕妇的病历中。

如果 Rh(D)初筛检测结果是 D 阴性,无论孕妇是否是真正的 Rh(D)阴性还是 Rh(D)变异型或者是弱 D 表现型,孕妇都需要作为 Rh(D)阴性患者对待,并且按照 Rh(D)阴性患者的方式进行治疗。

(二)分娩期

产妇分娩时如果需要进行输血,则需要再次进行 ABO 和 Rh(D)的血型检测。如果产妇分娩时不需要输血,则产妇的 ABO 和 Rh(D)血型结果可以沿用妊娠期病历中的血型记录。

二、抗体筛查和鉴定

(一)初次产前检查

所有孕妇,无论是 ABO 或 Rh(D)血型,在初次产检时就需要进行意外抗体的筛选,检测血清中是否含有意外抗体。意外抗体的检测主要检测 IgG 型抗体,IgG 型抗体可以通过胎盘导致胎儿新生儿溶血病,一般使用间接抗球蛋白法进行抗体筛查。

(二)妊娠期间的检查

妊娠期间随着胎儿的发育,胎儿造血系统的完善,需要在妊娠中后期定期进行抗体筛

查，特别针对有输血史和妊娠史的孕妇，避免由于孕妇的免疫史可能存在弱 D 抗体，在胎儿的再次免疫后产生了回忆应答，产生针对胎儿的同种抗体，最后造成胎儿新生儿溶血病。

对于初筛 Rh(D)阴性的孕妇，无论 Rh(D)确认试验结果是 Rh(D)阴性或者是弱 D、D 变异型，都可视为 Rh(D)阴性孕妇，采用 Rh(D)阴性的诊治方案。在妊娠的第 26~28 周，需要注射 Rh(D)免疫球蛋白，避免胎儿 Rh(D)阳性红细胞进入孕妇体内，使孕妇产生抗-D 抗体。

(三)分娩期

分娩时如果产妇需要输血，在输血前必须进行抗体筛查；如果新生儿临床症状和胎儿新生儿溶血病相似，那么产妇的血清(血浆)需要做抗体筛查和鉴定试验，新生儿的放散液需要鉴定抗体的特异性。

建议在分娩后 6 个月或下一次妊娠时进行一次抗体筛查鉴定，观察此次妊娠是否导致孕妇产生意外抗体。

二、抗体效价

(一)初次产检

抗体效价在孕早期的检测是必要的，可以把初次产检的抗体效价作为一个基准线，评估孕中、晚期抗体效价的临床意义，孕中、晚期抗体效价突然升高可以评估引起的胎儿新生儿溶血病的可能性。抗体效价虽然不是诊断胎儿新生儿溶血病的直接证据，但可以通过抗体效价提示医生是否需要对孕妇进行羊水分析或者测量胎儿大脑中动脉收缩期血流峰值(middle cerebral artery-peak systolic velocity，MCA-PSV)，用于判断胎儿新生儿患 HDFN 和贫血的可能性。

(二)孕期检查

在妊娠 18 周以后，建议孕妇每 2~4 周进行一次抗体筛查(鉴定)及抗体效价检测，观察是否有免疫抗体的回忆反应，是否有效价异常增高现象。

(三)分娩

分娩后一般不需要进行抗体效价检测。
建议产妇在产后 6 个月或下次妊娠时进行抗体效价检测。

三、抗-D 免疫球蛋白治疗(建议)

Rh(D)阴性妇女，如果在怀孕前 3 个月发生流产，可以注射 50 μg 的抗-D 免疫球蛋白预防抗-D 的产生，这是唯一可以使用 50 μg 抗-D 免疫球蛋白的情况。

Rh(D)阴性妇女，如果在怀孕前 3 个月需要进行绒毛膜采样，或者在怀孕 3 个月后发生流产，可以注射 300 μg 的抗-D 免疫球蛋白预防抗-D 的产生。

Rh(D)阴性孕妇在抗体筛查中未检测到存在抗-D 抗体，除了胎儿是 Rh(D)阴性，建议在妊娠第 26~28 周和分娩后 72 小时各注射 300 μg 的抗-D 免疫球蛋白。如果在怀孕期间有创伤性检查，例如羊膜穿刺术或其他任何可能导致胎儿出血的手术，建议在术后注射 300μg 的抗-D 免疫球蛋白。

四、胎母出血检测

Rh（D）阴性的孕妇，如果在怀孕第 20 周以后发生流产，且胎儿是 Rh（D）阳性，或者 Rh（D）阴性孕妇分娩 Rh（D）阳性胎儿 1 小时，且怀疑有胎母出血，这两种情况需要采集母亲的血液样本，进行胎母出血检测，推荐的筛选方法包括玫瑰花环试验（rosette test）和酶联抗球蛋白试验（enzyme-linked antiglobulin test，ELAT）。当试验结果检测到过量的胎母出血，可使用 ELAT、外周血胎儿涂片红细胞检查（kleihauer-betke test）或者流式细胞仪等方法定量检测。出血定量后，一般在 72 小时之内，可给予产妇额外的抗-D 免疫球蛋白注射。

五、脐带血或新生儿血液样本的检测

对于产妇检查如未发现意外抗体，一般可不进行脐带血检测，除非确认新生儿是 Rh（D）阳性而母亲为 Rh（D）阴性。如果 Rh（D）阴性的母亲，未知新生儿血型或者无论新生儿 Rh（D）是阳性、弱 D 或者 D 变异型，母亲都建议注射抗-D 免疫球蛋白。

母亲在产检过程中检出有临床意义的意外抗体，建议对新生儿的血液进行 ABO、Rh（D）血型检测和直接抗球蛋白试验（DAT），并且鉴定新生儿红细胞是否含有母亲意外抗体针对的抗原，同时鉴定新生儿红细胞放散液是否存在特异性的意外抗体。

如果母亲在分娩前未接受过产检血型及抗体筛查，或未检测到含有同种异体的抗体，血清学的试验需要建立在新生儿黄疸指数的基础上。鉴定包含是否胎母 ABO 血型不相容或胎母其他血型不相容导致的黄疸，同时也需要考虑一些临床具体情况，例如早产、感染或遗传性疾病（如遗传性球形红细胞增多症）。血清学检查包含新生儿及母亲的 ABO、Rh（D）血型，新生儿的直接抗球蛋白试验。如果直接抗球蛋白（抗-IgG）试验呈阳性结果，表明新生儿红细胞上有 IgG 型抗体已经致敏，可放散新生儿红细胞鉴定其抗体特异性，判断是否与黄疸有关联，如果有条件，采集父亲的血液，证明放散液与父亲的红细胞有反应也是有临床意义的。

第一节　孕期检测项目

一、目的

孕期的检查程序和检查项目。

二、背景调查

（1）了解孕妇的输血及妊娠史。
（2）目前妊娠的孕龄。
（3）以往产前或输血前检查的结果。

三、样本要求

EDTA 抗凝血或不抗凝的全血。

四、注意事项

(1)需要使用纯合子抗原细胞对检出的特异性抗体进行抗体效价测定(如抗-E 需要使用 ccDEE 的红细胞检测效价)。

(2)对注射过抗-D 免疫球蛋白的孕妇不需要进行抗-D 效价的检测。

五、产检内容

(1)在第一次产前检查时需要检查 ABO、Rh(D)血型定型和抗体筛查,如果抗体筛查阳性,需要鉴定其特异性及效价。

(2)在第二次或者第 26~28 周产前检查时再检查一次 ABO、Rh(D)血型定型和抗体筛查,如果抗体筛查阳性,需要鉴定其特异性及效价,并记录进病历。

(3)抗体筛查阳性的产检要求,在每一次产检过程中都需要检测其特异性抗体的效价(一般建议 2~4 周检查 1 次,在孕后期建议每周检查 1 次)。

(4)如果有输血需求,在每次输血前都需要重复 ABO、Rh(D)血型定型和抗体筛查。

第二节　注射抗-D 免疫球蛋白方案

一、目的

提示 Rh(D)阴性或 D 变异型孕妇的注射抗-D 免疫球蛋白剂量。

二、背景调查

(1)了解孕妇盐水抗-D 反应是否阴性。

(2)了解孕妇目前的孕龄。

三、注意事项

(1)有 50 μg 和 300 μg 两种剂量的抗-D 免疫球蛋白可以选择。

(2)3 个月之内的流产可以选择 50 μg 的抗-D 免疫球蛋白注射。

(3)妊娠期间发生任何创伤治疗都需要注射 300 μg 的抗-D 免疫球蛋白,创伤性治疗包含羊膜穿刺术、产前出血、骨髓穿刺术、腹部钝性损伤、异位妊娠、胎儿死亡、大月龄流产和治疗性流产。

四、样本要求

(1)孕妇可采集 EDTA 抗凝血或不抗凝全血。

(2)产后 1 小时的母亲的血液和胎儿的脐带血。

五、步骤

（1）使用 IgM 型抗–D 试剂对孕妇的红细胞进行抗–D 初筛，如果试管法≤1+或者柱凝集≤2+，建议在 26~28 周时注射 300 μg 抗–D 免疫球蛋白。

（2）如果怀疑有胎母出血，建议对母亲的血液进行玫瑰花环试验，判断胎母出血量是否超过 15 mL。

（3）如果玫瑰花环试验阳性，建议对胎母出血进行量化，使用外周血涂片胎儿红细胞检查（kleihauer-betke test）。

（4）如果外周血涂片胎儿红细胞检查发现胎儿红细胞比例>0.2%，根据下面公式重新计算母亲需要注射抗–D 免疫球蛋白的剂量。

$$注射剂量 = \{[(24×胎儿红细胞\%)/15]+1\}（300\ ug/剂）$$

注射剂量计算流程（见图 12-1）。

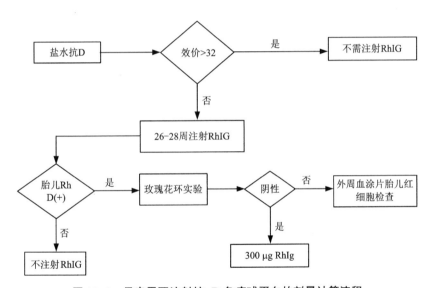

图 12-1　母亲需要注射抗–D 免疫球蛋白的剂量计算流程

第三节　新生儿溶血病的评估

一、目的

对新生儿是否有血型引起的溶血病进行评估。

二、背景调查

通过病史、试验室检测报告了解孕妇产前检查结果。

三、样本要求

EDTA 抗凝血或不抗凝全血。

四、注意事项

(1)新生儿血样(或脐血)可进行 ABO 血型正定型、Rh(D)血型定型、直接抗球蛋白试验。

(2)新生儿血清(血浆)不适于做反定型。

五、步骤

(1)查母亲的孕产史、输血史,检查父母 ABO 血型和 Rh(D)血型,母亲抗体筛查试验。

(2)对新生儿血样进行 ABO 血型正定型、Rh(D)血型定型、直接抗球蛋白试验。

(3)只要母亲和父亲的 ABO 血型主侧不相合(母亲 O 型,父亲 A 型),则需要对新生儿红细胞放散,鉴定是否新生儿有 ABO 血型溶血病;仅仅是母亲和父亲的 ABO 血型次侧不相合(母亲 A 型,父亲 O 型),则不需要对新生儿红细胞放散鉴定 ABO 血型溶血病。

(4)如果母亲为 Rh(D)阴性,且在产前检查未检出存在抗-D 抗体,则新生儿红细胞进行 Rh(D)定型;如果初筛是 Rh(D)阴性,则需要对新生儿红细胞进行 Rh(D)阴性确认。

(5)如果母亲抗体筛查阴性,但新生儿有黄疸产生,则需要对新生儿红细胞进行 ABO、Rh(D)血型和放散液的抗体筛查鉴定(注意母亲血清或新生儿的放散液是否含有针对父亲的低频率抗原的抗体)。

(6)如果母亲抗体筛查阳性,无论新生儿是否有黄疸,都需要对新生儿红细胞进行该特异性抗原鉴定,如果抗原阳性就需要对放散液进行抗体鉴定;如果抗原阴性,则不需要进行放散液抗体鉴定。

(7)如果新生儿需要输血或者换血,可使用新生儿红细胞放散液或母亲的血清进行主侧交叉配血。

第四节　产前抗体效价检测

一、目的

对怀孕期妇女产生的特异性抗体进行效价测定,预估胎儿新生儿溶血病的严重程度。

二、背景资料

抗体效价测定是一个半定量的抗体浓度的测定。使用连续的倍比稀释的血清检测抗体的反应性。血浆或血清在产生 1+反应的最高稀释度倍数称为效价稀释度(AABB),笔者认为血浆或血清产生第一个的±稀释度为效价稀释度。

在妊娠期间,进行抗体效价检测,当孕妇抗体效价有明显上升,可以提示易发生胎儿新生儿溶血病。对于 ABO 血型以外的血型抗体,效价明显上升时需要提示临床是否需要做羊水检测等检查。

三、注意事项

(1)除孕妇注射抗-D 免疫球蛋白后的产生的抗-D 效价外，任何 IgG 型抗体效价都是有临床意义的。

(2)抗体效价需要与该抗体特异性对应的纯合子抗原细胞与之反应。如抗-E 一定要选择 EE 的红细胞；抗-Jk^a 一定要选择 Jk(a+b-)细胞进行反应。

(3)稀释时建议倍比稀释的样本量在 160 μL 以上。

四、试验局限性

效价结果偏高：

(1)过度离心。

(2)每次稀释没有换干净的吸头从而造成吸头内残余血清的干扰。

(3)红细胞浓度偏低。

(4)稀释的血清量或者稀释剂量太少，造成误差较大。

效价结果偏低：

(1)红细胞浓度偏高。

(2)离心力不足。

(3)稀释的血清量或者稀释剂量太少，造成误差较大。

五、样本要求

血清、血浆均可。

六、试剂

(1)3%~5%浓度的红细胞悬液，需要选择与抗体特异性对应的纯合子抗原细胞。

(2)单抗-IgG。

(3)IgG 致敏红细胞。

七、质量控制

(1)第一次效价建议由 2 名技术人员使用不同的红细胞进行检测，结果需要一致(±1 管)，或本人重复试验得到一致结果(±1 管)。

(2)以后的检测，需要当前的效价结果与之前的效价记录进行对比。

(3)所有阴性结果使用 IgG 致敏细胞进行质量控制。

八、步骤

(1)在每支试管中加入 160 μL 以上的稀释剂，在第 1 支试管中加入等体积的血清，混匀，再从第 1 支试管中吸出等体积的血清稀释液加入第 2 支试管中，以此类推。

(2)从上述每一支试管中吸出 50 μL 的血清稀释液各加入一支干净试管中。

(3)在每支试管中加入 50 μL 的红细胞悬液，混匀。

(4)37℃孵育 30 分钟。

(5)洗涤 3 次，最后一次扣干。

(6)每支试管各加入 1 滴抗-IgG 试剂。

(7)离心 15 秒(3100 r/min)。

(8)肉眼判断并记录结果。

九、结果分析

(1)步骤(8)发生凝集或溶血，说明为阳性结果。

(2)步骤(8)未发生凝集，说明为阴性结果。

(3)记录最高稀释度的 1+的结果(AABB)或记录第一个±稀释度的结果。

(4)所有阴性结果需要加入 IgG 致敏红细胞，离心轻轻混匀，离心 15 秒(3100 r/min)，肉眼观察是否凝集，出现凝集，试验完成；未出现凝集，试验结果不可信。

第五节　母亲抗原阴性样本中查找胎儿抗原阳性红细胞
(Kleihauer-Betke 试验)

一、目的

Rh(D)阴性母亲血液中筛查 Rh(D)阳性胎儿红细胞，可以判断并计算母亲分娩后注射抗-D 免疫球蛋白的剂量，是 300 μg 还是更多剂量。

二、背景资料

当 Rh(D)阴性的母亲血液内混有 Rh(D)阳性胎儿血液时，抗-D 会与胎儿红细胞结合，洗涤去除未结合的抗-D 抗体，加入 Rh(D)阳性的酶处理红细胞能与抗-D 结合的胎儿红细胞形成一个显微镜下的玫瑰花状凝集。

这个方法可用于检测胎母出血超过 15 mL 或者妊娠期间创伤后≥15 mL 的胎儿血液进入母体的筛查，可作为胎母输血导致的新生儿贫血依据。

三、注意事项

这是一种对于胎母出血超过 15 mL 的筛查方法，不能用于胎母出血的定量检测。

临床一般将 Rh(D)变异型母亲的治疗方案与 Rh(D)阴性母亲的治疗方案同等对待，并且在妊娠第 26~28 周和分娩后 72 小时会注射抗-D 免疫球蛋白，这可以导致使用抗-D 检测玫瑰花环试验出现较强的阳性结果，不能作为胎母出血超过 15 mL 的依据；也可以尝试利用母亲和新生儿其他的血型抗原的其他抗体用于玫瑰花环试验。

如果新生儿的 D 抗原表达弱(弱 D 或 D 变异型)，玫瑰花环试验可能出现阴性，那么胎母出血的诊断需要通过非血清学试验才能获得。

四、试验局限性

假阳性结果：

(1)添加酶处理细胞后，红细胞洗涤不充分。

(2)母亲红细胞 D 弱表达。

(3)新生儿红细胞 D 弱表达。

假阴性结果：

红细胞酶处理不足。

五、样本要求

母亲分娩后 1 小时之内的血液样本，洗涤 3 次并使用生理盐水配制成 3% 的浓度。

六、试剂和器材

(1)抗-D：需要至少 6 个不同克隆株的抗-D 混合，抗-D 效价至少为 512。

(2)指示细胞：用木瓜蛋白酶或无花果酶(两步法)处理 0.1 mL Rh(D) 阳性红细胞(见第五章)，用生理盐水稀释至 0.2% 的红细胞悬液。

(3)Rh(D)阴性红细胞：生理盐水洗涤 3 次后用生理盐水配制成 3% 浓度的红细胞悬液，3 mL。

(4)Rh(D)阳性红细胞：生理盐水洗涤 3 次后用生理盐水配制成 3% 浓度的红细胞悬液，3 mL。

(5)阳性对照：Rh(D)阴性红细胞中加入 0.6% 的 Rh(D) 阳性红细胞。

(6)载玻片和盖片。

七、质量控制

需要平行使用阳性和阴性细胞进行质量控制。

八、步骤

(1)在 3 支试管中分别各加入 1 滴抗-D。

(2)在试管 1 中加入 2 滴被测红细胞，在另外 2 支试管中分别加入阳性和阴性对照。

(3)混匀，并在 37℃ 中孵育 30 分钟。

(4)用生理盐水洗涤 5 次。

(5)各个试管中加入 3 滴 0.2% 的酶处理细胞，充分混匀。

(6)离心 15 秒(3100 r/min)。

(7)轻轻重悬红细胞，滴一滴在显微镜载玻片上，盖上盖玻片。

(8)静置 15 秒，镜下 100 倍放大，至少检查 10 个视野。

九、结果分析

(1)镜下看见 1 个以上的玫瑰花瓣型红细胞聚集，为阳性结果，需要鉴定胎母出血剂量，计算母亲抗-D 免疫球蛋白注射剂量。

(2)镜下未见玫瑰花瓣型红细胞聚集，为阴性结果。

第六节 酶联抗球蛋白定量检测抗体

一、目的

使用酶联抗球蛋白定量检测（enzyme-linked antiglobulin test，ELAT）抗-D 定量，可用于预测免疫妊娠导致的胎儿新生儿溶血病，也可用于给产妇产后制定注射抗-D 免疫球蛋白剂量提供参考。

二、背景资料

酶联抗球蛋白定量检测抗-D 抗体（ELAT）试验：先让红细胞致敏抗体，洗涤后，致敏的红细胞与碱性磷酸酶结合物螯合的抗-IgG 孵育，通过洗涤去除未结合的抗-IgG，加入与碱性磷酸酶结合底物相互作用的黄色底物，在 405 nm 比色。红细胞的浓度恒定，产生的颜色与抗体的浓度就具有一定相关性。这个方法可用于检测每毫升样本中抗-D 的国际单位量（IU）。

三、注意事项

这个方法不建议在注射抗-D 免疫球蛋白后采血进行检测。

注：在妊娠 26~28 周、分娩后 72 小时、羊水穿刺等注射抗-D 免疫球蛋白后采集的血液不宜采用。

四、样本要求

根据经验，将抗-D 稀释为 3 个不同的稀释度。

五、试剂

（1）小牛血清-LISS。

（2）小牛血清-PBS。

（3）小牛血清生理盐水。

（4）碱性磷酸酶螯合的抗-IgG：羊抗人 IgG 与碱性磷酸酶螯合，选择恰当的碱性磷酸酶螯合的抗-IgG 浓度（使用倍比稀释法将不同浓度的碱性磷酸酶螯合抗-IgG 与 1000 倍稀释的高蛋白含量的抗-D 致敏的红细胞反应，根据 405 nm 的 OD 值，在线性图上绘制曲线图，选择阴性开始几乎中间所有数值都在直线上的最大值为稀释浓度）。

（5）碳酸缓冲液：0.05 mol/L pH 9.8。

（6）ρ-硝基酚磷酸底物（酶作用物，PNP）：使用前用碳酸缓冲液稀释至 2 mg/mL。

（7）红细胞：被测抗原阳性和抗原阴性红细胞，至少 4 份新鲜采集的 O 型红细胞，生理盐水洗涤 3 次后用 LISS-PBS 稀释至 2%的红细胞悬液。

（8）NaOH：1 mol/L。

（9）抗-D 标准稀释剂：采用抗-D 国际第二标准品，含 285 IU/mL；使用 BSA-PBS 倍比稀释，稀释浓度 1/200~1/6400。

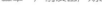

六、质量控制

准备一个试验室内部的标准抗-D,用于每次测试时范围可在标准范围±10%以内。

七、步骤

(1)试管中加入 500 μL 稀释的抗体分 2 组,每组均加 3 种不同稀释度的抗体。

(2)在一组的每支试管中加入 500 μL 2%的抗原阳性红细胞,混匀。

(3)在另一组的每支试管中加入 500 μL 2%的抗原阴性红细胞,混匀。

(4)准备另外 2 个溶血样本,分别加入阳性抗原红细胞和阴性抗原红细胞 500 μL,然后加入 500 μL 小牛血清 PBS。

(5)所有试管 37℃孵育 15 分钟。

(6)使用小牛血清 PBS 洗涤 6 次。

(7)每支试管中加入 200 μL 碱性磷酸酶螯合的抗-IgG(工作浓度)。

(8)封口,37℃孵育 1 小时,中间定时轻轻混匀。

(9)使用小牛血清 PBS 洗涤 3 次。

(10)使用小牛血清生理盐水重悬,并转移至干净的试管。

(11)重离心 1~5 分钟(3000~4000 r/min),弃去上清液,得到压积细胞。

(12)加入 200 μL 小牛血清生理盐水和 200 μL 的 ρ-硝基酚磷酸底物(酶底物,PNP)。

(13)混匀,封口,37℃孵育 60 分钟。

(14)重离心 1~5 分钟(3000~4000 r/min)。

(15)将上清液转移至干净试管,加入 500 μL 的 NaOH(终止液)。

(16)将上清液加入 1 cm 比色杯,405 nm 比色。

注:空白对照为 200 μL 的酶底物和 200 μL 小牛血清生理盐水和 500 μL NaOH。

八、结果分析

(1)计算不同抗体浓度的校准 OD 值:

校准 OD 值=(阳性对照 OD-阳性溶血 OD)÷(阴性对照 OD-阴性溶血 OD)

(2)校准后的 OD 值与各个稀释倍数的倒数在线性曲线图上进行对比。

(3)确定 3 个稀释样品的校准 OD,如果 3 个稀释样品 OD 值在标准曲线范围之外,重新制作 3 个不同的稀释样品进行试验。

(4)将各稀释倍数校准后与标准曲线进行比较,计算抗-D 浓度:浓度=$A×C/B$。

A:样本稀释度的倒数。B:样本相同稀释度稀释国际标准品的 OD 值。C:测试工作标准的浓度。

(5)每个稀释浓度的平均值为抗-D 的最终浓度。

(6)抗-D 的最终浓度≥0.7 IU/mL,则需要使用非血清法检测 HDFN;抗-D 的最终浓度<0.7 IU/mL,则按照产科医生的要求测量抗-D 抗体含量。

第七节　胎母出血的筛查直接凝集法测冷抗体

一、目的

检测胎母出血情况，为 Rh(D)阴性产妇生产 Rh(D)阳性新生儿后注射抗-D 免疫球蛋白的剂量提供依据。

二、背景资料

胎儿新生儿的血红蛋白是 HbF，成人血红蛋白是 HbA，胎儿的红细胞在酸性和碱性溶液里更不易变性。用这个方法将产后母亲的全血涂片中将 HbA 洗脱，然后将藻红染料对涂片中 HbF 进行染色。这样就可以看见未染色的母亲红细胞背景中存在胎儿的红细胞，计算胎儿红细胞的百分率。

三、注意事项

(1)这是一个定量试验，不应只用于筛选，妊娠期间孕妇获得的乙肝病毒可能导致结果的假阳性。

(2)将红细胞配成 20%的悬液可能导致红细胞变性。

(3)工作液配制后应立即使用。

四、试验局限性

假阳性结果：

(1)妊娠期间孕妇合成了 HbF。

(2)枸橼酸缓冲液 pH 错误。

(3)工作液配制后放置时间较长。

五、样本要求

母亲的红细胞：使用母亲的血清或血浆将红细胞配制成 20%悬液。

六、试剂

(1)0.1 mol/L 枸橼酸。

(2)0.5%藻红 B。

(3)80%乙醇。

(4)红细胞：20%自身血浆配制的红细胞。

(5)O 型脐带血。

(6)正常成人组：O 型(作为阴性对照)。

(7)阳性对照：成人红细胞中加入 1%的脐带红细胞，使用 ABO 血型相合的血清或血浆配制成 20%悬液。

(8)pH 3.3 的工作缓冲液：0.1 mol/L 枸橼酸 147 mL，0.2 mol/L 磷酸氢二钠 53 mL。

使用前立即配制，检查 pH（如果 pH 不对，需要加入适当的枸橼酸或磷酸氢二钠进行调整）。

注：每批缓冲液的孵育时间都需要根据经验确定。对照涂片中的胎儿红细胞应呈暗红色和趋光性，轮廓清晰、边缘光滑，成年人红细胞应表现出影红细胞。如果胎儿和成人的红细胞分化不清晰，可调整孵育时间（缩短孵育时间，胎儿红细胞染色强度增加，延长孵育时间，可使成人红细胞染色强度降低）。

（9）显微镜玻片。

（10）pH 计。

七、质量控制

操作中包含阴阳对照。

八、步骤

（1）将刚配制好的工作缓冲液倒入玻璃染缸中，且将玻璃染缸放置在 37℃，等温度恒定。

（2）对待检和对照样本做血涂片，风干、标记。

（3）玻片放置在 80% 乙醇溶液中固定。

（4）玻片用冷水轻轻冲洗，去除 80% 乙醇残留。

（5）玻片放入 37℃工作缓冲液的玻璃染缸中 5 分钟。

（6）玻片再次用冷水轻轻冲洗。

（7）将玻片浸泡在藻红染液中 5 分钟。

（8）玻片再次用冷水轻轻冲洗。

（9）吹干或风干涂片，40 倍放大显微镜观察结果。

（10）2000 个成人影红细胞中记录胎儿红细胞数量。

九、结果分析

（1）胎儿红细胞占成人影红细胞百分比≥0.3%，则产妇抗-D 免疫球蛋白使用剂量 = 24×（胎儿和成人红细胞百分比）/15+1。

（2）胎儿红细胞占成人影红细胞百分比<0.3%，则产妇抗-D 免疫球蛋白使用剂量 300 μg。

第八节 酶联抗球蛋白试验定量胎儿出血

一、目的

检测胎母出血情况，为 Rh（D）阴性产妇生产 Rh（D）阳性新生儿后注射抗-D 免疫球蛋白的剂量提供依据。

二、背景资料

酶联抗球蛋白定量检测抗-D 抗体（ELAT）试验：先让红细胞致敏抗体，洗涤后致敏的红细胞与碱性磷酸酶结合物螯合的抗-IgG 孵育，通过洗涤去除未结合的抗-IgG，加入与碱性磷酸酶结合底物相互作用的黄色底物，在 405 nm 比色。红细胞的浓度恒定，在一定范围内，产生的颜色与抗体的浓度就具有一定相关性。这个方法可用来检测每毫升样本中抗-D 的国际单位量(IU)，也可用来检测 Rh 阴性母亲血液中 Rh(D)阳性胎儿红细胞量。

三、注意事项

有些妇女在怀孕期间会合成胎儿血红蛋白。当母亲血液样本中查找胎儿红细胞试验(kleihauer-betke 试验)结果异常高时，可以使用这种方法检测抗-D。

四、样本要求

红细胞：EDTA、ACD、CPD 抗凝血均可，生理盐水洗涤 3 次后用 BSA 生理盐水配制成 5%红细胞悬液。

五、试剂

(1)小牛血清-LISS。

(2)小牛血清-PBS。

(3)小牛血清生理盐水。

(4)抗-D 应用液：抗-D(商业试剂) 100 μL，加入 2%BSA-PBS 2.4 mL，混匀当天使用。

(5)碱性磷酸酶螯合的抗-IgG：羊抗人 IgG 与碱性磷酸酶螯合，选择恰当的碱性磷酸酶螯合的抗-IgG 浓度(使用倍比稀释法将不同浓度的碱性磷酸酶螯合抗-IgG 与 1000 倍稀释的高蛋白抗-D 致敏的红细胞反应，根据 405 nm 的 OD 值，在线性图上绘制曲线图，选择阴性开始几乎中间所有数值都在直线上的最大值为稀释浓度)。

(6)碳酸缓冲液：0.05 mol/L pH 9.8。

(7)ρ-硝基酚磷酸底物(酶作用物，PNP)：使用前用碳酸缓冲液稀释至 2 mg/mL。

(8)红细胞：被测抗原阳性和抗原阴性红细胞，至少 4 份新鲜采集的 O 型红细胞，生理盐水洗涤 3 次后用 BSA-PBS 稀释至 5%的红细胞悬液。

(9)1 mol/L NaOH。

六、质量控制

这个试验中包含阴性和阳性对照。

七、步骤

(1)准备制作标准曲线的红细胞。

①100 μL 5%的 Rh(D)阳性脐血细胞与 4.9 mL 5%成人 Rh(D)阴性红细胞，配制成成人 Rh(D)阴性红细胞中含有 2%的脐血 Rh(D)阳性红细胞悬液。

②将 2%浓度的成人血液中的脐血与成人 Rh(D)阴性血液倍比稀释，分别配制成不同稀释度的 Rh(D)阳性脐血混入 Rh(D)阴性成人血液的红细胞悬液样本(如浓度分别为 1%、0.5%、0.25%、0.125%、0.0625%和 0.03125%等)。

③准备2%Rh(D)阳性脐血和5%Rh(D)阴性成人血作为阴阳对照。

(2)在每支试管中加入200 μL稀释的抗-D抗体，做好标记。

(3)在标记的试管中加入100 μL 2%的不同浓度Rh(D)阳性脐血混入的Rh(D)阴性成人红细胞，混匀。

(4)在标记的试管中加入100 μL阴性和阳性对照红细胞，混匀。

(5)在标记的试管中加入100 μL被检红细胞，混匀。

(6)所有试管37℃孵育30分钟，定期轻轻混匀。

(7)使用小牛血清PBS洗涤6次，最后1次弃去上清液。

(8)每支试管中加入200 μL碱性磷酸酶螯合的抗-IgG(工作浓度)。

(9)封口，37℃孵育1小时，中间定期轻轻混匀。

(10)使用小牛血清PBS洗涤3次。

(11)使用小牛血清生理盐水重悬，并转移至干净的试管。

(12)重离心1~5分钟(3000~4000 r/min)，弃去上清液，得到细胞比容。

(13)加入200 μL小牛血清生理盐水和200 μL的ρ-硝基酚磷酸底物(酶底物，PNP)。

(14)混匀，封口，37℃孵育60分钟。

(15)重离心1~5分钟(3000~4000 r/min)。

(16)将上清液转移至干净试管，加入500 μL的NaOH(终止液)。

(17)将上清液加入1 cm比色杯，405 nm比色。

注：空白对照为200 μL的酶底物和200 μL小牛血清生理盐水和500 μL的NaOH。

八、结果分析

(1)将不同浓度的脐带红细胞和成人红细胞得到的OD值，制定一个标准曲线。

(2)将被检血清得到的OD值，根据标准曲线计算脐血百分比。

(3)胎儿红细胞占成人影红细胞百分比≥0.3%，则产妇抗-D免疫球蛋白使用剂量 = 24×(胎儿和红细胞百分比)/15+1。

(4)胎儿红细胞占成人影红细胞百分比<0.3%，则产妇抗-D免疫球蛋白使用剂量为300 μg(1个剂量)。

第九节　羊水检测(分光光度计)

一、目的

根据450 nm处羊水的光密度变化，确定同种免疫妊娠中检测胎儿是否存在胎儿新生儿溶血病。

二、背景资料

胆红素在350 nm~700 nm(450 nm)的基线上存在吸光度，胆红素的浓度与450 nm的吸光度成正比。可以根据450 nm羊水的吸光度预测母亲同种异体免疫引起的胎儿新生儿溶血病的严重程度。

三、注意事项

羊水采集是创伤性的检测。建议当母亲同种免疫抗体效价≥16时，或短时间内孕妇抗体效价增加2倍以上时，可以考虑采集羊水检测。

四、试验局限性

假阳性结果：

血红蛋白或颗粒物污染的羊水。

假阴性结果：

羊水运输保存方法不当。

五、样本要求

羊水：准备已被血液污染的羊水3~5 mL，避光保存。

六、试剂和器材

(1)胆红素标准样本：5 mg/dL。

(2)正常羊水：20~30 mL(阴性对照)。

(3)分光光度计。

七、质量控制

羊水中胆红素含量约为50 μL，在分光光度计的结果中，胆红素应该在450 nm处显示一个峰，正常没有含胆红素的羊水不会显示这个峰。

八、步骤

(1)羊水重离心，去除颗粒物。

(2)过滤澄清上清液。

(3)在第一支试管中加入2.5 mL蒸馏水。

(4)在第二支试管中加入2.5 mL被测羊水。

(5)在波长350、360、365、370、380、390、400、405、410、415、420、430、440、450、460、470、480、490、500、550、600、650和700 nm测量羊水OD值，注每次调整波长时将空白对照的吸光度置零。

(6)根据OD数与波长(nm)，绘制曲线图(对数图)。

(7)根据365~550 nm的每个点画出一根趋势线。

(8)计算这条直线与450 nm点绘制的垂直线相交时的吸光度值。

(9)羊水在450 nm处获得的实际OD读数减去步骤(8)计算的吸光度值，就是羊水真实的OD值。

(10)结果分析。

(11)羊水真实的OD值<0.2，胎儿可能是Rh(D)阴性；如果胎儿是Rh(D)阳性，那么2周内胎儿应该没有危险性。

（12）羊水真实的 OD 值介于 0.2~0.34，胎儿可能是 Rh(D)阳性的 HDFN，需要 1 周内再次检测。如果胎儿周龄≤30 周，OD 值快速上升，根据临床经验胎儿可能需要宫内输血；如果胎儿周龄>30 周，可以提早分娩。

（13）羊水真实的 OD 值介于 0.34~0.7，胎儿感染严重，可能已经出现充血性心力衰竭。如果胎儿周龄≤30 周，胎儿可能需要宫内输血；如果胎儿周龄>30 周，可以提早分娩。

（14）羊水真实的 OD 值大于 0.7，胎儿出现水肿，则需要立即分娩，且预后较差。

第十节　华通胶污染脐带血的处理

一、目的

华通胶污染的脐带血会导致自凝现象，去除华通胶可使脐带血用于其他试验的检测。

二、背景资料

在采集脐血过程中，脐血可能被华通胶污染，常规的红细胞洗涤很难将华通胶除净，可能还会导致脐血红细胞自凝，影响常规血清学试验结果。在脐带血中加入透明质酸酶使华通胶变性，去除华通胶后，可以对脐血进行常规检测。

三、样本要求

脐血：生理盐水洗涤 4 次，制备成压积脐带红细胞。

四、试剂

（1）6%小牛血清：(BSA)。

（2）A2 和 B 对照红细胞：洗涤 4 次，制备成压积红细胞。

（3）透明质酸酶(工作液)：1 mg/mL。

五、质量控制

需要 A1 细胞和 B 细胞作为对照

六、步骤

（1）2 滴至 3 滴压积红细胞，加入 1 滴 1 mg/mL 透明质酸酶，混匀。

（2）用生理盐水配制成 2%~5%红细胞悬液。

（3）分别使用抗-A、抗-B、抗-D 和 6%BSA 进行检测。

七、结果分析

（1）6%BSA 与处理后的红细胞凝集，ABO/Rh(D)血型试验结果不可信，需要重新试验。

（2）6%BSA 与处理后的红细胞不凝集，ABO/Rh(D)血型试验结果可信，脐带血可进行更多的试验。

（邱进　刘莹　张进进　陈伟）

第十三章

自身抗体样本的检测

    本章节主要介绍自身免疫性疾病患者样本，检测其溶血是否与自身免疫性溶血性贫血相关，同时也需要区分是自身抗体还是同种抗体，以及如何选择合适的血液给予患者输注。患者存在自身抗体情况下进行抗体鉴定，自身抗体可能掩盖了同种抗体的反应性。由于自身抗体造成同种抗体的漏检，可能会造成输血风险。

    直接抗球蛋白试验是输血前检查患者红细胞是否正常的一项试验，对新生儿的直接抗球蛋白试验可以提示新生儿是否存在父母血型不合导致的新生儿溶血病；成人红细胞的直接抗球蛋白试验可以提示自身是否存在输血反应或免疫性溶血性疾病。在健康人体内或患者体内也会检出直接抗球蛋白试验的阳性结果，可能是由被动免疫获得抗体或药物的结果。

    自身抗体可以根据最佳反应温度、免疫球蛋白的类型或血型特异性进行分类。

    根据最佳反应温度分类，可分为温反应性自身抗体或冷反应性自身抗体。

    温反应性自身抗体：

    绝大多数温反应性自身抗体是 IgG 型免疫球蛋白，它们可以在体内和体外结合补体，导致红细胞的溶血。常见的温反应性自身抗体分以下几种：

    (1)明显具有 Rh 抗体的特异性，如抗-D、抗-C、抗-c、抗-E 或抗-e，或者与 Rh(D) 或 RHCE 决定因子反应的抗体，因此对 Rh 抗原缺失型不反应。

    (2)非 Rh 血型的一些高频率抗原抗体，如抗-En^a、抗-U、抗-Wr^b、抗-Ge、抗-I^T、抗-Kp^b、抗-K13 或抗-LW。

    (3)非 Rh 血型的多态性基因产物，如抗-A、抗-N、抗-K 和抗-Jk^a。

    冷反应性自身抗体：

    大多数冷反应性自身抗体是能与 IgM 类免疫球蛋白抗体结合补体的，并且大部分针对的是 I 系统抗原。在临床上，这些抗体往往没有很大临床意义，大多数成人血清在 4℃ 或更低的温度才能检出这种抗体。在病理情况下，如室温条件肺炎支原体感染的患者的抗-I 的抗体效价可能会大于 64，高效价的抗体能导致红细胞严重破坏；在传染性单核细胞增多症患者的血清中，能检出自身冷反应性抗-i；在阵发性寒冷性血红蛋白尿的患者体内的血清中，可以通过双相溶血素试验检出抗-P 特异性的自身 IgG 抗体，它能导致红细胞严重破坏。特异性冷反应性自身抗体，可能伴随免疫介导的溶血，主要表现为以下几种情况：

    (1)I/i 相关抗体，能与正常携带 H 抗原的红细胞的个体形成抗-IH 抗体，或者与有 P1 抗原表达的个体形成抗-IP1 抗体。

（2）针对蛋白水解酶敏感的 Pr 系统的抗体。

（3）抗-Sd。

冷反应性自身抗体特异性鉴定（见表 13-1）。

表 13-1　冷自身抗体与不同细胞的反应强度比较

特异性	红细胞				
	O 型成人 i 细胞	O 型脐血	正常成人 A1 型	无花果酶处理的 O 型 I 细胞	自身对照
抗-H *	→	(↓)	↓	↑	↓
抗-HI *	↓	↓	↓	↑	↓
抗-I^D	0	0	→	↑	→
抗-I^F	↓	↓	→	(↑)	→
抗-I^T	→	↑	→	↑	→
抗-i	↑	↑	→	↑	→
抗-Pr	→	→	→	0	→
抗-Sd^a	→	→	→	↑	→

注：* 一般在 A_1 和 A_1B 的个体中检出。

与 O 型 I+细胞比较：→=反应强度一致；↓=明显减弱；(↓)=轻微减弱；↑=明显增强；(↑)=轻微增强；

0=无反应。

对于无临床意义的冷反应性自身抗体常常影响常规输血前检查。如在 37℃时，能结合补体 C3，造成多特异性抗球蛋白试验的假阳性，在使用低离子介质溶液或者在使用牛白蛋白介质中这些抗体反应增强，而两种介质被广泛用于进行抗体筛查试验和交叉配血试验。

在疑似免疫性溶血患者的血液样本中，查明直接抗球蛋白试验结果阳性的原因非常重要的。因此对于患者的诊断、药物治疗和近期输血史调查是必需的。血清学检查的结果不是诊断结果，不能证明患者有免疫介导的溶血；相反所有获得的数据必须与患者的临床症状或体征以及其他的试验室检测报告（临检生化免疫报告）相结合，进行综合的评估。可以根据患者的血红蛋白、压积红细胞、网织红细胞计数、胆红素、结合珠蛋白和乳酸脱氢酶（LDH 1：LDH 2）的数值进行评估。

直抗阳性样本的考虑事项

（一）评估

（1）首先确定一个直接抗球蛋白试验结果阳性的贫血患者的临床体征和溶血症状的原因。这些数据有利于判断溶血是否有免疫原因，同时可以参考检验科的其他数据，包括网织红细胞增多、血红蛋白血症和血红蛋白尿、结合珠蛋白降低、未结合血清胆红素或乳酸脱氢酶的升高等症状。

(2)其次对于可能有近期输血的患者,如果直接抗球蛋白试验结果呈混合凝集阳性,说明最近输注的红细胞存在同种免疫反应。这种情况,放散液的抗体检测不是必需的,因为血清中几乎都有这种抗体的存在。很少发生血清中没有检出抗体而放散液检出了同种抗体,而且有近期输血史导致直接抗球蛋白试验结果阳性的案例。

(3)部分患者接受了α甲基多巴或其相关化合物后,直接抗球蛋白试验结果阳性,放散液的检测不能鉴别是病理性的自身抗体还是药物诱导的自身抗体。接受α甲基多巴治疗的患者有15%~20%的直接抗球蛋白试验结果阳性,但这些患者中只有不到1%的患者有溶血性临床表现,可以对这种药物诱导的溶血进行检测;只有当出现严重的免疫性溶血性症状,才需要进行进一步调查除了药物抗体外是否含有其他免疫抗体。

(4)大约有3%的接受大剂量青霉素注射后的患者出现直接抗球蛋白试验结果阳性,放散液和药物致敏的红细胞有特异性反应。这对调查青霉素诱导的直接抗球蛋白试验结果阳性患者的溶血是有必要的。

(5)接受部分靶向药物的患者,例如多发性骨髓瘤患者使用的靶向药物——达雷妥尤单抗。达雷妥尤单抗等靶向药物能导致患者红细胞直接抗球蛋白阳性,患者的血清与所有的红细胞都有弱凝集。达雷妥尤靶向药物主要是针对高表达 CD38 的多发性骨髓瘤患者的血细胞,但是所有红细胞上表达少量 CD38 抗原,因此这部分患者红细胞的直接抗球蛋白试验阳性,而且血清和放散液中有宽反应的抗-CD38 抗体。

(二)推荐的试验

(1)直接抗球蛋白试验结果阳性的样本,输血前检查的试验中,放散液的检查是很重要的一个项目。放散液中鉴定的抗体与血清中鉴定的抗体特异性是否一致,这是免疫性溶血性输血反应的一个标志,也是导致直接抗球蛋白试验结果阳性的原因,抗体一般以 Rh 系统和 Kidd 系统居多,这些特异性抗体有明显的剂量效应,使用酶处理的红细胞能增强这些特异性抗体的检测。

(2)直接抗球蛋白试验结果阳性的标本,需要使用谱细胞进行抗体鉴定,特别是使用蛋白水解酶处理后的谱细胞进行抗体鉴定,能检出同种或自身抗体的特异性,尤其能检出一些 Rh 系统的类抗体。

第一节　免疫性溶血和(或)直接抗球蛋白试验阳性结果分析

一、目的

根据直接抗球蛋白试验结果结合临床病史分析归类,制定对直接抗球蛋白试验结果阳性的样本进一步的检测程序。

二、背景调查

(1)检测前需要对患者的输血史、移植史和妊娠史进行调查。
(2)临床诊断的调查。
(3)检验科血常规、生化免疫等试验结果。

(4)药物治疗史。

三、注意事项

检测 IgG 致敏的红细胞时，使用蛋白含量高的试剂可能会导致假阳性的试验结果，建议在后续的试验中使用低蛋白含量的试剂。

任何检出结果需要确定与临床病历是否相符，须与临床主治医生保持密切联系。

四、样本要求

(1)血清管或 EDTA 抗凝管作为血清(血浆)的来源。
(2)取出 EDTA 抗凝管中的红细胞，使用前用生理盐水洗涤 3 次。

五、分析

(1)红细胞上没有 IgG 致敏，只有 C3 致敏，且有明显溶血证据。
①冷凝集素综合征。
②阵发性寒冷性血红蛋白尿。
③败血症。
④药物相关溶血。
(2)红细胞上有 IgG、C3 或 IgG+C3 致敏，且报告有溶血性输血反应。
1)ABO 血型不配合输血。
①检查血袋残留血液和检查当时的配血记录。
②输血前、输血后血液样本的 ABO 血型及直接抗球蛋白试验结果。
③检查输血前、输血后血清中的游离血红蛋白。
2)ABO 血型以外同种抗体导致的输血不合。
①输血前后使用间接抗球蛋白方法重新配血。
②检测输血前、输血后血清中的抗体。
③检测输血后红细胞放散液中的抗体。
注：选择更加敏感的方法
(3)红细胞上有 IgG 或 IgG+C3 致敏，且存在自身免疫性疾病或诊断还未明确。
1)温自身免疫性疾病。
2)检测血清、放散液中抗体的特异性。
(4)红细胞上有 IgG 或 IgG+C3 致敏，且患者有近期用药史。
药物抗体检测。

六、结果分析

(1)如果存在强冷凝集，可以考虑冷凝集素疾病。
(2)如果 donath-landsteiner 试验结果阳性，可证实阵发性寒冷性血红蛋白尿(PCH)。
(3)如果 T 和 Tk 活化试验阳性，可以考虑患者存在脓毒血症。
(4)如果检测有药物抗体，可以考虑药物引起的免疫性溶血性贫血。
(5)如果是 ABO 血型不相容输血反应，需要立即进行相关输血反应的处理。

(6)如果在输血前或输血后检测到同种抗体,根据患者发生输血反应的时间及严重程度不同,可以考虑为急性或迟发性输血反应,并在以后的输血中选择该抗原阴性的血液输注。

(7)血清或放散液中检出 IgG 型自身抗体,可以考虑温自身抗体溶血性贫血。

注:很多患者存在 IgG 型自身抗体,但不导致溶血,只有出现溶血症状才能诊断为温自身抗体溶血性贫血。

①可以通过吸收试验排除同种抗体。

②考虑是否存在药物抗体。

(8)血清和放散液都是阴性结果。

①考虑是否输注 ABO 血型同型的血液成分或是骨髓移植后的血液。

②考虑药物依赖性抗体。

(9)如果患者没有近期输血史,且患者血清或放散液中有 Rh 特异性(如抗-e,患者红细胞存在 e 抗原),抗体能被自身红细胞吸收。

①抗体是具有 Rh 特异性的自身抗体。

②如果给予患者 e 同型的红细胞输注不能达到预期效果,考虑输注 e 阴性的红细胞。

③同时通知主治医师,无法获得完全配合的血液,并询问是否可以暂缓输血。

(10)患者血清和放散液与所有的谱细胞反应结果相同,没有近期输血史且抗体能被患者自身细胞吸收。

①抗体可能是一个宽反应性抗体。

②尽量选择不输血,在紧急情况下选择输注最少量的血液。

③通过血清或放散液稀释法鉴定其是否含有特异性的抗体。

④同时通知主治医师,无法获得完全配合的血液。

(11)最近有输血史的患者,且血清显示存在同种抗体特异性。

①考虑输血同种免疫反应。

②分离患者自身红细胞,血清学或分子生物学鉴定相应抗原,并选择患者相应抗原阴性的血液输注。

③通知临床医师,患者可能存在输血反应,并进行输血反应相关处理。

(12)最近有输血史的患者,且放散液具有宽反应性,自身吸收后血清与异体红细胞不反应。

①分离患者自身红细胞,并检测其放散液。

②放散液与自身细胞反应,放散的抗体为自身抗体。

③放散液与自身细胞无反应,考虑为高频率抗原的同种抗体,鉴别抗体特性进行稀有血型的排除。

④通知临床医师,患者无法获得完全配合的血液。

(13)最近有输血史的患者,放散液具有宽反应性,自身吸收后血清与异体红细胞有反应。

①自身吸收试验可能不完全,可以再一次进行吸收试验。

②抗体与 DTT 或者蛋白酶处理后的红细胞反应减弱,则使用未处理的表型相同的红细胞进行吸附。

第二节　抗球蛋白试验：多特异性抗球蛋白试剂、抗-IgG 和抗-C3 的直接试验

一、目的

通过检测红细胞表面是否结合 IgG 或 C3，判断是否属于免疫性溶血。

二、背景资料

直接抗球蛋白试验可以检测红细胞表面在体内是否结合 IgG 或 C3，红细胞是否由于 IgG 和(或)C3 导致的免疫介导的红细胞破坏。

患者体内的红细胞经过洗涤后，去除未结合的球蛋白，使用多特异性抗球蛋白或单特异性抗-IgG 和单特异性抗-C3 检测红细胞表面是否已经有 IgG 和 C3 致敏。

三、注意事项

(1)样本需要新鲜采集。
(2)离心后需要立即判读结果。
(3)样本需要充分洗涤，去除未结合球蛋白后配制成红细胞悬液。

四、试验局限性

假阳性结果：
过度离心。
假阴性结果：
(1)红细胞洗涤不充分。
(2)离心不充分。
(3)离心后没有立即观察结果。
(4)样本不新鲜。

五、样本要求

EDTA 抗凝样本 100 μL。

六、试剂

(1)抗-C3：包含抗-C3d。
(2)抗-IgG：抗 γ 链特异性。
(3)质量控制细胞：IgG 致敏细胞和 C3d 致敏红细胞。
(4)多特异性抗球蛋白：同时包含抗-IgG 和抗-C3。
(5)AB 型血清(血浆)：不能含有免疫血型抗体。

七、质量控制

每天每批次 AHG 试剂在使用前必须做质量控制：多特异性抗球蛋白与抗-IgG 必须与

IgG 致敏细胞反应；多特异性抗球蛋白与抗-C3 必须与 C3 致敏红细胞反应。

八、步骤

（1）准备 4 支试管（12 mm×75 mm），每支试管中加入洗涤后配制成 3%~5% 浓度的患者红细胞悬液。

（2）在 4 支不同的试管中分别加入 1 滴多特异性抗球蛋白、抗-IgG、抗-C3 和 AB 型血清（血浆）。

（3）轻轻混匀。

（4）离心 15 秒（3100 r/min）。

（5）肉眼判断并记录结果。

（6）如果结果阴性，室温放置 5 分钟，再次离心 15 秒（3100 r/min）。

（7）肉眼判断并记录结果。

九、结果分析

（1）多特异性抗球蛋白和抗-IgG 结果阴性，加入 IgG 致敏红细胞对试验进行质量控制。

（2）多特异性抗球蛋白和抗-C3 结果阴性，加入 C3d 致敏红细胞对试验进行质量控制。

（3）多特异性抗球蛋白结果阳性，抗-IgG 结果阳性，抗-C3 结果阳性，AB 血清结果阴性，说明 IgG 和 C3 致敏在患者红细胞表面。

（4）多特异性抗球蛋白结果阳性，抗-IgG 结果阳性，抗-C3 结果阴性，AB 血清结果阴性，说明 IgG 致敏在患者红细胞表面。

（5）多特异性抗球蛋白结果阳性，抗-IgG 结果阴性，抗-C3 结果阳性，AB 血清结果阴性，说明 C3 致敏在患者红细胞表面。

（6）多特异性抗球蛋白结果阳性，抗-IgG 结果阳性，抗-C3 结果阳性，AB 血清结果阳性，说明可能是多凝集，IgM 抗体致敏或自身细胞凝集。

（7）多特异性抗球蛋白结果阴性，抗-IgG 结果阴性，抗-C3 结果阴性，AB 血清结果阴性，患者仍有溶血的临床症状，可重复试验，重新使用冰盐水洗涤患者红细胞调整浓度用于试验。

第三节　抗球蛋白试验：聚凝胺直接试验

一、目的

使用聚凝胺方法检测红细胞上结合的 IgG 型抗体，用于检测直抗阴性的自身免疫性溶血性贫血。

二、背景资料

在一些极少数的自身免疫性溶血性贫血的案例中，红细胞表面的 IgG 抗体数量非常低，以至于常规的直接抗球蛋白试验是阴性结果。使用阳离子聚合物，例如聚凝胺能引起红细胞非特异性的聚集,枸橼酸钠能去除这些阳离子非特异性聚集红细胞的功能,但是枸橼酸钠不能接触红细胞表面 IgG 致敏的红细胞的聚集。

三、注意事项

这个方法只能选择新鲜采集制备的红细胞悬液。

四、试验局限性

假阳性结果:
(1)过度离心。
(2)枸橼酸钠没有彻底去除聚凝胺的非特异聚集作用。
假阴性结果:
(1)红细胞未充分洗涤。
(2)振摇试管力度太大。

五、样本要求

(1)患者自身血清或血浆 100 μL。
(2)新鲜 EDTA 抗凝红细胞,生理盐水洗涤 3 次后,配制成 3%~5% 浓度的红细胞悬液。

六、试剂

(1)IgG 型抗-D 质量控制血清:商用高蛋白 IgG 型抗-D 使用 AB 血清 1:10 000 稀释。
(2)Rh(D)阳性的红细胞,洗涤 3 次后配制成 3%~5% 浓度。
(3)低离子介质溶液。
(4)重悬液(中和试剂、枸橼酸钠)。
(5)聚凝胺试剂。

七、质量控制

试验过程需要阳性和阴性对照。

八、步骤

(1)在 1 支试管中加入 1 滴待检红细胞悬液。
(2)在另外 2 支试管中加入 1 滴 Rh(D)阳性红细胞悬液,其中 1 支试管中加入 2 滴抗-D 稀释液,另 1 支试管中加入 2 滴 AB 血清。
(3)3 支试管中分别加入 1 mL 低离子溶液,充分混匀。
(4)室温孵育 1 分钟。
(5)3 支试管各加入 100 μL 聚凝胺溶液离心 1 分钟(3100 r/min)。
(6)去除上清液,放置 1 分钟,然后各加入 50 μL 重悬液。
(7)轻轻拖摇混匀试管,将重悬液与细胞扣充分混匀。
(8)1 分钟内肉眼判读并记录结果。

九、结果分析

(1)步骤(8)阳性对照凝集,阴性对照散开,样本仍然凝集,说明患者红细胞上有抗体致敏。

(2)步骤(8)阳性对照凝集,阴性对照未散开,样本仍然凝集,可各补加 1 滴重悬液,再次判读结果。

(3)步骤(8)阳性对照和阴性对照均散开,样本无论什么结果,试验失败,重新试验。

第四节 直接抗球蛋白试验:酶联直接抗球蛋白试验

一、目的

使用酶联直接抗球蛋白试验检测红细胞上结合的 IgG 型抗体,用于直抗阴性的自身免疫性溶血性贫血的检测。

二、背景资料

使用酶联直接抗球蛋白试验(enzyme lined DAT,ELDAT),对疑似自身免疫性溶血性贫血,但常规抗球蛋白试验结果为阴性的患者红细胞,与碱性磷酸酶偶联的抗-IgG(igg plus alkaline phosphatase conjugate,IgG-AP)孵育,通过洗涤去除未结合的 IgG-AP,加入酶结合底物产生黄色的底物,在 405 nm 处检测。此方法非常敏感,可定量检测红细胞上极弱 IgG 自身抗体的含量。

三、注意事项

ELDAT 试验中红细胞浓度的准确性非常重要,将红细胞稀释至 2% 左右,可使用血细胞计数仪调整至 2×10^8 RBC/mL。

四、试验局限性

假阳性结果:未结合 IgG-AP 洗涤过程中未洗净。
假阴性结果:红细胞洗涤不充分。

五、样本要求

EDTA 抗凝红细胞洗涤 6 次,稀释至 2% 浓度,大约 2×10^8 RBC/mL,至少 1.5 mL。

六、试剂

(1)稀释抗-D:商用 IgG 型抗-D,使用小牛血清 PBS 从 1:1000 稀释至 1:128 000。

(2)碱性磷酸酶螯合抗-IgG。

(3)BSA-PBS:小牛血清 PBS。

(4)BSA-NS:小牛血清盐水。

(5)酶底物。

(6)NaOH 1 mol/L。

(7)分光光度计：检测波长 405 nm。

(8)细胞阴性对照：6 份正常献血者红细胞混合，洗涤 6 次，用 BSA-PBS 配制成 2% 浓度的红细胞悬液。

(9)细胞阳性对照：将 Rh 阳性细胞致敏稀释的抗-D。

细胞阳性对照制作方法：

①Rh(D)阳性红细胞洗涤 3 次，用 BSA-PBS 稀释至 2% 浓度的红细胞悬液；

②将 1 mL 稀释的红细胞与 1 mL 1∶1000 稀释的 IgG 型抗-D 混匀；

③同样，将 1 mL 稀释的红细胞与不同浓度稀释的 IgG 型抗-D 混匀；

④37℃ 孵育 15 分钟；

⑤洗涤 3 次，使用 BSA-PBS 稀释至 2% 浓度。

七、质量控制

将阴阳对照平行一起参与试验。

八、步骤

(1)将 0.5 mL 的 2% 待检红细胞使用 BSA-PBS 洗涤 1 次，弃去上清液。

(2)加入 0.2 mL 抗-IgG-AP，混匀。

(3)取 1 支试管加入 0.2 mL 洗涤后的待检红细胞，再加入 0.2 mL BSA-PBS 作为溶血本底对照。

(4)封口膜封口，37℃ 孵育 1 小时，定期轻轻混匀。

(5)使用 BSA-PBS 洗涤 3 次，弃去上清液。

(6)试管中加入 0.5 mL BSA-NS，然后转移至干净的试管中。

(7)重离心 1~5 分钟(3000~4000 r/min)压积红细胞，弃去上清液。

(8)加入 0.2 mL BSA-NS 和 0.2 mL 酶底物至压积红细胞。

(9)混匀，封口膜封口，37℃ 孵育 1 小时。

(10)重离心 1~5 分钟(3000~4000 r/min)，压积红细胞。

(11)将上清液转移至干净试管中，并加入 0.5 mL 的 1 mol/L 的 NaOH 终止试验。

(12)在分光光度计 405 nm 读取上清液吸光度。注：空白对照由 0.2 mL 酶底物、0.2 mL BSA-NS 和 0.5 mL 的 1 mol/L 的 NaOH 组成。

(13)将样本检测的 OD 值(OD T)减去样本的溶血本底控制的 OD 值(OD C)。

(14)同时做复管，求 2 次试验的平均值。

(15)利用以下公式计算每个红细胞上结合的分子数

$$分子数=(4\times10^{11}\times(OD\ T-ODC))/(IgG\ 抗-D\ 稀释度\times2\times10^{8})$$

注：1 μg 抗-D 大约含有 4×10^{11} 个抗-D 分子。

(16)利用抗-D 不同浓度的稀释度绘制曲线图，并将检测血清的校正后的 OD 值在曲线图中查找抗体的浓度。

第五节 解离 IgM 抗体引起的自身凝集

一、目的

IgM 抗体导致自身凝集红细胞样本的解离，使红细胞能进行抗原定型。

二、背景资料

IgM 抗体分子由二硫键链接的 5 个抗体亚基。这个二硫键能被巯基试剂（如 2 巯基乙醇，2-mercaptoethanol，2-Me）或二硫苏糖醇（DTT）裂解。在 IgM 型自身抗体凝集的红细胞中加入 2-Me 或 DTT 后，可打开二硫键，破坏 IgM 型抗体，使 IgM 型自身抗体凝集的红细胞解离。

三、注意事项

2-Me 或 DTT 的使用和储存请按照试验室化学试剂的安全使用和储存规范。

四、试验局限性

红细胞上有大量抗体致敏时，使用 2-Me 或 DTT 可能不能完全处理红细胞，红细胞表面依然有抗体残留。

部分红细胞血型抗原可能会被破坏（如 Kell 血型系统）。

五、样本要求

EDTA 抗凝样本，生理盐水洗涤 3 次后，稀释至 50% 浓度的红细胞悬液。

六、试剂

（1）DTT 工作液浓度：0.01 mol/L。
（2）2-Me 工作液浓度：0.1 mol/L。

七、红细胞质量控制

同时检测处理和未处理红细胞的自身凝集情况，或同时检测处理和未处理红细胞表面 Kell 血型系统抗原的减弱程度。

八、步骤

（1）将 50% 患者的红细胞悬液与等体积的 0.01 mol/L DTT（或等体积的 0.1 mol/L 2-Me）混匀。
（2）37℃ 孵育 15 分钟（2-Me 37℃ 孵育 10 分钟）。
（3）红细胞洗涤 3 次。
（4）稀释配制成 3%~5% 浓度的红细胞悬液，用于血型检测。

第六节　冷反应性自身抗体的温反应性检测

一、目的

检测冷反应性自身抗体的温反应性，判断冷反应性抗体的临床意义。

二、背景资料

冷反应性自身抗体的温反应性检测可用于评估自身抗体的临床意义。冷反应性自身抗体在不同温度的环境下的反应性不同，造成的红细胞破坏也不同。自身抗体在越高的温度下有反应性，对红细胞破坏造成溶血也越大。因此根据冷反应性自身抗体在不同温度环境下的反应判断其的危险性具有很重要的临床意义。

三、注意事项

样本的采集和分离尽量维持在37℃环境下。

四、样本要求

血清：至少需要300 μL，需要在37℃环境下采集和分离。

五、试剂和器材

(1)试剂红细胞：至少2人份混匀的O型，成人I阳性红细胞，洗涤3次后稀释至3% ~5%浓度的红细胞悬液。

(2)水浴箱温度设置：37℃、30℃、22℃。

六、质量控制

试验前检测水浴箱，试验过程中水浴箱温度控制在设置温度±1℃范围。

七、步骤

(1)温浴红细胞和血清，将放置红细胞和血清的试管放在37℃水浴箱中，使试管中的红细胞和血清保持在这一温度，然后进行试验。

(2)在预温的试管中加入3滴血清和1滴3%~5%的O型I阳性的红细胞悬液。

(3)37℃孵育10分钟。

(4)离心15秒(3100 r/min)。

(5)再次放置在37℃水浴箱温浴2分钟。

(6)在37℃环境下肉眼观察并记录。

(7)将试管移至30℃水浴箱水浴10分钟。

(8)离心15秒(3100 r/min)。

(9)再次放置在30℃水浴箱温浴2分钟。

(10)在30℃环境下肉眼观察并记录结果。

(11)将试管移至 22℃水浴箱水浴 10 分钟。

(12)离心 15 秒(3100 r/min)。

(13)肉眼观察并记录结果。

八、结果分析

(1)22℃有反应但 30℃没有反应性,冷反应性自身抗体基本不具有临床意义。

(2)30℃有反应但 37℃没有反应性,冷反应性自身抗体根据反应的凝集强度判断其临床意义,凝集强度越强,临床意义越大。

(3)37℃有反应性,冷反应性自身抗体具有明显的临床意义,通常需要谨慎输血。

第七节　冷反应性自身抗体的效价检测

一、目的

检测冷反应性自身抗体的效价,用于评估抗体的临床意义。

二、背景资料

冷反应性自身抗体(特别是抗-I)在体内引起的免疫性溶血与自身抗体的效价有关,效价越高,自身抗体引起潜在溶血的可能性越大(临床意义越大)。

三、注意事项

(1)血液样本需要在 37℃环境下采集、保存和分离。

(2)使用移液器进行稀释血清,保证精度。

四、试验局限性

假阳性结果:

稀释过程中移液器中残留血清或高浓度的稀释液。

五、样本要求

血清:300 μL,需要在 37℃环境下采集分离的血清。

六、试剂

红细胞:1%浓度 O 型 I 阳性红细胞悬液。

七、步骤1

(1)将血清稀释 10 倍,然后倍比稀释区间可以从 1:10 稀释至 1:20 480。(倍比稀释尽量选择大体积液体的稀释,如 200 μL 的血清加 200 μL 生理盐水的倍比稀释)。

(2)在试管中加入等体积的红细胞(50 μL 稀释液加 50 μL 红细胞)。

(3)混匀,4℃孵育 30~60 分钟。

(4)离心15秒(3100 r/min)。

(5)肉眼观察结果,从最高稀释度管直接观察是否有凝集,并记录结果。

八、步骤2

(1)血清稀释10倍,然后倍比稀释区间可以从1∶10稀释至1∶20 480(倍比稀释尽量选择大体积液体的稀释,如200 μL的血清加200 μL生理盐水的倍比稀释)。

(2)在试管中加入等体积的红细胞(建议反应体积在400 μL以上,即200 μL稀释液加200 μL红细胞)。

(3)混匀,4℃过夜。

(4)不需要离心,从最高稀释度管直接观察是否有凝集,并记录结果。

九、结果分析

(1)效价>40,则说明有临床意义。

(2)效价>640,则可能导致免疫性溶血风险。

(3)效价<40,则说明无临床意义。

第八节 自身红细胞吸收自身抗体

一、目的

用自身细胞吸收血清中的冷自身抗体,用于鉴定其是否存在同种抗体。

二、背景资料

冷反应性自身抗体可能掩盖存在的有临床意义的同种抗体。通过蛋白水解酶处理自身红细胞并吸收血清中的自身抗体,降低或去除冷反应性自身抗体的干扰因素,然后用于检测血清中是否存在其他同种抗体。酶处理的自身红细胞,可去除阻碍抗原抗体结合的红细胞膜结构,增强其吸收性,更好地吸收冷反应性自身抗体。

注:这种方法不能去除对蛋白水解酶敏感的抗原特异性的自身抗体(如抗-Pr)。

三、注意事项

患者有120天内输血史的,不能采取此方法进行自身抗体吸收。

一般通过2~3次吸收试验可以清除自身抗体,极少数情况下可能需要反复多次的吸收试验。

四、试验局限性

红细胞洗涤后,盐水去除不干净,可能会稀释血浆(血清)中的抗体。

五、样本要求

血清(血浆):2~3 mL。

自体红细胞：洗涤 3 次的压积红细胞 3 mL。

六、试剂

(1)无花果酶或木瓜蛋白酶：1% mg/dL。
(2)红细胞试剂：筛选红细胞，浓度为 3%~5%。

七、质量控制

吸收前需要确定红细胞是否是被蛋白水解酶处理过的红细胞，可以使用 IgG 抗-D 对红细胞进行质量控制，未处理红细胞与 IgG 抗-D 没有反应，而处理后的红细胞与 IgG 抗-D 有凝集反应。

八、步骤

(1)将 3 mL 的压积红细胞与 1.5 mL 的 1%无花果酶或木瓜酶混匀。
(2)37℃孵育 15 分钟。
(3)红细胞洗涤 3 次。
(4)将红细胞重离心(转速不小于 3100 r/min，至少离心 5 分钟)，彻底去除上清液得到压积红细胞，分成 3 份。
(5)将 1 mL 的酶处理压积红细胞与 2 mL 的自身血清混匀。
(6)4℃孵育 15~40 分钟。
(7)离心压积红细胞，将血清转移至第 2 支 1 mL 的酶处理压积红细胞试管，重复步骤(5)和步骤(6)两次，最后一次 4℃孵育 30~40 分钟。
(8)重离心得到压积红细胞，将吸收后的血清转移至干净的试管中。
(9)将吸收后的血清同时与筛选细胞和 2-Me 或 DTT 处理后的自身红细胞进行试验。
(10)试验过程见间接抗球蛋白法的抗体筛查试验。

九、结果分析

(1)吸收后血清与筛选细胞没有反应，与 2-Me 或 DTT 处理后的自身细胞反应为 0~2+，说明血清中的自身抗体已经被吸收，同时血清中没有同种抗体。
(2)吸收后血清与筛选细胞有反应，与 2-Me 或 DTT 处理后的自身细胞反应为 0~2+，说明血清中的自身抗体已经被吸收，同时血清中检出同种抗体。
(3)吸收后血清与筛选细胞有反应，与 2-Me 或 DTT 处理后的自身细胞反应为 1+~4+，说明血清中的自身抗体没有被完全吸收，需要重复吸收。
(4)自身抗体被吸收后，可以使用第四章节的抗球蛋白方法平行检测吸收后的血清和未吸收的血清。

第九节 双相溶血素试验检测阵发性寒冷性血红蛋白尿

一、目的

使用双相溶血素检测（donath-landsteiner Test），当发生免疫性溶血或有急性溶血但未检出意外抗体的情况下，可用于诊断或排除阵发性寒冷性血红蛋白尿（paroxysmal cold hemoglobinuria，PCH）。

二、背景资料

阵发性寒冷性血红蛋白尿（PCH）是一种罕见的自身免疫性溶血性贫血。由 IgG 型自身抗体在低温环境下与自身红细胞结合并结合补体，当环境温度到 37℃时，补体激活导致红细胞裂解，发生红细胞的溶血。这个也是双相溶血素试验的原理。很多双相溶血素阳性的抗体含有抗-P 特异性，但是与 p 型或 Pk 型红细胞不反应，也有报道抗-i、抗-HI 和抗-Pr 引起的双相溶血素阳性的案例。

如果有下列情况可以考虑双相溶血素试验：

（1）血清中未检测到冷凝集素。

（2）红细胞上只有 C3 致敏。

（3）DAT 阴性，放散液与红细胞没有反应，患者有血红蛋白血症和（或）血红蛋白尿。

注：阵发性寒冷性血红蛋白尿（PCH）与阵发性睡眠性血红蛋白尿（paroxysmal nocturnal hemoglobinuria，PNH）的区别，PNH 的发病与缺乏红细胞膜糖基磷脂酰肌醇蛋白有关。

三、注意事项

（1）样本需要在 37℃下采集并检测。

（2）需要采集新鲜正常血清作为补体来源（PCH 患者通常补体水平较低）。

四、试验局限性

假阳性结果：样本在检测前试验温度降低。

假阴性结果：溶血可能被误判为阴性结果。

五、样本要求

血清：2~3 mL，血清管样本采集分离都需要保持 37℃。

六、试剂

（1）新鲜补体：2~3 mL，新鲜采集正常人体血清，血清中必须不含同种抗体。

（2）pH 7.3 PBS。

（3）红细胞：7 天内使用 ACD 或 CPD 抗凝的 O 型新鲜血液，生理盐水洗涤 3 次，使用 pH 7.3 PBS 配制成 50% 的红细胞悬液。

（4）绵羊红细胞。

七、质量控制

每批人补体在使用前需要使用溶解绵羊红细胞进行补体活性的质量控制。

质量控制方法：绵羊红细胞用生理盐水洗涤后配制成 3%～5% 的浓度，1 滴绵羊红细胞中加入 3 滴人补体，37℃孵育 15 分钟，离心 15 秒(3100 r/min)，观察上清液是否溶血。

八、步骤

(1)准备 9 支干净试管。

(2)分 3 组，每组试管中 1 支加入 10 滴被检血清；1 支加入 5 滴被检血清和 5 滴人补体；1 支加入 10 滴人补体。

(3)所有试管中加入 1 滴 50% 红细胞悬液。

(4)第 1 组 37℃孵育 90 分钟。

(5)第 2 组冰浴(0℃) 30 分钟然后 37℃孵育 60 分钟。

(6)第 3 组冰浴(0℃) 90 分钟。

(7)离心成压积红细胞，观察上清液是否溶血。

九、结果分析

试验结果分析(见表 13-2)。

表 13-2　双相溶血素试验结果分析

37℃ 90 分钟	0℃ 30 分钟→37℃ 60 分钟	0℃ 90 分钟	双向溶血试验
0	+/H	0	阳性
0	+/H	+/H	阴性(可能存在冷反应性抗体)
+/H	+/H	0	阴性(可能存在温反应性抗体)
0	0	0	阴性

注：H 表示溶血。

第十节　检测温自身抗体效价鉴定其抗体特异性

一、目的

通过检测温自身抗体的效价判断自身抗体可能的特异性。

二、背景资料

温反应性自身抗体通常会表现出血型抗体的特异性，一般以 Rh 血型的特异性为主，如自身抗-e，与 e 阳性的红细胞反应较强，与 e 阴性的红细胞反应较弱。温反应性自身抗体在稀释后能检出具有 Rh 的特异性。在存在自身抗体的溶血患者中，未稀释的血清或放散液与谱细胞反应会表现出抗体的特异性，有一些报道证明抗原阴性的血液比患者的红细胞存活更长，输注抗原阴性红细胞还是输注与患者同型的红细胞是有争议的，不过可以通过检测效价证明自身抗体对抗原的反应情况。有限的报道表明，这种血液比患者红细胞存活更长，在没有发生溶血的情况下，不一定需要选择抗原阴性的红细胞。

此方法可以证明温反应性自身抗体的血清中潜在的同种异体抗体，但不是证明同种异体抗体的最佳方法，只有在同种异体抗体的效价大于自身抗体的效价情况下，这个方法才能证明同种抗体的存在，在存在温反应性自身抗体的情况下，需要通过吸收试验，吸收自身抗体后才能鉴定是否存在同种抗体。

三、注意事项

效价稀释时需要更换吸头，防止高浓度的稀释液拖带到低浓度的稀释液中。

四、试验局限性

高浓度的稀释液拖带到低浓度的稀释液中容易造成假阳性结果。

五、样本要求

血清(血浆)或放散液：2~3 mL。

六、试剂

(1)抗-IgG 试剂。
(2)3%~5%浓度的筛选细胞和谱细胞。

七、步骤

(1)用生理盐水倍比稀释血清或者放散液，倍比稀释体积不小于500 μL。
(2)在3支干净试管中分别加入50 μL倍比稀释的稀释液，然后加入50 μL的筛选细胞。
(3)混匀，然后37℃孵育30~60分钟。
(4)生理盐水洗涤3~4次，弃去上清液。
(5)在每支试管中加入抗-IgG，离心15秒(3100 r/min)，肉眼观察结果。
(6)记录不同稀释度的反应强度。
(7)根据得到的稀释强度，将血清或者放散液稀释到最强2+的稀释度。
(8)将第二次稀释的稀释液进行抗体鉴定试验(见第十章)。

八、结果分析

(1)如果抗体鉴定与所有的细胞都没有反应，说明稀释倍数太高，应将原液重新稀释，降低稀释倍数。
(2)如果抗体鉴定与所有的细胞反应都一致，说明温反应性自身抗体没有特异性。
(3)如果抗体鉴定有反应格局，根据反应格局判断抗体的特异性，并进行相应血型抗原的定型。

第十一节　用酶处理的自身红细胞吸收温反应性自身抗体

一、目的

利用酶处理自身红细胞提高自身红细胞与自身抗体的抗原抗体反应能力，吸收血清中的自身抗体。

二、背景资料

温反应性自身抗体可以掩盖血清中的同种抗体，同种抗体的鉴定可以通过将温反应性自身抗体吸收后，然后鉴定吸收后的血清中的抗体。

自身细胞是温反应性自身抗体的最佳吸收细胞，先将自身红细胞上的致敏的自身抗体去除，然后使用蛋白水解酶处理，酶处理去除阻碍抗原抗体结合的红细胞膜结构，增强吸附的效果。

注：如果患者红细胞数量较少，也不建议选择献血者的红细胞进行吸收试验，因为血清中如果含有同种抗体，可能被含有同种抗体对应抗原的献血者红细胞吸收，导致无法检出温反应性自身抗体血清中含有的同种抗体。

三、注意事项

(1)患者有120天内的输血史，不能采取这个方法进行自身抗体吸收。

(2)一般通过2~3次吸收试验可以清除自身抗体，极少数情况下可能需要更多次数的吸收试验。

四、试验局限性

假阳性：这种方法不会清除蛋白酶敏感的抗原特异性对应的特异性自身抗体。

假阴性：红细胞洗涤后，盐水去除不干净，可能会稀释血浆(血清)中的抗体。

五、样本要求

血清(血浆)：2~3 mL。

自体红细胞：洗涤3次的压积红细胞3 mL。

六、试剂

(1)6%小牛血清。

(2)无花果酶溶液或木瓜蛋白酶溶液：1% mg/dL。

(3)红细胞试剂：筛选红细胞，浓度为3%~5%。

七、质量控制

吸收前需要确定红细胞已经被蛋白水解酶处理过，可以使用IgG抗-D对红细胞进行质量控制，未处理红细胞与IgG抗-D没有反应，而处理后的红细胞与IgG抗-D有凝集反应。

八、步骤

(1)将 3 mL 的压积红细胞与 1.5 mL 的 1%无花果酶或木瓜酶混匀。

(2)37℃孵育 15 分钟。

(3)红细胞洗涤 3 次。

(4)将红细胞重离心(转速不小于 3100 r/min，至少离心 5 分钟)，彻底去除上清液得到压积红细胞，分成 3 份。

(5)将 1 mL 的酶处理压积红细胞与 2 mL 的自身血清混匀。

(6)37℃孵育 10~60 分钟，定时混匀。

(7)离心压积红细胞，将血清转移至第二个 1 mL 的酶处理压积红细胞试管，重复步骤(5)和(6)两次，最后一次 37℃孵育 20~60 分钟，定时混匀。

(8)重离心得到压积红细胞，将吸收后的血清转移至干净的试管中。

(9)将吸收后的血清同时与筛选细胞和磷酸氯喹或枸橼酸处理后的自身红细胞(见第六章)进行试验。

(10)试验过程见间接抗球蛋白法的抗体筛查试验(见第二章和第三章)。

九、结果分析

(1)吸收后血清与筛选细胞没有反应，与磷酸氯喹或枸橼酸处理后的自身红细胞没有反应，说明血清中的自身抗体已经被吸收，同时血清中没有同种抗体。

(2)吸收后血清与筛选细胞有反应，与磷酸氯喹或枸橼酸处理后的自身红细胞没有反应，说明血清中的自身抗体已经被吸收，同时血清中检出同种抗体。

(3)吸收后血清与筛选细胞有反应，与磷酸氯喹或枸橼酸处理后的自身红细胞反应为 1+~4+，说明血清中的自身抗体没有被完全吸收，需要重复吸收。

(4)自身抗体被吸收后，可以使用第四章节的抗球蛋白方法平行检测吸收后的血清和未吸收的血清。

第十二节　用 ZZAP 处理自身红细胞吸收温反应性自身抗体

一、目的

利用木瓜酶、无花果酶和 DTT 混合试剂处理自身红细胞提高自身红细胞与自身抗体的抗原抗体反应能力，吸收血清中的自身抗体，用于鉴定其是否存在同种抗体。

二、背景资料

温反应性自身抗体可以掩盖血清中的同种抗体，同种抗体的鉴定可以通过将温反应性自身抗体吸收后，然后鉴定吸收后的血清中的抗体。

ZZAP 通过蛋白酶和巯基试剂的联合作用，破坏红细胞膜结合的 IgG，去除自身红细胞上的致敏抗体。同时蛋白水解酶去除阻碍抗原抗体结合的红细胞膜结构，增强吸附的效果。这个方法最初用于去除温反应性自身抗体，同时这个方法改动后也能去除冷反应性自身抗体。

注：如果患者红细胞数量较少，也不建议选择献血者的红细胞进行吸收试验，因为血清中如果含有同种抗体，可能被含有同种抗体对应抗原的献血者红细胞吸收，导致无法检出温反应性自身抗体血清中含有的同种抗体。

三、注意事项

(1)患者有 120 天内输血史的，不能采取这个方法进行自身抗体吸收。

(2)一般通过 2~3 次吸收试验可以清除自身抗体，极少数情况下可能需要更多次数的吸收试验。

四、试验局限性

假阳性：这种方法不会清除木瓜蛋白酶敏感(如 En^a，Ge2)或巯基敏感(如 Kell 系统)的抗原特异性对应的特异性自身抗体。

假阴性：红细胞洗涤后，盐水去除不干净，可能会稀释血浆(血清)中的抗体。

五、样本要求

血清(血浆)：2~3 mL。

自体红细胞：ZZAP 处理后的自身压积红细胞 3 mL(见第五章)。

六、试剂

(1)ZZAP 试剂。

(2)红细胞试剂：筛选红细胞，浓度为 3%~5%。

七、质量控制

吸收前需要确定红细胞已经被 ZZAP 处理过，可以使用 IgG 抗-D 对红细胞进行质量控制，未处理的红细胞与 IgG 抗-D 没有反应，而处理后的红细胞与 IgG 抗-D 有凝集反应；或者使用抗-k 对红细胞进行质量控制，未处理的红细胞与抗-k 有凝集反应，而处理后的红细胞与抗-k 没有凝集反应。

八、步骤

(1)将等量的 1 mL ZZAP 处理过的洗涤压积红细胞分装到 2 支标记的试管中。

(2)将红细胞重离心(转速不小于 3100 r/min，至少离心 5 分钟)，彻底去除上清液得到压积红细胞。

(3)将 1 mL 的 ZZAP 处理压积红细胞与 2 mL 的自身血清混匀。

(4)37℃孵育 10~60 分钟(或 4℃去除冷反应性自身抗体)。

(5)离心压积红细胞，将血清转移至第 2 支 1 mL 的 ZZAP 处理压积红细胞试管，混匀。

(6)37℃孵育 10~60 分钟(或 4℃去除冷反应性自身抗体)。

(7)重离心得到压积红细胞，将吸收后的血清转移至干净的试管中。

（8）将吸收后的血清同时与筛选细胞和 ZZAP 处理后的自身红细胞进行试验。

（9）试验过程见间接抗球蛋白法的抗体筛查试验。

九、结果分析

（1）吸收后血清与筛选细胞没有反应，与 ZZAP 处理后的自身细胞没有反应，说明血清中的自身抗体已经被吸收，同时血清中没有同种抗体。

（2）吸收后血清与筛选细胞有反应，与 ZZAP 处理后的自身细胞没有反应，说明血清中的自身抗体已经被吸收，同时血清中检出同种抗体。

（3）吸收后血清与筛选细胞有反应，与 ZZAP 处理后的自身细胞反应为 1+~4+，说明血清中的自身抗体没有被完全吸收，需要重复吸收。

（4）自身抗体被吸收后，可以使用第四章节的抗球蛋白方法平行检测吸收后的血清和未吸收的血清。

（祝丽丽　张琦　张进进　沈伟）

第十四章
药物抗体的检测

本章节主要描述一些用于检测药物导致的免疫溶血性贫血（drug-induced immune hemolytic anemia，DIIHA）的方法。

一、主要注意事项

当检测 DIIHA 时应尽可能了解下列信息：

（1）患者的药物史。

①处方药；

②非处方药；

③其他药物（中草药、靶向药物）。

（2）药物治疗的时间和剂量，包括 2 星期内的药物治疗以及在急性溶血发生时接受的药物治疗。

（3）外科医生或麻醉科医生提供的患者在外科手术中接受的抗生素治疗史。

这些信息有助于我们确定可能的致病药物，因为大部分患者在同一时期会接受多种药物治疗。表 14-1 列出的均为已有报道的导致红细胞直抗阳性或药物导致的溶血案例。

药物研究的样本均是直抗阳性，大部分出现强阳性（3+~4+），或相对直抗强阳性，放散液出现阴性或者无格局的阳性，但是结果相对一致。如：因 IgG 的原因引起的直抗 4+，一般放散液与所有细胞反应性为 2+~4+。但是在 DIIHA 病例中，放散液出现阴性或弱阳性 1+。除血清学特征外，临床意外溶血与溶血时用药可能对药物研究有指导意义。

二、当代药物依赖性抗体检测的理念

众所周知，药物依赖性抗体是导致免疫溶血的原因之一。血清学经典的结果包括那些诊断为温自身免疫溶血性贫血的患者，直抗强阳性，由单特异性抗-IgG，或抗-IgG 和抗-C3 阳性，以及血清在未添加药物情况下血清与所有细胞有宽泛的反应；有少部分病例，最初血清学出现类似于冷凝集症状，直抗 2+~3+，由单特异性 C3 和血清中检出冷反应性抗体；有很少一部分当患者有溶血症状，检出直抗弱阳性，主要由 IgG 或补体，病史中提示可能是这些药物导致的免疫复合物型溶血。直抗阳性一般会在患者停药后急速下降。血清抗体最初的反应发生是在患者外周血循环中存在的药物，因此患者血清中依旧存在药物；或者，这种药物抗体反应发生在非药物依赖的自身抗体。

三、分类

药物诱导的免疫性溶血的机制目前还没有完全明确。从一些机制的理论回顾中，我们归纳4种药物诱导的溶血机制，分别是自身免疫、药物吸收、免疫复合物及细胞膜的修饰，下面具体介绍溶血及检测。

1. 非药物依赖的自身抗体

经常引起非药物依赖的自身抗体的药物有 α-甲基多巴（降压药），目前经常使用的药物甲灭酸又名扑湿痛（消炎、止痛）、普鲁卡因胺（心脏病），能修饰免疫系统，抑制 T 细胞从而不能再控制机体产生的自身抗体产物。温自身抗体免疫溶血性贫血的血清学试验与其血清学试验均 DAT 强阳性（3+~4+），放散液与所有试剂细胞阳性（2+~3+），因此不能明确的区分。

2. 药物结合红细胞膜

传统的药物如青霉素、二代或三代头孢，及常用的头孢替坦。此类药物均非常牢固地结合在红细胞膜。抗体能检测到药物并与红细胞膜上药物结合，导致 DAT 阳性。如果大量静脉滴注大量药物，可能会引发溶血，但通常很少发生溶血现象。通常 IgG 抗体会在红细胞表面致敏，偶尔 C3 也会致敏红细胞。血清学可以通过药物处理的红细胞证实。血清学检测药物可通过血清或者放散液与药物处理的红细胞反应。药物依赖的抗体还可能与纯药物反应，纯药物可能为半抗原。

3. 不结合红细胞膜的药物

奎宁和其他非甾体类药物（nonsteroidal anti-inflammatory drugs，NSAID）可作为一个半抗原与蛋白结合形成免疫原，刺激机体产生抗体。输注少量此类药物即可引起急性溶血。红细胞表面存在 IgG，有时会存在 C3。放散液与红细胞没有反应，血清试验可以与药物或者药物代谢产物发生反应。

4. 非免疫吸附蛋白

头孢菌素类抗生素和 β-内酰胺酶抑制剂（克拉维酸、舒巴坦等）能修饰红细胞膜，导致所有蛋白（包括白蛋白、免疫球蛋白、α 和 β 球蛋白）都能非特异性吸附在红细胞表面。近期报道指出 β-内酰胺酶抑制剂也可导致溶血性贫血。

5. 其他原因

某些生物物质也能导致部分直抗阳性，如同种异体的血浆制品包含的抗体。值得注意的是没有 ABO 血型特异性的血液成分和包含 Rh 抗体的丙种球蛋白。IgG 致敏同时可能伴有 C3 致敏的免疫性溶血。放散液中可检出特异性抗体。此外，马源性的抗淋巴细胞球蛋白与抗胸腺细胞球蛋白含有高效价的抗异种抗体，导致被动获得抗体引起的直抗阳性。

随着靶向药物参与临床肿瘤患者的治疗，靶向药物针对细胞膜上某些抗原的异常表达，这类抗原在正常细胞上也有表达。如治疗多发性骨髓瘤的达雷妥尤，即抗-CD38，其针对的是多发性骨髓瘤患者血液中的瘤细胞表面高表达的 CD38，但正常红细胞上也有表达 CD38，因此对于这类患者在使用靶向药物时，可能造成患者的血型鉴定、抗体筛查（鉴定）和交叉配血的困扰。

本章节主要介绍试管法检测不同的药物抗体或药物代谢物抗体的血清学方法。这些方法有助于输血科和临床给患者的输血和临床治疗方面提供一定的数据支撑。

四、导致免疫溶血及直抗阳性的药物

导致免疫溶血及直抗阳性的药物见表 14-1。

表 14-1　导致免疫溶血及直抗阳性的药物

药物 （通用名称）	英文名称	药物性能	检测药物是否依赖抗体方法	药物没有参与且反应阳性，是否需要添加试验
乙酰氯芬酸	Aceclofenac	非甾体类抗炎药	IPOD	否
对乙酰氨基酚	Acetaminophen（Paracetamol）	非甾体类抗炎药	IPOD	否
阿昔洛韦	Acyclovir	抗病毒	DTRC	否
氨基比林	Aminopyrine（Piramidone）	非甾体类抗炎药	DTRC	否
阿莫西林	Amoxicillin	抗生素	DTRC	否
两性霉素 B	Amphotericin B	抗生素	IPOD	否
氨苄西林	Ampicillin	抗生素	DTRC/IPOD	否
安他唑啉	Antazoline	抗组胺药	IPOD	否
阿司匹林	Aspirin	镇痛，退热，抗炎药	IPOD	否
阿扎丙宗	Azapropazone（Apazone）	抗炎，镇痛药	DTRC	是
丁噻嗪	Buthiazide（Butizide）	利尿，降压药	IPOD	否
甲亢平	Carbimazole	抗甲状腺剂	DTRC/IPOD	是
卡铂	Carboplatin	抗肿瘤药	DTRC/IPOD	是
卡溴脲	Carbromal	镇静，催眠药	DTRC	否
儿茶素	Catechin［(+)-Cyanidanol-3；Cianidanol]	止泻药	DTRC/IPOD	是
头孢孟多	Cefamandole	抗生素	DTRC	否
头孢唑啉	Cefazolin	抗生素	DTRC	否
头孢克肟	Cefixime	抗生素	DTRC/IPOD	否
头孢噻肟	Cefotaxime	抗生素	DTRC/IPOD	是
头孢替坦	Cefotetan[‡]	抗生素	DTRC/IPOD	是
头孢西丁	Cefoxitin	抗生素	DTRC/IPOD	是
头孢匹罗	Cefpirome	抗菌药	IPOD	否
头孢他啶	Ceftazidime	抗生素	DTRC/IPOD	是
头孢唑肟	Ceftizoxime	抗生素	DTRC/IPOD	是
头孢曲松	Ceftriaxone	抗生素	IPOD	是

续表14-1

药物 （通用名称）	英文名称	药物性能	检测药物是否 依赖抗体方法	药物没有参 与且反应阳 性，是否需 要添加试验
头孢呋辛	Cefuroxime	抗生素	DTRC	否
头孢氨苄	Cephalexin	抗生素	DTRC	否
头孢噻吩	Cephalothin‡	抗生素	DTRC/DTRC	否
氯霉素	Chloramphenicol	抗生素	DTRC	是
氯代烃类	Chlorinated hydrocarbons	杀虫药	IPOD/DTRC	是
氯丙嗪	Chloropromazine	止吐药，安定药	DTRC	是
氯磺丙脲	Chloropropamide	降糖药	IPOD	是
环丙沙星	Ciprofloxacin	抗生素	IPOD	是
顺铂	Cisplatin‡ （Cisdiaminodichloroplatinum）	抗肿瘤药	IPOD/DTRC	否
克拉屈滨	Cladribine （2-chlorodeoxyadenosine）	抗肿瘤药	IA	是
克拉维酸钾	Clavulanate potassium （Clabulanic acid）	β-内酰胺酶抑制药	NIPA	否
氯唑西林	Cloxacillin	抗菌药	None	是
环芬尼	Cyclofenil	促性腺原理	IPOD	是
环孢素	Cyclosporin（Cyclosporine）	免疫抑制药	DTRC	是
扑尔敏	Dexchlorpheniramine maleate （Chlorpheniramine）	抗组胺药	IPOD	否
双氯芬酸	Diclofenac	非甾体类抗炎药	IPOD/DTRC	是
肌苷二醛	Diglycoaldehyde	抗肿瘤药	NIPA	否
己烯雌酚	Diethylstillbestrol（Stillboestrol）	雌激素	IPOD	否
安乃近	Dipyrone	非甾体类抗炎药	IPOD/DTRC	否
红霉素	Erythromycin	抗生素	DTRC	否
乙胺丁醇	Ethambutol	抗菌药	IPOD/DTRC	否
依托度酸	Etodolac	非甾体类抗炎药	IPOD	否
非诺洛芬	Fenoprofen	非甾体类抗炎药	IPOD	是
氯康唑	Fluconazole	抗真菌药	IPOD/DTRC	否
荧光素	Fluorescein	注射用染料	IPOD/DTRC	是
氟尿嘧啶	Fluorouracil	抗肿瘤药	IPOD	否

续表14-1

药物 （通用名称）	英文名称	药物性能	检测药物是否依赖抗体方法	药物没有参与且反应阳性，是否需要添加试验
氟达拉宾	Fludarabine	抗肿瘤药	IA	是
呋塞米	Furosemide	利尿药	IPOD	否
格拉非宁	Glaphenine（Glaphenine）	镇痛药	None	是
肼酞嗪	Hydralazine	降血压药	DTRC	否
氢氯噻嗪	Hydrochlorothiazide	利尿药	IPOD/DTRC	是
依利醋铵	9-Hydroxy-methyl-ellipticinium （Elliptinium acetate）	抗肿瘤药	IPOD	否
布洛芬	Ibuprofen	非甾体类抗炎药	IPOD	是
甲磺酸伊马替尼	Imatinib mesylate	抗肿瘤药	DTRC	否
胰岛素	Insulin	降糖药	DTRC	否
异烟肼	Isoniazid	抗生素	IPOD/DTRC	否
拉氧头孢	Latamoxef（Moxalactam）	抗生素	None	是
左氧氟沙星	Levofloxacin（Ofloxacin）	抗生素	IPOD/DTRC	是
左旋多巴	Levodopa（L-dopa）	抗帕金森药	IA	是
甲芬那酸	Mefenamic acid	非甾体类抗炎药	IA	是
甲氟喹	Mefloquine	抗生素	DTRC/IPOD	是
马法兰	Melphalan	抗肿瘤药	IPOD	否
6-巯基嘌呤	6-Mercaptopurine	抗肿瘤药	DTRC	否
美沙酮	Methadone	镇痛药	DTRC	否
甲氨蝶呤	Methotrexate	抗肿瘤药，抗风湿药	DTRC/IPOD	是
甲基多巴	Methyldopa	降血压药	IA	是
甲泛影酸造影剂	Metrizoate-based radiographic contrast media	用于 X-射线	DTRC/IPOD	是
米诺环素	Minocycline	抗菌药	IPOD	否
萘丁美酮	Nabumetone	抗炎药	IPOD	是
乙氧萘青霉素	Nafcillin	抗生素	DTRC	否
萘普生	Naproxen	抗炎，镇痛，退热药	IPOD	否
呋喃妥因	Nitrofurantoin	抗菌药	IPOD	否
诺米芬辛	Nomifensine	抗抑郁药	IPOD	是

续表14-1

药物 （通用名称）	英文名称	药物性能	检测药物是否 依赖抗体方法	药物没有参 与且反应阳 性，是否需 要添加试验
诺氟沙星	Norfloxacin	抗生素	DTRC	否
奥沙利铂	Oxaliplatin‡	抗肿瘤药	DTRC/IPOD	是
对氨基水杨酸	p-Aminosalicylic acid（PAS）	抗生素	IPOD	否
青霉素 G	Penicillin G	抗生素	DTRC/IPOD	否
非那西丁	Phenacetin（Acetophenetidin）	非甾体类抗炎药	IPOD	是
苯妥英	Phenytoin（Fenitoine）	抗癫痫，抗心律失常药	DTRC	否
哌拉西林	Piperacillin	抗生素	IPOD/DTRC	是
哌拉西林 他唑巴坦	Piperacillin and Tazobactam （Zosyn）	抗生素	IPOD/DTRC	是
丙磺舒	Probenecid	排尿酸药	IPOD	是
普鲁卡因	Procainamide	抗心律失常药	IA	是
异丙安替比林	Propyphenazone	非甾体类抗炎药	IPOD	否
吡嗪酰胺	Pyrazinamide	抗菌药	DTRC/IPOD	否
乙嘧啶	Pyrimethamine（Pirimetamine）	抗生素	DTRC	否
奎尼丁	Quinidine	抗心律失常药、抗生素	IPOD/DTRC	是
奎尼	Quinine	抗生素	IPOD	是
雷尼替丁	Ranitidine	抗溃疡药	IPOD/DTRC	否
利福布汀	Rifabutin	抗菌药	IPOD	否
利福平	Rifampin（Rifampicin）	抗菌药	IPOD/DTRC	是
锑波芬	Stibophen	抗生素	IPOD	否
链激酶	Streptokinase	溶血栓药	DTRC	是
链霉素	Streptomycin	抗生素	DTRC/IPOD	是
舒巴坦	Sulbactam	β-内酰胺酶抑制药	NIPA	否
柳氮磺吡啶	Sulfasalazine	抗炎药	IPOD	否
磺胺异恶唑	Sulfisoxazole	抗菌药	IPOD/DTRC	否
舒林酸	Sulindac	抗炎药	IPOD/DTRC	是
舒洛芬	Suprofen	非甾体类抗炎药	IPOD	是
柠檬黄	Tartrazine	色素	IPOD/DTRC	否
他唑巴坦	Tazobactam	β-内酰胺酶抑制药	NIPA	否

续表14-1

药物 (通用名称)	英文名称	药物性能	检测药物是否 依赖抗体方法	药物没有参 与且反应阳 性,是否需 要添加试验
替考拉宁	Teicoplanin	抗生素	IPOD	是
替马沙星	Temafloxacin	抗生素	IPOD	否
替尼泊苷	Teniposide	抗肿瘤药	IPOD	是
四环素	Tetracycline	抗生素	DTRC	否
硫喷妥钠	Thiopental sodium	麻醉药	IPOD	否
替卡西林	Ticarcillin	抗生素	DTRC	是
甲苯磺丁脲	Tolbutamide	降糖药	DTRC	否
托美汀	Tolmetin	非甾体类抗炎药	IPOD	是
氨苯蝶啶	Triamterene	利尿药	IPOD/DTRC	否
偏苯三酸酐	Trimellitic anhydride	用于制备树脂, 染料,黏合剂等	DTRC	否
复方新诺明	Trimothoprim and sulfame thoxazole（Bactrim）	抗菌药	IPOD/DTRC	是
万古霉素	Vancomycin	抗菌药	IPOD	否
佐美酸	Zomepirac	非甾体类抗炎药	IPOD	是

注:数据来源于Garratty G, Arndt PA. An update on drug-induced immune hemolytic anemia. Immunohematology 2007; 3:105-19.

当列举有2种方法时,第一种是经常被报道的药物依赖抗体,然而使用该药物的有些个体是被第二种方法检出的。

一些患者通过其他方法检测到药物依赖抗体,被报道有非免疫蛋白吸附反应。

NSAID:非类固醇消炎药(nonsteroidal anti-inflammatory drug);IPOD:存在药物[患者血清+药物 1 mg/mL+未处理细胞](in presence of drug [patient serum+drug (1 mg/mL)+untreated RBCs]);DTRC:药物处理红细胞[患者血清+药物处理红细胞](drug-treated RBCs [patient serum+drug-treated RBCs]);IA:自身免疫[患者细胞+未处理细胞](induction of autoimmunity [patient serum+untreated RBCs]);NIPA:非免疫蛋白吸附[DAT 阳性](nonimmunologic protein adsorption [positive DAT]).

第一节　溶解药物

一、目的

溶解盘尼西林(青霉素)、盘尼西林衍生物、头孢菌素,用于处理红细胞,将药物溶液浓度调至 1 mg/mL,用于检测药物依赖抗体试验。

二、背景资料

在溶解药物之前,必须验证药物的溶解度,因为不同药物的水溶性不同。某些很难溶于 PBS 的药物,可以考虑添加 6%的白蛋白。例如含有丙磺舒类的药物,它几乎不溶于水。

注:溶解头孢类药物时须注意,此类药物结合共价结合蛋白,这种蛋白质结合可能会降低药物在溶液中的浓度,造成弱反应性的药物依赖性抗体的漏检。

三、操作规范

为了获得最好的结果,必须在使用前配制药物溶液。如果药物溶液需要保存,须检查每一种药物溶液的保存条件。应采取适当的控制措施来验证药物在储存后的作用。

四、试验局限性

假阳性结果:

(1)药物处理后的红细胞会造成非特异性反应的蛋白。

(2)一些个体含有非药物依赖的自身抗体,这类患者的血清在测试普通的未经处理的红细胞或在试验中没有添加任何药物的情况下也会造成阳性结果。

假阴性结果:

(1)如果药物是共价结合白蛋白的药物,使用6%的白蛋白用于溶解药物,溶液中的药物的浓度可能比需要检测药物依赖性抗体的最低药物浓度低。

(2)药物预稀释的药剂,特别是静脉注射抗生素,未能提供药物依赖性抗体检测的最佳药物浓度。

五、试剂

药物相关:注意片剂或者胶囊药物的含量。

注意:由化工厂生产的纯的药物最能控制剂量,如抗生素粉剂包装,此类药物是最好的选择,以免片剂或者胶囊内混有的药物添加剂影响试验结果。

常用溶解药物的溶液:

(1)pH 为 7.3 的 PBS。

(2)1%白蛋白。

(3)6%白蛋白。

(4)pH 为 9.6 的巴比妥缓冲液。

六、质量控制

（1）测试正常血清作为阴性质量控制。

（2）已知特异性的药物依赖抗体的患者血清作为阳性质量控制。

七、普通药物溶解步骤

（1）药物准备：片剂，用研钵和研杵压碎片剂；胶囊，胶囊掰开并将内容物倒入称量杯；粉剂，直接称量；溶液，尽量配制成 1 mg/mL。

（2）称量药物。

（3）片剂或胶囊，将药片或胶囊内容物直接溶于溶液；粉剂，称重合适的药物。

注意：将药物有效浓度配制成 1 mg/mL。

（4）易于溶解的药物，直接跳至步骤6。

（5）不易溶解的药物，可选择 37℃ 水浴，搅拌，从药典中查找合适的溶剂（例如 1%～6% 的白蛋白，丙酮，酒精或不同 pH 的缓冲液）。

（6）检测药物溶液 pH，调整 pH 至 5.0～8.0。

八、青霉素类药物溶解步骤

（1）药物准备：片剂，用研钵和研杵压碎片剂；胶囊，胶囊掰开并将内容物倒入称量杯；粉剂，直接称量。

（2）药物称重 300 mg。

（3）将药物溶于 7.5 mL pH 为 9.6 的巴比妥缓冲液。

（4）易于溶解的药物，直接跳至步骤（6）。

（5）不易溶解的药物，可选择 37℃ 水浴，搅拌，从药典中查找合适的溶剂（例如 1%～6% 的白蛋白、丙酮、乙醇或不同 pH 的缓冲液）。

（6）将药物浓度保持在 40 mg/mL。注意：有些片剂药物可能混有其他不能溶解于巴比妥溶液的物质，只需提取上清液即可。

九、非青霉素药物溶解步骤

（1）药物准备：片剂，用研钵和研杵压碎片剂；胶囊，胶囊掰开并将内容物倒入称量杯；粉剂，直接称量。

（2）药物称重 300 mg。

（3）将药物溶于 7.5 mL pH 为 7.3 的 PBS 缓冲液。

（4）易于溶解的药物，直接跳至步骤（6）。

（5）不易溶解的药物，可选择 37℃ 水浴，搅拌，从药典中查找合适的溶剂（例如 1%～6% 的白蛋白、丙酮、乙醇或不同 pH 的缓冲液）。

（6）将药物浓度保持在 40 mg/mL。注有些片剂药物可能混有其他不能溶解于巴比妥溶液的物质，只需提取上清液即可。

第二节 从尿液中提取药物代谢物

一、目的

从尿液中提取药物代谢物，用于检测药物依赖抗体。

二、背景资料

根据从药典中查询到的药物代谢动力学的相关信息。信息含有药物代谢时间点，包含患者服用药物到可以采集样本的时间点。

收集用药后第一天的晨尿可以提供高浓度的药物代谢，特别是收集志愿者的接受药物后晨尿。

有新鲜的补体可以帮助检测药物依赖性抗体的案例。一些药物依赖抗体与蛋白酶（无花果酶、木瓜酶）处理后，红细胞反应会增强。

三、操作规范

接受药物治疗的志愿者的尿液是最佳的药物代谢产物来源（需要医学伦理委员会批准）。

四、试验局限性

需要将尿液 pH 调整至正常范围，尿液 pH 偏酸或偏碱都会造成红细胞溶血。

五、样本要求

接受药物志愿者第 2 天的晨尿。

六、试剂

石蕊试纸：pH 7.0 范围。

七、质量控制

如有条件，可以使用测试患者的血清与一位已知含有药物代谢产物抗体的患者的红细胞。正常的试剂红细胞在含有药物代谢产物可能反应 2+~4+。

注：为了保存稀有的质量控制血清（血浆），没有必要对已知的代谢物依赖抗体与未处理红细胞在稀释液中反应。

八、步骤

（1）医学伦理委员会审查整个试验过程并对每个接受药物的志愿者进行问询。

（2）从药典中查询相关药物的药物动力学特征，针对受药的志愿者，等待适当的时间间隔，收集药物代谢产物的最佳量。

（3）离心尿液 3~5 分钟，收集上清液。

(4)检测尿液 pH,将尿液 pH 调整至 pH 5.0~8.0。

(5)1℃~6℃储存,或-20℃分装冰冻保存。

第三节　与药物处理的红细胞反应药物依赖抗体的检测

一、目的

用于检测药物依赖性抗体能够结合药物治疗红细胞,特别是青霉素类药物、头孢菌素和其他抗生素。

二、背景资料

青霉素以及第二代、第三代抗生素可以引发 IgG 免疫应答(例青霉素依赖抗体),可能会在经药物处理过的红细胞上被识别。当与血清原液(未稀释过血清)反应,阳性结果很可能表明含有药物抗体。可以通过效价检测鉴别病理性的药物依赖抗体和正常的个体中含有的抗体。

(1)IgM 型药物依赖抗体能与药物处理后的红细胞凝集,但不会与未处理的红细胞在室温条件下反应,除血清中含有低效价的抗体反应外。

(2)IgG 药物依赖抗体能与药物处理后的红细胞在 IAT 介质下反应,但不会与未处理红细胞反应,除血清中含有低效价的反应抗体外。

(3)许多正常的个体含有低效价的药物抗体,但这些抗体通常<32。

(4)在选择药物处理的红细胞时,选择 e 阳性的红细胞用于药物处理。大部分药物依赖抗体与 Rh 血型抗原有一定相关性,使用 e 抗原阳性细胞有助于增加抗体检测敏感度。

备注:极少部分药物依赖抗体显示与其他抗原特异性。

三、注意事项

未处理红细胞不与患者血清或放散液反应。如果阳性结果,可能的原因有 3 种:

(1)存在非药物相关抗体(一种特异性同种抗体)。

(2)非药物依赖抗体。

(3)患者血浆中同时存在药物以及药物依赖抗体。

备注:患者血清效价有必要同时与药物处理红细胞以及未处理红细胞同时进行试验。如果存在药物依赖抗体,与药物处理红细胞的效价比未处理的红细胞效价高。

四、局限性

(1)头孢菌素抗体可能与青霉素处理的红细胞有交叉反应。

(2)注意:头孢替坦处理的红细胞会导致非特异性蛋白的摄取。有一些个体天然存在头孢替坦依赖的抗体。

(3)当红细胞包被一些药物时导致非特异性的摄取蛋白结果。

(4)一些个体含有非药物依赖的自身抗体。这些患者血清与未处理的正常红细胞也具有阳性结果,在这些试验中没有任何药物的参与。

五、样本要求

血清或放散液 0.3 mL

六、试剂

（1）Alsever's 溶液。

（2）质量控制血清，或已知药物依赖抗体个体的红细胞放散液。

（3）新鲜的洗涤 3 次的 O 型压积红细胞 1 mL。

（4）阴性质量控制：多人份或单人份正常血清（或血浆）。

（5）多特异性抗球蛋白试剂（抗-IgG+C3d）。

七、质量控制

将已知药物依赖抗体样本与药物处理红细胞进行反应。阳性质量控制红细胞应达到 3+~4+的强阳性。

备注：为了获得稀有的质量控制血清，没有必要测试药物依赖抗体是否与未被药物处理的红细胞反应。

测试正常的血清稀释后可作为阴性质量控制。

八、步骤

注：如果存在同种抗体，必须选择抗原阴性的 O 型红细胞进行药物处理。

（1）将 O 型红细胞用生理盐水洗涤 3 次，保存一部分红细胞作为未处理红细胞的平行对照。

（2）将 0.5 mL 压积红细胞与 7.5 mL 的药物溶液混匀。

注：请使用新鲜配制的药物溶液。

（3）室温孵育 1 小时，定时混匀。

（4）用生理盐水至少洗涤 3 次，将溶血洗净。使用 Alsever's 溶液将细胞配成 3%~5% 浓度的红细胞悬液 10 mL，4℃保存。

注：如果处理的红细胞不需要保存，也可使用生理盐水配成 3%~5% 的红细胞悬液。

（5）使用 10 mL 的 Alsever's 溶液稀释未处理的压积红细胞 0.5 mL，将细胞配制成 3%~5% 的红细胞悬液，4℃保存。

注：如果红细胞直接进行试验，可用生理盐水配制。

（6）在标记的每支试管中分别加入 2 滴患者血清、血清稀释液、放散液、阳性对照、阴性对照。一共 2 组。

（7）分别在一组试管中加入 3%~5% 的药物处理的红细胞 1 滴，在另一组中加入未处理的 3%~5%红细胞 1 滴。

（8）室温孵育 15 分钟后检测 IgM 型抗体，离心，轻摇试管将底部细胞扣重悬，肉眼观察凝集强度，判断凝集强度并记录。

注：这步可根据需求省略直接进行下一步。

（9）混匀，放置在 37℃孵育 30~60 分钟，离心，轻摇试管将底部细胞扣重悬，肉眼观察凝集强度，判断凝集强度并记录。

（10）用生理盐水洗涤 3~4 次，最后一次彻底弃去上清，加入 2 滴多特异性抗球蛋白试剂，离心，轻摇试管将底部细胞扣重悬，肉眼观察凝集强度，判断凝集强度并记录。

注：首选多特异性抗球蛋白试剂可用于检测补体依赖的反应。离心并判读凝集状况。

（11）在所有出现阴性结果的试管中，加入 1 滴 IgG 致敏的红细胞，轻轻混匀，离心，肉眼观察结果，判断凝集强度并记录。

九、结果分析

（1）如果患者血清与药物处理红细胞反应为阳性结果，正常血清与药物处理红细胞反应为阴性结果；并且患者血清与正常红细胞反应为阴性结果，正常血清与正常红细胞反应为阴性结果；说明患者存在药物依赖抗体。

（2）如果患者血清与药物处理红细胞反应为阳性结果，正常血清与药物处理红细胞反应为阴性结果；并且患者血清与正常红细胞反应为阳性结果，正常血清与正常红细胞反应为阴性结果；说明患者存在非药物依赖的自身抗体，可将患者血清稀释后再与药物处理红细胞和正常红细胞反应，或使用吸收后血清重复检测药物抗体试验。

（3）如果患者血清与药物处理红细胞反应为阳性结果，正常血清与药物处理红细胞反应为阳性结果；并且患者血清与正常红细胞反应为阴性结果，正常血清与正常红细胞反应为阴性结果；说明阳性结果反应可能由药物处理红细胞表面有非特异性蛋白引起，可稀释患者血清（1∶20 或 1∶100）至正常血清再与药物处理红细胞反应，在大部分案例中病理性的药物依赖抗体稀释 20 倍后依然能反应。

第四节　检测半合成青霉素抗体

一、目的

制备半合成青霉素等渗溶液，加入青霉素和头孢菌素，用于红细胞包被。用于调查药物导致的 DAT 阳性以及半合成青霉素治疗相关的免疫性溶血。

二、背景资料

半合成青霉素可能导致 IgG 型免疫反应（抗青霉素抗体），在药物致敏的红细胞中能够被识别并反应。将硼酸缓冲液配制到等渗浓度 200 mmol，将药物加入至 15 mL 的硼酸中，硼酸的渗透压会上升并最终渗透压达到 300 mmol。一般 0.75 mol/L 的药物加入 15 mL 的硼酸会达到 300 mmol。一般需要加入药物分子量乘以 0.75 毫克数量的药物。

三、试验局限性

假阳性结果：

（1）当红细胞包被某些药物导致一些非特异性蛋白导致阳性结果。

（2）一些个体血清中存在非药物依赖的自身抗体。患者血清与未经药物处理的红细胞呈阳性结果，或在这些试验中没有任何药物存在。

（3）一些头孢菌素抗体与青霉素包被的红细胞有交叉反应。

假阴性结果：

一些药物在药房中已经被稀释，特别是静脉滴注的抗生素，由于没有能够提供最合适的药物浓度用于检测药物依赖抗体。

四、样本要求

血清和（或）放散液：0.3 mL。

注：在用药物处理红细胞反应前先将血清倍比稀释，挑选合适的稀释反应度稀释，一般在 1∶20 以上。

五、试剂和器材

（1）Alsever's 溶液。

（2）pH 9.6～10：硼酸缓冲液（BAB）。

（3）药物溶液：将下列药物各溶于 15 mL 硼酸中：

①二钠羧苄青霉素（disodium carbenicillin）317 mg。

②青霉素钾盐（potassium penicillin G）279 mg。

③氨苄青霉素钠盐（sodium ampicillin）279 mg。

④头孢菌素钠盐（sodium cephalothin）314 mg。

⑤甲氧西林钠盐（sodium methicillin）302 mg。

⑥乙氧萘青霉素（新青霉素Ⅲ）钠盐（sodium nafcillin）327 mg。

⑦苯甲异噁唑青霉素（新青霉素Ⅱ）钠盐（sodium oxacillin）318 mg。

（4）渗透压测量仪（例如，single-sample osmometer, model 3250, VWR, Batavia, IL）。

（5）红细胞：O 型，1 mL 药物处理后细胞，1 mL 药物未处理细胞对照，均需生理盐水洗涤 3 次。

（6）阴性对照：多人份混合正常血清（或血浆），或一个正常献血者的血清（或血浆）。

六、质量控制

检测药物溶液渗透压：渗透压控制在 300±20 mOsm/kg。

如果可能，检测需要一个已知药物依赖抗体样本用于检测药物处理红细胞，并且与药物处理红细胞反应凝集强度要达到 3+～4+。

注：已知存在药物依赖抗体的血清，没有必要使用稀有的质量控制血清（血浆）与未经药物处理的红细胞反应。检测正常血清作为阴性对照。

七、步骤

（1）将 1 mL 的 O 型红细胞加入 15 mL 的药物溶液，并混匀。

（2）37℃孵育 2 小时（头孢菌素钠盐孵育 1 小时）。

（3）生理盐水洗涤 3 次，使用 Alsever's 溶液将细胞稀释到 3%～5%的红细胞悬液，4℃保存备用。

注：如果红细胞立即用于检测，可直接使用生理盐水稀释离心 15 秒（3100 r/min），肉

眼观察结果。

(4)将未处理红细胞用 Alsever's 溶液稀释至 3%~5% 的红细胞悬液,4℃保存备用。

(5)将放散液或血清分别与药物处理和药物未处理红细胞在盐水和抗人球介质中反应并观察凝集结果。

(6)肉眼观察结果并记录。

八、结果分析

(1)如果患者血清与药物处理红细胞发生反应,正常血清与药物处理红细胞不发生反应;且患者血清和正常血清与正常红细胞均不发生反应,说明患者存在药物依赖抗体。

(2)如果患者血清与药物处理红细胞发生反应,正常血清与药物处理红细胞不发生反应;且患者血清与正常红细胞发生反应,正常血清与正常红细胞不发生反应,说明患者存在非药物依赖的自身抗体,建议将患者血清稀释后再与药物处理红细胞和正常红细胞进行反应,或使用吸收后的血清重新检测药物抗体。

(3)如果患者血清和正常血清均与药物处理红细胞发生反应,患者血清和正常血清与正常红细胞均不发生反应,说明药物处理红细胞可能存在与血清有非特异性的反应,将患者血清稀释后可消除异常蛋白引起的凝集,建议将患者血清稀释后再与药物处理红细胞进行反应,同时将正常血清作为对照。

(4)如果患者血清与正常红细胞不发生反应,且药物依赖抗体的质量控制血清与正常红细胞有反应,说明患者不含药物依赖抗体。

(5)患者血清与正常红细胞不发生反应,且没有药物依赖抗体的质量控制血清,则不能确定是否含有药物依赖抗体。

第五节　头孢菌素药物依赖抗体的检测

一、目的

利用药物结合红细胞检测头孢菌素依赖抗体。

注:有头孢菌素依赖抗体的药物不良反应的案例报道。

二、背景资料

头孢菌素能产生 IgG 型免疫应答(头孢菌素依赖的药物抗体),抗体能识别药物处理的红细胞并与之反应。

三、试验局限性

青霉素抗体可能与头孢菌素致敏的红细胞有交叉反应。

正常血清与头孢菌素(头孢噻吩)致敏红细胞有反应,因为红细胞能吸收一些非免疫的蛋白导致的凝集。在孵育 15 分钟或使用 PBS 稀释 20 倍后凝集有可能消失。放散液中的头孢噻吩的量处理红细胞不会导致非免疫的蛋白凝集。如果放散液与头孢菌素处理的红细胞反应,放散液中可能含有头孢菌素抗体或含有能与头孢菌素处理的红细胞反应的青霉素抗体。

一些头孢菌素依赖的抗体只能在有药物存在的环境下反应。

四、样本要求

血清和(或)放散液：300 μL。

注：因为许多正常个体血清中会含有头孢菌素依赖抗体，因此检测前建议使用生理盐水稀释血清。

五、试剂

(1)Alsever's 溶液。

(2)头孢菌素溶液：头孢菌素钠盐(头孢噻吩钠)，0.3 g；pH 6.0 PBS，10 mL。

(3)质量控制血清：含有头孢菌素(头孢噻吩)依赖抗体血清。

(4)红细胞：O 型压积红细胞 1 mL，生理盐水洗涤 3 次。

(5)阴性质量控制：多人份混合血清(或血浆)，或从单个供血者取得的血清或血浆。

六、质量控制

使用盐水法和 IAT 法检测头孢噻吩处理的红细胞，使用一个已知含有头孢菌素(头孢噻吩)抗体血清，与处理后红细胞反应 3+~4+，与未处理红细胞没有反应。

七、步骤

(1)500 μL 红细胞与 5 mL 头孢噻吩溶液混匀。

(2)37℃孵育 30~60 分钟，定时进行混匀。

(3)使用生理盐水或者 pH7.3 PBS 洗涤红细胞 3 次，将细胞用 Alsever's 溶液稀释到 3%~5%，4℃储存。

(4)将未处理红细胞使用 Alsever's 溶液稀释至 3%~5%悬液，4℃储存。

(5)同时将血清和放散液与药物处理和未处理的细胞反应，使用盐水介质和间接抗球蛋白介质，详细方法见第四章。

(6)肉眼观察结果并记录强度。

八、结果分析

(1)如果患者放散液和(或)血清与药物处理红细胞有反应，且放散液和(或)血清与未处理红细胞不发生反应，则说明放散液和(或)血清中检出头孢噻吩依赖抗体。

(2)已知头孢噻吩依赖抗体质量控制与药物处理红细胞都是阳性结果，而未处理红细胞都是阴性结果，说明试验结果是可信的

(3)如果没有头孢噻吩依赖抗体的质量控制，且患者所有试验都是阴性的，说明不能证实含有头孢噻吩依赖的抗体。

第六节　药物抗体的检测(介质中含有药物)

一、目的

介质中存在药物的情况下检测药物依赖抗体。特异性的检测药物依赖抗体,且这类药物不会与红细胞膜结合。

二、背景资料

当一个未稀释的血清进行药物抗体检测,阳性结果表示含有药物依赖抗体。可以通过效价的检测寻找合适的稀释倍数稀释,用于区分病理性药物依赖抗体与一些正常个体中检出的药物抗体。

(1)IgM 型药物依赖抗体在药物存在的环境中能凝集正常的红细胞;除一些低效价药物抗体存在的情况下,室温条件下与未经药物处理的红细胞且没有药物的介质环境不会反应。

(2)IgG 型药物依赖抗体在药物存在的环境下与正常红细胞在 IAT 介质下反应;除一些低效价药物抗体存在的情况下,室温条件下与未经药物处理的红细胞且没有药物的介质环境不会反应。

当红细胞在药物代谢物存在的环境下,优先选择 e 阳性的红细胞,因为很多药物依赖抗体的细胞反应格局有类似 Rh 的特异性,选择 e 阳性红细胞可以增加抗体的检出率。

注:极少药物依赖抗体格局可显示有其他血型系统的特异性。

加入新鲜补体有利于提高一部分药物依赖抗体的检出率。

部分药物依赖抗体在有蛋白酶(无花果酶或蛋白酶)处理红细胞条件下明显增强。

三、注意事项

患者血清或放散液与未处理红细胞不会反应。如果出现阳性结果,可能是特异性的同种抗体(与药物抗体无关)、药物非依赖的自身抗体或药物依赖抗体(患者血清/血浆中含有药物)。

注:患者血清中存在药物导致与正常红细胞发生反应,发生通过稀释药物环境与正常的红细胞发生反应。如果存在药物依赖抗体,正常红细胞在药物存在的情况下效价比药物不存在的情况下高。

四、试验局限性

假阳性结果:

(1)使用头孢替坦致敏红细胞可能导致红细胞非特异性蛋白反应,有部分个体"天然产生"头孢替坦依赖抗体。

(2)部分个体存在非药物依赖抗体,患者血清与正常红细胞(没有任何药物存在的介质环境下)发生反应。

假阴性结果:

（1）罕见的需要加入新鲜补体才能结合药物依赖抗体，如果没有新鲜补体，这部分药物抗体仅仅在药物存在的条件下，抗体与红细胞不发生反应，或发生极弱反应。

（2）部分药物依赖抗体只能在药物介质下与酶处理红细胞才能反应。

五、样本要求

血清或血浆。

六、试剂

（1）药物：常规药物（片剂、溶剂、胶囊）溶解于 pH 7.3 PBS，1%白蛋白，6%白蛋白。

（2）阴性对照：混合的正常血清（血浆），或单个献血者的正常血清（血浆）。

（3）阳性对照：已知的药物依赖抗体血清（如果可能）。

（4）AHG：推荐多特异性抗球蛋白试剂。

（5）IgG 包被细胞：制作方法见第十章，或商品试剂。

（6）石蕊试纸：pH 7.0 左右。

（7）药物稀释溶液：pH 7.3 的 PBS，1%白蛋白，6%白蛋白。

（8）红细胞：O 型红细胞，生理盐水洗涤 3 次后浓度调至成 3%~5%的悬液。

注：如果存在同种抗体，选择该抗体对应抗原阴性的红细胞。

无花果酶或木瓜酶处理的红细胞：O 型，3%~5%的细胞悬液，具体准备过程见第五章。

七、质量控制

检测已知含有药物依赖抗体的患者血清与正常红细胞，正常试剂红细胞在药物存在的条件下会出现 3+~4+的凝集。

正常血清适当稀释度的检测可作为阴性对照。

所有抗球蛋白试验阴性结果都需要使用 IgG 致敏红细胞进行确认。

八、步骤

（1）在每个反应物 100 μL（2 滴），准备 1 或者 2 套（第 2 套用于酶处理红细胞）：

患者血清+药物；

患者血清+稀释液（PBS，1%，6% 白蛋白）；

正常血清+药物；

正常血清+稀释液（PBS，1%，6% 白蛋白）；

稀释液（PBS，1%或 6%白蛋白）+药物各标记的试管中加入 3 滴被测血清、1 滴红细胞和 2 滴白蛋白。

（2）1 套试验混匀后加入 1 滴未处理的红细胞，另一套试验混匀后加入酶处理红细胞。

（3）室温孵育 30 分钟，离心 15 秒（3100 r/min），轻轻将红细胞从试管底部重悬，肉眼观察是否凝集或溶血，并记录 IgM 型药物依赖抗体的结果。

（4）37℃孵育 1 小时，并定时混匀，离心 15 秒（3100 r/min），轻轻将红细胞从试管底部重悬，肉眼观察是否凝集或溶血，并记录结果。

(5)使用生理盐水将每支试管洗涤 3~4 次(3100 r/min,离心 1 分钟),最后一次将上清液充分弃去扣干,加入 2 滴多特异性抗球蛋白或单抗-IgG,混匀、离心 15 秒(3100 r/min),轻轻将红细胞从试管底部摇起,肉眼观察是否凝集,并记录结果。

九、结果分析

(1)如果患者血清在存在药物的环境下与红细胞有反应,其他条件下不反应,说明检出药物依赖抗体。

(2)如果患者血清在存在药物的环境下与红细胞有反应,且患者血清与对照稀释液有反应,可将血清倍比稀释后重新进行试验。

(3)除正常血清与药物不反应,其余都有反应,或稀释液与药物反应则说明试验失败,需要查找原因并重新检测。

(4)所有试管均阴性,可能有:

①前带现象,血清倍比稀释后重新检测。

②血清抗体弱,使用酶处理细胞进行试验。

③试验可能需要补体参与,试验体系加入新鲜补体重新进行试验。

④使用药物代谢物代替患者血清进行试验,如尿液等分泌液。

第七节　药物代谢物抗体的检测(介质中含有药物代谢物)

一、目的

在介质中添加药物代谢物检测药物代谢物依赖抗体。

二、背景资料

某些药物(尤其是双氯芬酸、依托度酸)引起的抗体对药物代谢物反应比其药物本身的抗原反应更强。接受治疗水平的志愿者的血清和(或)尿液是这些代谢物的来源。药物相关信息可以查看相关药典,包括药物代谢的时间线等,能帮助评估志愿者服用药品和采集标本的时间点。

注意事项:

(1)IgM 型代谢物依赖抗体能在药物代谢物存在的环境下,室温凝集红细胞,仅仅存在药物而药物代谢物不存在环境下不一定会发生凝集。

(2)IgG 型代谢物依赖抗体会在药物代谢物存在的环境下,通过 IAT 介质凝集红细胞,仅仅存在药物而没有药物代谢物情况下不一定会发生凝集。

推荐使用 e 阳性的红细胞,许多药物依赖抗体显示具有 Rh 特异性的相关性。使用 e 阳性的红细胞可能会增加其检出率。

注:极少药物依赖抗体格局显示有其他血型系统的特异性。

部分药物代谢物抗体需要在新鲜补体条件下,会提高敏感性。

部分药物代谢物依赖抗体与蛋白酶(无花果酶或蛋白酶)处理红细胞条件下反应明显增强。

三、注意事项

部分药物代谢速度很快,可能无法获得足够量的药物代谢物。

四、试验局限性

部分个体含有药物非依赖的自身抗体。患者血清与未处理的正常红细胞可能发生反应。

部分试验需要加入新鲜补体,在缺乏补体的条件下不发生反应。

部分试验需要使用酶处理细胞增加反应的敏感度,使用正常的红细胞不发生反应或只发生弱反应。

五、样本要求

血清:3 mL。

六、试剂

(1)抗球蛋白:尽量选用多特异性抗球蛋白。

(2)药物代谢物的血清:血清样本采自愿意接受药物试验的志愿者,并且在服用药物后的有效时间内;每个样本 1 mL,1℃~6℃保存,或分装-20℃储存。

(3)药物代谢物的尿液。

(4)补体:新鲜血清 1 mL,采集自正常个体,且必须不含有意外抗体。

(5)IgG 致敏红细胞。

(6)pH 7.3 PBS。

(7)红细胞:O 型,用生理盐水洗涤 3 次,并稀释至 3%~5%的红细胞悬液。

(8)无花果或木瓜酶处理的红细胞:O 型,3%~5%的无花果或木瓜酶处理的红细胞。

(9)羊红细胞:一般可以从一些免疫学试验室获得,或者购买商业用的羊红细胞。

七、质量控制

已知存在含有药物代谢无抗体的患者血清与正常红细胞,在药物代谢物存在的环境下有 3+~4+的凝集。

检测:正常的血清和稀释液反应为阴性质量控制。

使用前每批补体必须检测是否能溶解羊红细胞。将 1 滴用 3%~5%盐水洗涤 3 次后的羊红细胞加入 3 滴人补体血清,37℃孵育 15 分钟,离心后观察羊红细胞是否有凝集并检测上清液是否溶血。

所有抗球蛋白试验阴性结果必须使用 IgG 致敏红细胞进行确认。

八、步骤

(1)在每个反应物 100 μL(2 滴),准备 1 或者 2 套(第 2 套用于酶处理红细胞):

患者血清+药物代谢物(尿液或血清);

患者血清+稀释液(PBS,1%或 6%白蛋白);

正常血清+药物代谢物(尿液或血清);

正常血清+稀释液(PBS,1%或6%白蛋白);

稀释液(PBS,1%或6%白蛋白)+药物代谢物(尿液或血清)每一支标记的试管中加入2滴被测血清、1滴酶处理红细胞和2滴LISS。

(2)一套试验混匀后加入1滴未处理红细胞,另一套加入1滴酶处理红细胞。

(3)室温孵育30分钟,离心15秒(3100 r/min),轻轻将红细胞从试管底部重悬,肉眼观察是否凝集或溶血,并记录IgM型药物代谢物抗体结果。

(4)37℃孵育1小时,定时混匀,离心15秒(3100 r/min),轻轻将红细胞从试管底部重悬,肉眼观察是否凝集或溶血,并记录结果。

(5)使用生理盐水将每支试管洗涤3~4次(3100 r/min,离心1分钟),最后一次将上清液充分弃去扣干,加入2滴多特异性抗球蛋白或单抗-IgG。

(6)混匀,离心15秒(3100 r/min),轻轻将红细胞从试管底部重悬,肉眼观察是否凝集,并记录结果。

九、结果分析

(1)如果患者血清在存在药物代谢物的环境下与红细胞有反应,其他条件下不反应,说明检出药物代谢物依赖抗体。

(2)如果患者血清在存在药物代谢物的环境下与红细胞有反应,且患者血清与对照稀释液有反应,可将血清倍比稀释后重新进行试验。

(3)如正常血清与药物代谢物不反应,其余都有反应,或稀释液与药物反应则说明试验失败,需要查找原因并重新检测。

(4)所有试管均阴性,可能有:

①前带现象,血清倍比稀释后重新检测。

②血清抗体弱,使用酶处理细胞进行试验。

③试验可能需要补体参与,试验体系加入新鲜补体重新进行试验。

第八节　使用靶向药物达雷妥尤患者的血液检测技术

一、目的

患者血清中去除靶向药物达雷妥尤的干扰,进行抗体筛查和交叉配血试验。

二、背景资料

达雷妥尤(抗-CD38)用于治疗多发性骨髓瘤(multiple myeloma,MM)等多种血液系统疾病,CD38在MM肿瘤细胞上高表达,也在正常红细胞表达量低。抗-CD38与表达CD38抗原的红细胞结合,干扰输血相容性检测,在抗体筛查、抗体鉴定、间接抗球蛋白试验、直接抗球蛋白试验和交叉配血试验均可能出现阳性反应。需要对抗-CD38抗体与同种抗体进行甄别和处理。在临床使用CD38单抗后,采用任何基于抗球蛋白试剂的检测方法,如凝胶法、试管法或固相法等,均有凝集反应,在达雷妥尤停药后6个月内仍能检出。

二硫苏糖醇(dithiothreitol，DTT)处理红细胞，能够裂解 CD38 分子胞外区的二硫键，使 CD38 抗原变性，并阻止其与 CD38 单抗结合，DTT 也会使部分红细胞抗原(如 Kell 系统抗原等)变性，导致 Kell 血型系统的抗体漏检。

三、注意事项

需要了解患者的病史，患者使用达雷妥尤药物的剂量以及使用药物的时间。

四、试验局限性

(1)DTT 浓度不正确(将处理血清的 DTT 浓度与处理红细胞的 DTT 浓度搞混)。
(2)使用黄种人的红细胞进行 K 抗原的质量控制(黄种人 K 抗原阳性红细胞很稀有)。

五、样本要求

血清或血浆。

六、试剂

(1)二硫苏糖醇(DTT)。
(2)pH 7.3 和 pH 8.0 PBS。
(3)3%筛选细胞或谱细胞。
(4)抗-K 或抗-E。

七、质量控制

DTT 是一种有效的还原剂，处理红细胞时，需做阴阳性对照，选择试剂红细胞用作对照；阳性对照细胞为 E+(或 E+e+或 E+e-)，阴性对照细胞为 K+(或 K+k+或 K+k-)。经过含有 CD38 单抗血样与人源抗-E 的对比试验，所有 CD38 单抗及抗-E 在凝胶卡中均呈 1+~2+，在凝聚胺方法中抗-E 结果为 2+，所有 CD38 单抗均呈阴性结果。该细胞必须检测为 E 阳性且 K 阴性，才可证明 DTT 处理方法有效；如果抗原类型检测结果不符合预期的要求，则必须重复整个检测步骤。

八、步骤

(1)制备 0.2 mol/L 的 DTT：
在试验室通风橱内称量 DTT；向锥形瓶内加入 1 g 的 DTT 和 32 mL 的 PBS(pH 8.0)，混合均匀；
在 1 mL 试管上标示批号、有效期和"0.2 mol/L DTT"；
在每个 EP 管中加入约 500 mL 的 0.2 mol/L 的 DTT，储存温度≤-18℃。
(2)红细胞的处理：
DTT 恢复室温：取出冷冻保存的 0.2 mol/L 的 DTT，室温恢复 1 小时左右，解冻后混合均匀；
选择对照红细胞：阳性对照细胞为 E+，阴性对照细胞为 K+；
试管标记每个需要处理的红细胞，同时标记自身对照和阴性阳性细胞对照；

每个试管中分别加入 1 倍体积(如 2 滴)3%~5%待处理的红细胞悬液;

使用生理盐水或 pH 7.3 PBS 洗涤待处理红细胞,4 次;

每个试管中加入 4 倍体积(如 8 滴)0.2 mol/L 的 DTT;

混合均匀,孵育 37℃ 30 min(≤45 min),定期轻轻颠倒混匀;

使用生理盐水或 pH 7.3 PBS 洗涤细胞,4 次;

检测阴性和阳性对照细胞的 E 抗原和 K 抗原;

细胞必须与抗-E 有反应,与抗-K 不发生反应,说明 DTT 处理红细胞有效,如细胞抗原检测结果不符合预期的要求,则必须重复制备 DTT 处理红细胞。

(3)DTT 处理后的红细胞,按试验室常规流程做相关检测(如抗体筛查试验或交叉配血试验等)。

(4)DTT 处理红细胞的注意点:用 pH 8.0 PBS 稀释 0.2 mol/L 的 DTT 能使所有抗原(Kell、Cartwright、LW 和 Dombrock 系统)变性的最佳条件;低浓度 DTT 可以选择性地使特定的血型抗原变性(如 0.002 mol/L 的 DTT 只会改变 Js^a 和 Js^b 抗原,而不会影响其他 Kell 抗原);这有助于研究部分稀有血型抗原抗体反应。

九、结果分析

(1)患者血浆或血清与未处理的红细胞发生反应,患者红细胞 DAT 为阳性,与 DTT 处理的红细胞不发生反应,患者红细胞 DAT 结果为阴性,说明检出 CD38 抗体(不能排除同种抗体)。

(2)患者血浆或血清与未处理的红细胞发生反应,患者红细胞 DAT 为阳性,与 DTT 处理的红细胞也发生反应,患者红细胞 DAT 结果为阳性,说明患者疑似自身抗体或(和)同种抗体,不能排除 CD38 抗体干扰。

(王静　陶翠华　张进进　沈伟)

第十五章

ABO 血型正反不符的鉴定

ABO 血型定型试验中遇到的问题往往有以下几种：正定型抗-A 和（或）抗-B 与红细胞反应达不到预期的结果，例如过量的血型物质或者 A 和（或）B 抗原的亚型；或者是反定型被检者的血清中缺乏相应的抗-A 和（或）抗-B 导致 ABO 血型正反定型不符，例如新生儿或免疫缺陷疾病的患者血液样本。有些 ABO 血型亚型血液样本中抗原和相应抗体同时存在，但是抗原和抗体相互不反应，当然也有疾病或者病史原因造成的 ABO 定型困难，例如有近期输血史、骨髓移植、多凝集和基因嵌合体。

抗血清试剂的污染或者被检血清中存在 ABO 血型以外的 IgM 型抗体也会影响 ABO 血型的正反定型，包含自身抗体等情况，这些情况在其他章节进行讨论。

第一节　导致 ABO 血型正反定型不符的原因

一、操作问题

有很多操作不规范或者试剂的原因可能导致 ABO 血型正反定型不符，其原因见表 15-1。如使用储存不当的试剂、使用不正确的方法、使用错误的试剂、漏加抗血清、抗血清中可能存在细菌、或其他物质甚至与其他试剂的污染或者不恰当的离心转速或离心时间等。

表 15-1　ABO 血型正反不符原因

抗原缺失的原因	反应结果				抗体缺乏的原因
	抗-A	抗-B	A1 细胞	B 细胞	
白血病或血型物质分泌过量	0	0	0	+	ABO 血型非同型的血浆输注
	0	0	+	0	ABO 血型亚型
	0	0	0	0	新生儿或免疫功能受损
	+	0	0	0	新生儿、免疫功能受损或 ABO 血型亚型
	0	+	0	0	

续表15-1

抗原缺失的原因	反应结果				抗体缺乏的原因
	抗-A	抗-B	A1 细胞	B 细胞	
人源性抗-A 试剂中含有其他血型抗体	+	0	+	+	抗-A1、有针对试剂红细胞的抗体、冷反应性自身或(和)同种抗体
人源性抗-B 试剂中含有其他血型抗体	0	+	+	+	有针对试剂红细胞的抗体、冷反应性自身或(和)同种抗体
红细胞自身凝集	+	+	+	+	冷反应性自身或(和)同种抗体
红细胞自身凝集、人源性抗-B 试剂中含有其他血型抗体、获得性 B 表型、多凝集	+	+	0	+	冷反应性自身或(和)同种抗体
红细胞自身凝集、人源性抗-A 试剂中含有其他血型抗体、B(A) 表型、多凝集	+	+	+	0	抗-A1、冷反应性自身或(和)同种抗体

二、IgM 自身抗体

冷反应性抗体导致自身免疫性溶血性贫血患者(冷凝集素综合征，cold agglutinin syndrome，CAS)的红细胞能在 37℃ 以下自发凝集。这种 IgM 介导的自凝集可以被巯基试剂破坏，例如二硫苏糖醇(DTT)或二巯基乙醇(2-Me)。但是高效价的 IgM 型冷凝集素可以掩盖个体血清中的抗-A 和(或)抗-B，除了 A1 红细胞和 B 红细胞外，还可以在 37℃ 时与 O 型红细胞反应，影响 ABO 血型的反定型。

三、抗原弱表达或不表达

白血病发病期可能导致 A 抗原和 B 抗原的表达异常，或者由于 *ABO* 基因异常或遗传的 *H* 基因异常导致的 H 抗原弱表达。*H* 基因控制着 H 抗原的发育，A 抗原和 B 抗原的发育是在 H 抗原的基础上加工和修饰。*H* 基因的异常导致 H 抗原弱表达，没有足够的 H 抗原表达也不能合成正常量的 A 抗原或 B 抗原。妊娠期也偶见 A 抗原表达的减弱，分娩后抗原强度会恢复正常。

一些罕见的 ABO 血型亚型见表 15-2，A 抗原或 B 抗原表达非常弱，这些抗原与抗-A 或抗-B 未发生肉眼可见凝集，同时红细胞携带极少的 A 抗原或 B 抗原，血清中也缺乏相应强度的抗体。在 A2 和 A2B 表型中，血清中可能存在抗-A1，这明显与常规的规则抗体的定律不一致，即红细胞上缺乏抗原，血清中即存在相应抗体，红细胞上存在抗原，血清中即不存在相应抗体。A2 和 A2B 表现型是由 ABO 血型位点基因变异或由于 *B* 基因抑制 *A* 基因表达的基因交互作用。A2 和 A2B 表型中的 A 抗原在数量和质量上都与 A1 表型中的 A 抗原表达不同。

在卵巢囊肿的患者血浆中，存在高浓度的可溶性血型物质。当使用没有洗涤的红细胞进行 ABO 血型正定型时，可溶性血型物质可中和抗-A 或抗-B，导致试剂血清抗体减弱引起的弱反应或无反应。

表 15-2　ABO 血型亚型对照表

血型	抗血清(人源多克隆)					试剂红细胞					唾液(分泌型)
	-A	-B	抗-A,B	-A1	-H	A1	A2	B	O	自身细胞	
O	0	0	0		4+	4+	4+	4+	0	0	H
Oh(孟买型)	0	0	0		0	4+	4+	4+	3+	0	—
O_m^h(类孟买)	0	0	0	0	0	4+	4+	4+	w/[w]	0	H
OTn(获得性类A)	mf	0	mf	1+	4+	4+	4+	4+	0	0	H
A_1	4+	0	4+	4+	w	0	0	4+	0	0	A/H(3/1)
Aint	4+	0	4+	2+	3+	0	0	4+	0	0	A/H
A_2 无抗-A_1	4+	0	4+	0	3+	0	0	4+	0	0	A/H(2/1)
A_2 有抗-A_1	4+	0	4+	0	3+	w	0	4+	0	0	A/H
A_3	$3+^{mf}$	0	$3+^{mf}$	$0/w^{mf}$	3+	0/[w]	0	4+	0	0	A/H(1/2)
Ax	w/±	0	1~3+	0	4+	[w]/w	0	4+	0	0	(Ax)/H(0/5)
A_m	1+/0(el)	0	1+/0(el)	0	4+	0	0	4+	0	0	A/H(3/2)
Aend	$1+^{mf}$	0	$1+^{mf}$	0	4+	0/[w]	0	4+	0	0	H
A_{el}	0(el)	0(el)	0		4+	0~3+	w/0	4+	0	0	H
A_{bantu}	w^{mf}	0	w^{mf}	0	4+	0/w	0	4+	0	0	H
A_{finn}	mf	0	mf	0	4+	0/w	0	4+	0	0	H
A_y	0	0	0	0	4+	0	0	4+	0	0	(A)/H(0/5)
A_m^h	0(el)/w	0	0(el)/w	0	0	w/[w]	0~4+	4+	0~4+	0	A/H
B	0	4+	4+	0	w	4+	4+	0	0	0	B/H
B_3	0	$3+^{mf}$	$3+^{mf}$	0	4+	4+	4+	0/[w]	0	0	B/H
B_x	0	w/±	1-3+	0	4+	4+	4+	[w]/w	0	0	(Bx)/H
B_m	0	1+/0(el)	1+/0(el)	0	4+	4+	4+	0	0	0	B/(H)
B_{end}	0	$1+^{mf}$	$1+^{mf}$	0	4+	4+	4+	0/[w]	0	0	H
B_{el}	0	0(el)	0	0	4+	4+	4+	[w]/w	0	0	H
B_m^h	0	0(el)/w	0(el)/w	0	0	4+	3+	w/[w]	w/[w]	0	B/H
AB$_{获得}$(类B)	4+	1~3+	4+	1~3+	w	0	0	1~4+	0	0	A/H
A_1B	4+	4+	4+	4+	w	0	0	0	0	0	H/A/B
A_2B	4+	4+	4+	0	w~3+	0/w	0	0	0	0	B/A/H

续表15-2

血型	抗血清(人源多克隆)					试剂红细胞					唾液 (分泌型)
	-A	-B	抗-A,B	-A1	-H	A1	A2	B	O	自身细胞	
A₃B	3+^{mf}	4+	4+	0/w^{mf}	w	0/w	0	0	0	0	H/A/B
AxB	w/±	4+	4+	0	w	[w]/w	0	0	0	0	B/(Ax)/H
AmB	1+/0(el)	4+	4+	0	w	0	0	0	0	0	A/B/H
AendB	1+ mf	4+	4+	0	w	0/[w]	0	0	0	0	B/H
AelB	0(el)	4+	4+	0	w	[w]/w	0	0	0	0	B/H
AB3	4+	3+mf	4+	4+	w	0	0	0/[w]	0	0	B/H
ABx	4+	w/±	4+	4+	w	0	0	[w]/w	0	0	(Bx)/H
ABm	4+	0(el)/1+	4+	4+	w	0	0	0	0	0	B/(H)
ABel	4+	0(el)	4+	4+	w	0	0	[w]/w	0	0	H
ABend	4+	1+ mf	4+	4+	w	0	0	0/[w]	0	0	H
CisAB	2~4+	w	2~4+	0/w	4+	0/[w]	0	1~3+	0	0	H/A/(B)
CisAB (CisAB/A)	4+	w	4+	4+	w	0	0	1~3+	0	0	H/A/(B)
B(A)	1~3+	4+	4+	0	4+	1~3+	[w]/w	0/[w]	0	0	
B(A) (B(A)/B)	1~3+	4+	4+	0	w	1~3+	[w]/w	0	0	0	

注1：mf 在试管法试验中表现为混合凝集外观(在凝胶试验中出现上下分离的两群细胞)，A3、B3 凝集细胞在 1/2 左右，Aend、Bend 凝集细胞在 <10%。

注2：血型及唾液 2 列中，括号内数字表示该血型或各种血型物质的大致比例，唾液 1 列括号内血型表示"可能存在该种血型物质"。

注3："w"表示弱凝集通常不到 2+；"0(el)"表示试管离心法阴性、吸收放散试验可检出相应抗原。

注4："[?]"中括号表示存在冷反应性抗体；凡是"X/Y"格式(如 w/0)表示"X"常见，"Y"较少见。

注5："4+"表示强阳性，由于抗血清质量问题，实际可能达不到"4+"；"1~3+"表示凝集可弱可强。

注6：输红细胞的选择中，从左至右为选择次序，如 AB₃ 可输"AB/洗 A；洗 O"，表示首选 AB 型，如有抗-B 则首选洗涤 Ac。

四、混合凝集外观

混合凝集外观通常发生在 A3 或 B3 亚型，近期有 ABO 血型的不同型输血患者，骨髓移植后的生长期。还有一些较罕见的情况也会导致混合凝集外观，如基因嵌合体(卡米拉，chimera)或白血病变化。

五、抗-A、抗-B 减弱或消失

新生儿的血清中可能不含有抗-A 和抗-B，对新生儿 ABO 血型鉴定时只要参照正定型即可。部分先天性或获得性免疫缺陷疾病的患者会缺乏抗-A 和(或)抗-B 抗体。在一些老年患者中，抗-A 和(或)抗-B 抗体减弱或缺乏。红细胞嵌合体，A 抗原和(或)B 抗原的弱表达，也会导致相应的抗-A 或抗-B 缺乏。

六、B(A)表型

B 表型个体中半乳糖转移酶的含量增多，B 基因特异性转移酶能合成微量的 A 抗原，可以使红细胞与高效价高亲和力的抗-A 单克隆试剂凝集。

七、多凝集

多凝集的红细胞膜结构异常，与正常成人血清凝集。可能由于包括微生物酶(T、Th、Tk 和 Tx)修饰红细胞膜和获得性 B 凝集，以及体细胞突变导致膜碳水化合物合成不完全(Tn 综合征)。偶尔多凝集是遗传性的疾病，如遗传性多核红细胞相关酸化血清阳性(hereditary erythroblastic multinuclearity associated with positive acidified serum，HEMPAS)等。多凝集红细胞通过不同的凝集素进行分类，凝集素主要是从不同植物种子中提取。

人血清中天然存在的凝集素能与多凝集红细胞特有的红细胞表面结构发生反应。人源性试剂在 ABO 血型正反定型中可以与多凝集细胞发生反应，特别是 Tn 细胞和获得性 B 红细胞。Tn 型红细胞携带类 A 抗原蛋白，因此可以与抗-A 凝集，获得性 B 型红细胞携带类 B 抗原蛋白，可以与抗-B 有交叉反应。

不同的单克隆试剂与 Tn 和获得性 B 抗原的反应不同。一般要求单克隆抗-A 不能与 Tn 红细胞发生反应，但是抗-B 与获得性 B 红细胞有反应，有报道证明获得性 B 红细胞与抗-B 的反应性取决于反应最终反应环境的 pH。

八、异常的血白蛋白

白蛋白、球蛋白比例倒置的血清会导致红细胞聚集，可能被误判为凝集(见第十章)。

第二节　混合凝集外观结果的判读

一、目的

ABO 血型定型过程中混合凝集外观结果分析。

二、病史调查

(1)输血史、移植史。
(2)临床诊断。
(3)出生记录(是否是多胞胎)。
(4)试验室 ABO 血型定型最初结果。

三、注意事项

将红细胞用生理盐水洗涤 3 次，去除血浆中抗体的影响因素。

四、样本需求

EDTA 抗凝血。

五、试剂

(1)与 B(A)细胞不发生反应的单克隆抗-A。
(2)与获得性 B 红细胞不发生反应的单克隆抗-B。

六、步骤

(1)抗-A 和(或)抗-B 与患者红细胞发生混合凝集外观。
(2)抗-A 和(或)抗-B 与蛋白水解酶处理的患者红细胞发生混合凝集外观。
(3)根据患者的病史进一步判断。

七、结果分析

(1)步骤(1)结果分析：
①弱抗原表达；
②有近期输血史；
③骨髓移植或造血干细胞移植；
④基因嵌合体(卡米拉，Chimera)。
(2)步骤(2)结果分析：
①反应结果增强：弱 A 或弱 B 亚型、白血病导致抗原减弱；
②反应结果没有增强：A3 或 B3 表型、嵌合体。
(3)步骤(3)结果分析：
①有近期输血史或骨髓(造血干细胞)移植；
②多胞胎：嵌合体(卡米拉，Chimera)。

第三节　ABO 血型正反定型不一致结果分析

一、目的

通过分析 ABO 血型正反定型结果不符的情况，提供进一步试验的依据。

二、背景资料

抗-A 和抗-B 与患者红细胞定型(正定型或细胞定型)，患者血浆(血清)与 ABO 试剂红细胞定型(反定型或血清定型)。正常 ABO 血型的结果会出现两个阳性结果和两个阴性结果，O 细胞必须是阴性结果，而且抗-A 与患者红细胞反应则患者血浆(血清)与 A 细胞不反应；抗-B 与患者红细胞反应则患者血浆(血清)与 B 细胞不反应。当正定型和反定型的阳性结果少于 2 个时，说明抗原和(或)抗体的缺失；当正定型和反定型的阳性结果多于 2 个时，说明出现了额外的抗原或抗体，这个就是正反定型不符。

在试验过程中，通过患者细胞的洗涤或试剂红细胞的洗涤，去除患者细胞自凝集或患者血清中含有针对试剂细胞中试剂成分造成的凝集影响；选择特异性单克隆的试剂可以去除获得性 B 红细胞和 B(A)表型造成的差异。

注：目前使用的单克隆抗体试剂，一般不会造成多凝集红细胞的凝集。

三、病史调查

(1)输血史、移植史。

(2)临床诊断。

(3)出生记录(是否是多胞胎)。

(4)试验室 ABO 血型定型最初结果。

四、注意事项

将患者细胞和 A1 型、B 型试剂红细胞使用生理盐水洗涤 3 次。

五、样本需求

EDTA 抗凝血或血清管。

六、试剂

(1)与 B(A)细胞不发生反应的单克隆抗-A。

(2)与获得性 B 红细胞不发生反应的单克隆抗-B。

七、步骤和结论

(1)在 ABO 血型正反定型时，出现不是两个阳性结果时(即 ABO 血型正反定型不符)，可能是表 15-3 内所记载的原因。

表 15-3　ABO 血型正反定型不符的原因

抗-A	抗-B	A1 细胞	B 细胞	O 细胞	结论
0	0	0	0	0	新生儿、免疫功能损伤、骨髓移植、类孟买
0	0	0	+	0	白血病、嵌合体、骨髓移植、类孟买、有 ABO 血型不同型的血浆输血史
0	0	+	0	0	
+	0	0	0	0	新生儿、免疫功能损伤
0	+	0	0	0	
+	+	+	+	+	红细胞自凝、冷反应性的非 ABO 血型抗体
+	0	+	+	0	抗-A1
+	+	+	0	0	

续表15-3

抗-A	抗-B	A1 细胞	B 细胞	O 细胞	结论
+	0	+	+	+	
0	+	+	+	+	冷反应性的非 ABO 血型抗体
±	±	±	±	±	

（2）根据患者的病史进一步评估，见表 15-4。

表 15-4　ABO 血型正反定型不符合的分析处理

红细胞自身凝集	使用 0.01 mol/L DTT 或 2-Me 处理患者红细胞后再次进行 ABO 定型
大量红细胞输血或造血干细胞移植后	体内存在两种血型红细胞
多胞胎	嵌合体（卡米拉），可以进行基因检测
大量血浆输血	使用了 ABO 血型不同型的血浆
免疫功能低下（疾病原因、新生儿、老年人）	抗体减少导致抗-A、抗-B 减少或缺乏；反定型加大血浆（血清）量，4℃孵育，同时使用 O 型试剂红细胞进行质量控制
白血病	疾病原因导致的抗原丢失；使用蛋白酶处理患者红细胞增强抗原抗体反应
没有任何有临床意义的病史	类孟买型；抗-H 定型、分子生物学检测

第四节　评估 ABO 血型定型不符

一、目的

评估正定型和反定型的反应结果及正反定型结果的一致性。

二、背景资料

ABO 血型定型的基本规则是正定型（细胞定型）和反定型（血清定型）结果应该一致。当红细胞缺乏抗原时，血浆（血清）中一定存在这个抗体。本文方法可以确定 ABO 血型正反定型不一致产生的原因，根据初步试验结果并通过其他试验判定 ABO 血型定型。

三、注意事项

正定型结果必须大于 3+，反定型结果必须大于 1+，小于这个凝集强度都必须进一步进行 ABO 血型试验，才能得到准确的结论。

四、样本要求

（1）血浆或血清：1 mL。

（2）红细胞：生理盐水洗涤 3 次的被检红细胞，配制成 3%～5% 的红细胞悬液。

五、试剂

（1）抗血清：抗-A1、抗-H、多克隆抗-A、多克隆抗-B 和多克隆抗-A，B。

（2）试剂红细胞：A_1、A_2、B 和 O 型红细胞悬液，浓度 3%～5%。

六、质量控制

抗血清每天都需要进行室内质量控制（抗-H 每次试验都需要质量控制，即抗-H 做平行对照试验）。

（1）抗-A 与 A_1 细胞和 A_2 细胞有 4+ 的反应强度，与 B 细胞和 O 细胞不反应。

（2）抗-B 与 B 细胞有 4+ 的反应强度，与 A_1 细胞、A_2 细胞和 O 细胞不反应。

（3）抗-A1 与 A_1 细胞有 3+～4+ 的反应强度，与 A_2 细胞、B 细胞和 O 细胞不反应。

（4）抗-H 与 O 细胞、A_2 细胞有 3+～4+ 的反应强度，与 B 细胞弱反应（1+～2+），与 A_1 细胞不反应或极弱反应（0～1+）。

七、步骤

（1）血清定型，分别在 5 支试管中各加入 2～3 滴患者血浆（血清），然后在 5 支试管中加入 1 滴红细胞，分别是 A_1 细胞、A_2 细胞、B 细胞、O 细胞和自身红细胞，混匀。

（2）细胞定型：准备 5 支试管，加入 1 滴抗血清，分别是抗-A、抗-B、抗-A1、抗-A，B 和抗-H，再加入患者红细胞，混匀。

（3）放置 5 分钟。

（4）离心 15 秒（3100 r/min）。

（5）肉眼判读结果并记录。

（6）室温放置 15 分钟后再次离心 15 秒（3100 r/min）。

（7）肉眼判读结果并记录。

八、结果分析

（1）细胞定型：与抗-A 或抗-B 发生凝集，说明细胞上表达 A 抗原或（和）B 抗原。

（2）细胞定型：与抗-A，B 发生凝集，且凝集强度比抗-A 或抗-B 反应增强，说明红细胞上有弱抗原表达，例如亚型。

（3）细胞定型：与抗-A、抗-B 和抗-A，B 不发生凝集，说明被检细胞上不表达 A 抗原和 B 抗原。

（4）血清定型：与 A_1 细胞和 A_2 细胞凝集（或溶血），与 B 细胞或 O 细胞不发生凝集，说明血清里有抗-A。

（5）血清定型：与 B 细胞凝集（或溶血），与 A_1 细胞、A_2 细胞或 O 细胞不发生凝集，说明血清里有抗-B。

(6)血清定型：与 A_1 细胞凝集(或溶血)，与 A_2 细胞、B 细胞或 O 细胞不发生凝集，说明血清里有抗-A1，被检者含有 A 亚型抗原。

(7)血清定型：与 A_1 细胞、A_2 细胞、B 细胞和 O 细胞均不发生凝集(或溶血)，说明血清里没有抗-A 和抗-B 或抗-A 和抗-B 非常弱。

第五节　使用蛋白酶处理的红细胞进行 ABO 血型定型

一、目的

使用蛋白酶处理红细胞进行 ABO 血型正反定型，增强抗原抗体反应。

二、背景资料

以下 4 种原因可能导致 ABO 正反定型中出现混合凝集外观：①A 亚型或 B 亚型导致的 A 抗原或 B 抗原弱表达(A3 或 B3)；②有近期 ABO 血型不同型的输血或骨髓移植；③ABO 血型嵌合体；④多凝集(特别是 Tn 红细胞)。

三、注意事项

不能使用反复冻融的酶溶液。

四、试验局限性

假阳性结果：酶活性太强导致酶处理细胞呈现假阳性结果。
假阴性结果：酶活性失效。

五、样本要求

红细胞用生理盐水洗涤 3 次后，配制成3%～5%悬液，用木瓜酶处理红细胞配制成3%～5%悬液。

六、试剂

(1)试剂抗血清：多克隆人源抗-A、抗-B 和抗-A，B。
(2)试剂红细胞：未处理的和木瓜酶处理的3%～5%的 A1、B 和 O 细胞各 1 组。

七、质量控制

试验中需要包含各种试剂的阴阳性对照。

八、步骤

(1)在 9 支试管中分别加入抗-A、抗-B 和抗-A，B 各 3 支。
(2)抗-A、抗-B 和抗-A，B 各 1 支为 1 组。
(3)3 组分别加入患者细胞、酶处理患者细胞和阳性对照(抗-A 加入 A1 细胞，抗-B 加入 B 细胞，抗-A，B 加入 A1 或 B 细胞)。

九、结果分析

(1)酶处理细胞反应结果比未处理细胞反应结果增强,说明被检细胞是弱抗原(一般为亚型)。

(2)酶处理细胞反应结果与未处理细胞反应结果一致,说明被检细胞是两群细胞混合导致正常抗-A、抗-B 出现混合凝集外观或弱凝集。

第六节 吸收放散方法鉴定弱 A 或弱 B 抗原

一、目的

通过吸收和放散试验检测常规血清学试验无法检测的弱 A、弱 B 抗原。

二、背景资料

罕见的 A 亚型或 B 亚型,由于 A 抗原或 B 抗原位点数量非常少,常规的血清学方法与抗-A 或抗-B 不会直接凝集,但抗-A 或抗-B 可以吸附在红细胞上,通过放散试验,放散大量红细胞上吸附的抗-A 或抗-B,通过放散液与 A 细胞或 B 细胞的反应结果验证被检红细胞上是否含有 A 抗原或 B 抗原,用以证明是否是 A 或 B 亚型。

三、注意事项

放散后的放散液需要立刻进行试验。

四、试验局限性

假阳性结果:红细胞洗涤不充分。
假阴性结果:红细胞放散不充分(温度或放散方法选择错误)。

五、样本需求

抗凝血:EDTA 抗凝血,必须用生理盐水洗涤 3 次,压积红细胞≥1 mL。

六、试剂和器材

(1)多克隆人源抗-A 或抗-B。
(2)新鲜成人 O 型压积红细胞 1 mL。
(3)试剂红细胞:A1、B 和 O 细胞。
(4)4℃生理盐水。
(5)56℃水浴箱。

七、质量控制

新鲜成人 O 型红细胞作为阴性对照,一起平行试验,因为 O 型红细胞不会吸附抗-A 和抗-B 抗体。

八、步骤

以 A 亚型进行吸收放散试验为例，如果是其他血型的吸收放散把抗血清和最后的细胞换成相应抗原抗体。

(1)在 2 支试管中各加入 1 mL 多克隆抗-A。

(2)在其中 1 支试管中加入被检洗涤后的压积红细胞 1 mL，在另 1 支试管中加入 O 型压积红细胞 1 mL。

(3)混匀，4℃孵育 1 小时，定时将细胞血清混匀。

(4)使用 4℃生理盐水将 2 支试管洗涤 6 次。

(5)将 2 支洗涤后的红细胞的试管分别加入 1 mL 生理盐水。

(6)在 56℃水浴箱放散 10 分钟(第 1 分钟试管在水浴箱中振摇，后 9 分钟试管放置在 56℃水浴环境，放散的红细胞液面需要低于试管外的水浴箱液面)。

(7)重离心，1 分钟(3100 r/min)。

(8)分别吸取上清液，放在 2 支干净的试管中，并加入 1 滴试剂 A 细胞。

(9)离心 15 秒(3100 r/min)，观察并记录结果。

(10)4℃放置 1 小时(或 4℃过夜)，离心 15 秒(3100 r/min)，观察并记录结果。

九、结果分析

(1)步骤(9)或(10)被检细胞放散液出现阳性，O 型细胞放散液未出现阳性，说明被检细胞是 A 亚型。

(2)步骤(9)或(10)被检细胞放散液出现阴性，O 型细胞放散液未出现阳性，说明被检细胞不是 A 亚型。

(3)步骤(9)或(10)被检细胞放散液出现阳性，O 型细胞放散液出现阳性，说明吸收放散试验失败，需要重新进行吸收放散试验。

第七节　ABH 血型物质的鉴定

一、目的

在唾液中检测是否含有 ABH 血型物质。

二、背景资料

ABO 基因和 *H* 基因使红细胞上表达了 A 抗原、B 抗原和 H 抗原。唾液和体液中，水溶性的 A 抗原、B 抗原和 H 抗原的存在与否与 *ABH* 基因和 *Se* 基因控制有关。当 *Se* 基因存在，*ABH* 基因控制的抗原会形成 ABH 血型物质分泌在唾液和体液中。这些可溶性的血型物质能通过血凝抑制试验方法检出。

三、注意事项

本试验建议使用多克隆抗体试剂，可以是商品试剂，也可以是高效价的供者血浆。

四、试验局限性

假阳性结果：使用单克隆的抗-A 或抗-B。

假阴性结果：唾液预处理试验失败。

五、样本需求

0.5 mL 的唾液。

六、试剂

(1)多克隆(或人源性)抗-A(抗-B)。

(2)抗-H 植物凝集素。

(3)2%~5%浓度的 A1、B 和 O 细胞悬液。

(4)5%BSA。

七、质量控制

可平行检测 Le(a+b-)和 Le(a-b+)的唾液样本。

八、步骤

(1)唾液收集与准备：

①收集被检者漱口后自然流出的唾液 2 mL，盛入清洁干燥的试管内；

②重离心，5 分钟(3100 r/min)，去除杂质；

③将上清液移入干净试管，在水浴中煮沸 10 分钟；

④重离心，5 分钟(3100 r/min)，留取上清液备用。

(2)抗体标化：

①取小试管 15 支，每 5 支为 1 排；

②各管加 5%白蛋白 50 μL(或生理盐水)；

③1~3 排第 1 管分别加入人源性(多克隆)抗-A、抗-B 及抗-H 血清 50 μL，然后分别作倍量稀释，配成 1∶2、1∶4、…1∶32 稀释液；

④第 1 排各管加入 2%A 型红细胞悬液 50 μL，第 2 排各管加入 2%B 型红细胞悬液 50 μL，第 3 排各管加入 2%O 型红细胞悬液 50 μL；

⑤振摇试管架使之混匀，置室温 1 小时，观察结果。或置室温 5 分钟，1000 g 15 秒离心看结果；

⑥每排以出现 2+凝集的最高稀释度为最适稀释度。用 5%白蛋白或生理盐水分别稀释抗-A、抗-B 和抗-H，配制成稀释的标化抗血清。

(3)按表 15-5 分别加入唾液及已标化的抗血清。

表 15-5　唾液中和操作

反应物	抗-A 管	抗-B 管	抗-H 管
受检者唾液	50 μL	50 μL	50 μL
标化抗-A 血清	50 μL		
标化抗-B 血清		50 μL	
标化抗-H 血清			50 μL

（4）混匀，置室温中和 5 分钟。

（5）按表 15-6 加入相应的红细胞：

表 15-6　加入的红细胞

红　细　胞	抗-A 管	抗-B 管	抗-H 管
2% A 型红细胞	50 μL		
2% B 型红细胞		50 μL	
2% O 型红细胞			50 μL

（6）混匀，离心 3400 rp/m，1000 g 15 秒，肉眼观察并记录结果（室温中放置 0.5~1 小时后离心观察结果）。

九、结果分析

ABH 血型物质鉴定结果分析见表 15-7。

表 15-7　ABH 血型物质鉴定结果分析

血型	抗-A 管	抗-B 管	抗-H 管
非分泌型	+	+	+
A 型分泌型	0	+	+
B 型分泌型	+	0	+
O 型分泌型	+	+	0
AB 型分泌型	0	0	+

（斯看德尔·艾白都拉　吴穗　金沙　陈伟）

第十六章

红细胞多凝集的检测

多凝集是由于红细胞膜结构异常导致红细胞与 ABO 血型相容，不含意外抗体的正常成人血清发生凝集。造成红细胞膜结构异常的原因有：微生物酶修饰红细胞膜表面碳水化合物；体细胞突变后红细胞膜生物合成不完全；稀有的等位基因遗传。红细胞膜结构异常能被成人血清中特异性地识别。

虽然多凝集引起的血清学问题不常见，但是 ABO 血型正反定型不符，特别是发生在使用多克隆抗血清（人源性抗血清）的情况下，以及在输注含有血浆成分的血液制品后发生血管内溶血，需要考虑这种异常情况。此外，由于 C3 活化，多凝集可能导致直接抗球蛋白试验（DAT）阳性，或献血者红细胞多凝集时发生主侧交叉配型阳性。

本章节讲述的技术用于鉴定多凝集，有些方法目前已经广泛运用，特别是一些凝集素已经作为人类血清的替代品用于血型鉴定，例如部分凝集素已经运用于 MN 变异型的研究。

表 16-1 总结了各种多凝集血清学的特征。

表 16-1　多凝集与凝集素的反应情况

凝集素	红细胞										
	T	Tk	Th	Tx	Tn	Cad	Nor	VA	HEMPAS	HbM$_{Hyde Park}$	获得性 B *
加纳籽提取素 1 （Griffonia simplicifolia I）	0	0	0	0	+	0	0	0	0	0	+
加纳籽提取素 2 （Griffonia simplicifolia II）	0	+	0	0	0	0	0	0	0	+	0
双花扁豆 （Dolichos biflorus）	0	0	0	0	+	+	0	0	0	0	w/0
玛瑙螺（Helix pomatia）	+	0	/	/	+	+	0	+	+	+	+
大棉豆（莱豆） （Phaseolus limensis）	0	0	0	0	0	0	0	0	0	/	+
益母草 （Leonorus cardiaca）	0	0	0	0	0	+	0	0	0	0	0

续表16-1

凝集素	红细胞										
	T	Tk	Th	Tx	Tn	Cad	Nor	VA	HEMPAS	HbM$_{Hyde\ Park}$	获得性 B *
落花生（Arachis hypogaea）	+	+	+	+	0	0	0	0	0	w	(+)
野生大豆（Glycine max）	+	0	0	0	+	0	0	0	0	+	0
鼠尾草（Salvia horminum）	0	0	0	0	+	+	0	0	0	w	0
南欧丹参（Salvia sclarea）	0	0	0	0	+	0	0	0	0	0	0
荆豆†（Ulex europaeus）	>	≤	=	=	≥	≤	=	≤	≤	>	=
Vicia cretica	+	0	+	0	0	0	0	0	0	w	0

注：＊：除了获得性 B 外，所有细胞都是 O 型；†：>比正常 O 细胞强，≥比正常 O 细胞强或一样强，=和正常 O 细胞一样强，≤比正常 O 细胞弱或一样弱；0：没有反应，+：有反应；w/0：通常是弱反应或不反应，/：没有数据（未检测），(+) 通常反应被认为是 T 和（或）Tk 细胞，w：弱反应。

第一节　AB 血型血清与脐带血清检测多凝集

一、目的

使用 AB 血型型血清和脐带血清检测红细胞是否是多凝集细胞。

二、背景资料

多凝集红细胞能与大部分成人血清发生凝集，但与脐带血清不发生凝集，且这与血清来自哪种 ABO 血型无关。可以利用这种特性鉴定被检红细胞是否是多凝集细胞。

三、注意事项

正常的血清中可能存在冷凝集素，需要先将血清中的冷凝集素去除，因此制作 AB 血清也需要先去除 AB 血清中冷凝集素。

四、试验局限性

血清中的血型抗体可能造成假阳性结果。

五、样本需求

EDTA 抗凝血：红细胞洗涤 3 次后，使用生理盐水制备成 3%~5%浓度的红细胞悬液。

六、试剂

A1 和 B 型红细胞，洗涤 3 次后配制成 3%~5%浓度的红细胞悬液。

成人 AB 型血清：4~6 个成人血清混合，或 AB 型血浆制备成 AB 型血清。

脐带血清：从 2~3 人份的脐带血液样本中提取。

唾液酸酶处理的红细胞(T 活化红细胞)：见酶处理细胞；或已知的 Tn 红细胞。

七、质量控制

同时进行阳性和阴性平行对照。

八、步骤

(1)在 4 支试管中分别加入 2~3 滴 AB 型成人血清，在另外 2 支试管中加入脐带血清。

(2)在 1 支 AB 成人血清试管中加入被检红细胞，剩余 3 支试管中分别加入 A1、B 和 T 活化红细胞。

(3)在 1 支脐带血清试管中加入被检红细胞，剩余 1 支试管中加入 T 活化红细胞。

(4)混匀，室温孵育 15 分钟。

(5)离心 15 秒(3100 r/min)。

(6)肉眼观察结果并记录。

九、结果分析

(1)观察质量控制是否正确，步骤(2)结果分析：AB 血清与 A1 和 B 细胞没有反应，AB 血清与 T 活化细胞有凝集反应，脐带血清与 T 活化红细胞没有反应，如果质量控制与此不符，重新试验。

(2)被检红细胞与 AB 血型血清有反应，与脐带血清没有反应，说明红细胞是多凝集细胞。

(3)被检红细胞与 AB 血型血清和脐带血清都没有反应，说明红细胞不是多凝集细胞。

(4)被检红细胞与 AB 血型血清和脐带血清都有反应，可以考虑自身细胞凝集。

第二节　凝集素提取物粗制品的制备

一、目的

将种子或其他来源的物质中制备凝集素，用于 ABO 血型分型，多凝集的研究等试验。

二、背景资料

从种子中获得的凝集素一般是碳水化合物的结合蛋白。可以通过添加单糖抑制这些凝集素的反应性。很多凝集素可以凝集红细胞，因此被用于人源性血型鉴定试剂的替代品。

三、注意事项

凝集素放置在玻璃瓶中，凝集素中蛋白会吸附到玻璃表面，加入 Tween20 可以避免凝集素黏附在玻璃表面。Tween20 不易溶于液体，先将 Tween20 溶于 37℃ 的 PBS，配制成 10% 的 Tween20-PBS 溶液，完全溶解后放置在 4℃ 备用。每 10 mL 的植物凝集素中加入 100 μL 的 10% Tween-PBS 溶液。

四、局限性

试剂保存不当导致制备失败。

五、样本需求

落花生种子：抗-T、抗-Tk。
双花扁豆种子：抗-A1、抗-Tn 和抗-Cad。
野生大豆(大豆)：抗-T、抗-Tn 和抗-Cad，与酶处理红细胞凝集。
鼠尾草：抗-Tn、抗-Cad。
鼠尾草鳞片：抗-Tn。
荆豆种子：抗-H。
蚕豆种子：抗-N_{VG}。

六、试剂

(1)对照细胞：根据凝集素的特异性，选择已知血型的红细胞作为阴阳对照，洗涤 3 次，配制成 3%~5%浓度的悬液。
(2)pH 7.3 PBS。
(3)Tween 20。
(4)22%小牛血清。

七、质量控制

根据已知反应性的红细胞进行制备凝集素的质量控制。

八、步骤

(1)1 g 种子，浸泡在 5 mL 的 PBS 溶液，4℃过夜。
(2)用杵和臼研磨种子，再加入 5 mL 的 PBS，继续研磨。
(3)提取液体溶液，重离心，去除颗粒杂质。
(4)将上清液转移至干净试管中，避免混入脂质物质，再次重离心，收集上清液。
(5)上清液中加入等体积的 22%小牛血清，加入 Tween 20，Tween 20 终浓度为 0.1%(体积/体积)。
(6)使用 11%小牛血清和 0.1%Tween 20 倍比稀释种子提取液。
(7)在试管中加入每个稀释度的种子提取物稀释液 2 滴，加入阳性质量控制细胞。
(8)室温孵育 5 分钟，离心 15 秒(3100 r/min)。
(9)肉眼观察结果，并记录。

九、结果分析

(1)凝集素稀释液与阳性质量控制细胞第一个反应凝集强度为±的稀释度为最高稀释倍数。
(2)与阳性质量控制细胞最高稀释反应凝集强度≥8，且与阴性细胞无反应，说明植物

凝集素可以使用,建议冷藏保存备用。

(3)与阳性质量控制细胞最高稀释反应凝集强度<8,无论与阴性细胞反应结果如何,都说明提取的植物凝集素不适合使用。

第三节 制备纯的植物凝集素溶液

一、目的

将种子或其他来源的物质中制备凝集素,用于 ABO 血型分型,多凝集的研究等试验。

二、背景资料

从种子中获得的凝集素一般是碳水化合物的结合蛋白。可以通过添加单糖抑制这些凝集素的反应性。很多凝集素可以凝集红细胞,因此被用于人源性血型鉴定试剂的替代品。

三、注意事项

凝集素放置在玻璃瓶中,凝集素中蛋白会吸附到玻璃表面,加入 Tween 20 可以避免凝集素黏附在玻璃表面。Tween 20 不容易溶于液体,先将 Tween 20 溶于37℃的 PBS,配制成10%的 Tween 20-PBS 溶液,完全溶解后放置在4℃备用。每 10 mL 的植物凝集素中加入100 μL 的 10%Tween-PBS 溶液。

四、试验局限性

试剂保存不当导致制备失败。

五、样本需求

纯植物凝集素蛋白。

六、试剂

(1)对照细胞:根据凝集素的特异性,选择已知血型的红细胞作为阴阳对照,洗涤 3 次,配制成 3%~5%浓度的悬液。

(2)pH 7.3 PBS。

(3)11%小牛血清+0.1%Tween 20。

七、质量控制

根据已知反应性的红细胞进行制备凝集素的质量控制。

八、步骤

(1)将冻干的植物凝集素蛋白溶于 pH 7.3 PBS,记录浓度(mg/mL)。

(2)加入等量的 22%小牛血清,根据体积加入 Tween 20, Tween 20 最终浓度为 0.1% (体积/体积)。

（3）使用 11% 小牛血清和 0.1%Tween20 倍比稀释种子提取液。

（4）在试管中加入每个稀释度的种子提取物稀释液 2 滴，加入阳性质量控制细胞。

（5）室温孵育 5 分钟，离心 15 秒（3100 r/min）。

（6）肉眼观察结果，并记录。

九、结果分析

（1）凝集素稀释液与阳性质量控制细胞第一个反应凝集强度为"±"的稀释度为最高稀释倍数。

（2）与阳性质量控制细胞最高稀释反应凝集强度≥8，且与阴性细胞无反应，说明植物凝集素可以使用，建议冷藏保存备用。

（3）与阳性质量控制细胞最高稀释反应凝集强度<8，无论与阴性细胞反应结果如何，都说明制备的植物凝集素不适合使用。

第四节　聚凝胺环境下红细胞聚集

一、目的

聚凝胺（polybrene）用于多凝集、MN 变异型和唾液酸缺乏等试验。

二、背景资料

N-乙酰神经氨酸是一种带有负电荷的唾液酸，它具有一个带负电荷的羧基端。许多红细胞表面结构中都含有 N-乙酰神经氨酸残基，特别是唾液酸糖蛋白上含量最多，唾液酸糖蛋白占红细胞表面电荷的 95%，大量红细胞表面负电荷可以防止红细胞悬液自发地凝集。

聚凝胺是一种带正电荷的聚合物，它能引起带负电荷的红细胞聚集，可能的解释是聚凝胺中和了红细胞表面的负电荷，其机制可能更加复杂。当研究多凝集的血液或 MN 变异型样本时，这种聚集可以粗略计算红细胞表面电荷数量。

当蛋白酶（如无花果酶或木瓜蛋白酶）处理红细胞，蛋白酶切割唾液酸蛋白 N 端区域，大部分 N-乙酰神经氨酸残基被切除，导致红细胞表面负电荷数量减少。

三、注意事项

聚凝胺能吸附在玻璃容器表面，建议使用塑料容器，放置在玻璃容器储存会降低溶液中聚凝胺的含量。

四、试验局限性

试剂保存不当导致制备失败。

五、样本需求

红细胞需要洗涤 3 次后使用生理盐水配制成 3%~5% 的红细胞悬液。

六、试剂和器材

(1)阴性质量控制细胞：无花果酶(或木瓜蛋白酶)处理3%~5%的红细胞悬液。
(2)阳性质量控制细胞：3%~5%的红细胞悬液(没有经过任何酶处理)。
(3)pH 7.3 PBS。
(4)浓度为10%(mg/dL)的聚凝胺贮存液。

七、质量控制

试验过程必须包含阴性阳性质量控制细胞。

八、步骤

(1)聚凝胺贮存液使用pH 7.3 PBS 1∶250稀释。
(2)在试管中加入2滴稀释后的聚凝胺。
(3)在试管中加入2滴红细胞。
(4)轻轻混匀试管中内容物，肉眼观察细胞是否开始聚集，记录阳性对照聚集的时间，并以阳性对照聚集时间的两倍作为试验结果判读的截止时间。

九、结果分析

(1)被检红细胞有凝集，说明红细胞唾液酸蛋白含量正常。
(2)被检红细胞凝集减弱或不凝集，说明红细胞唾液酸糖蛋白含量异常。

第五节 红细胞乙酰化

一、目的

使用乙酰化的红细胞进行获得性B表型的检测，糖蛋白A和糖蛋白B的检测。

二、背景资料

A1红细胞在体内通过细菌的去乙酰酶的作用获得类似B抗原的蛋白。该酶能将N乙酰半乳糖胺转化为半乳糖胺，半乳糖胺与半乳糖结构非常类似，能与抗-B发生交叉反应，获得性B抗原在乙酰酶恢复正常后恢复正常的A1血型。

本试验主要用于获得性B红细胞的检测，最早这项试验为了研究MN抗原野豌豆凝集素之间的相互作用。红细胞的乙酰化改变了糖蛋白A(GPA，MN的唾液酸糖蛋白)和糖蛋白B(GPB，Ss的唾液酸糖蛋白)的N端碳水化合物残基。乙酰酶处理的M+N红细胞与抗-N_{VG}凝集素反应。因此红细胞的乙酰化可用于区分完整的GPA蛋白或胰蛋白酶处理的红细胞GPB上的N_{VG}受体。

三、注意事项

乙酸酐的使用和保存请遵循试验室的危险化学品的技术使用说明书。

四、局限性

试剂保存不当导致试验失败。

五、样本需求

被检红细胞必须是洗涤 3 遍制备成的压积红细胞。

六、试剂

(1)乙酸酐。

(2)pH 8.5 的 0.2 mol/L 丙三醇 PBS(甘油 PBS)。

(3)pH 8.5 的 0.5 mol/L PBS。

(4)质量控制细胞：获得性 B 红细胞或 M+N-红细胞，洗涤 3 遍后制备成压积红细胞。

(5)抗-B 试剂，抗-N_{VG}(植物凝集素)。

七、质量控制

保留部分原始的洗涤后的细胞用于质量控制。

八、步骤

(1)将 250 μL 压积红细胞放入玻璃或塑料烧杯(烧瓶)中。

(2)加入 7.5 mL 的 0.2 mol/L 丙三醇 PBS。

(3)在搅拌混匀中，缓慢地在红细胞悬液中加入 50 μL 乙酸酐。

(4)继续搅拌 10 分钟。

(5)烧杯(烧瓶)中加入 0.5 mol/L pH 8.5 PBS 5 mL 中和乙酸酐。

(6)生理盐水洗涤红细胞 4 次。

(7)与未处理细胞(对照红细胞)平行检测。

九、结果分析

(1)处理前后细胞与抗-B 均有反应，说明 B 抗原正常。

(2)处理后细胞与抗-B 无反应，未处理细胞与抗-B 反应，说明 B 抗原是获得性 B。

(3)处理前后细胞与抗-N_{VG} 均有反应，说明 GPB 糖蛋白正常。

(4)处理后细胞与抗-N_{VG} 无反应，未处理细胞与抗-N_{VG} 反应，说明 GPB 糖蛋白变异。

第六节　抑制获得性 B 试验

一、目的

通过抑制单克隆抗-B 检测获得性 B 红细胞。

二、背景资料

A1 红细胞在体内通过细菌去乙酰酶的作用获得类似 B 抗原的蛋白。该酶能将 N-乙酰半乳糖胺转化为半乳糖胺，半乳糖胺与半乳糖结构非常类似，能与抗-B 发生交叉反应，获得性 B 抗原在乙酰酶恢复正常后能回到正常的 A1 血型。

获得性 B 抗原很容易被中性或碱性 pH 下配制的单克隆抗-B 检出。有部分比较强获得性 B 抗原的红细胞在酸性 pH 环境下也能与单克隆抗-B 反应。这种反应可以通过添加盐酸半乳糖胺抑制，而正常的 B 抗原与抗-B 反应不会被抑制。

三、注意事项

抗-B 中加入 0.3 mol/L 盐酸半乳糖胺后，pH 要调整至中性。

四、局限性

试剂保存不当导致试验失败。

五、样本需求

被检红细胞：抗凝血样本，洗涤 3 次后，使用生理盐水稀释到 3%~5% 浓度的红细胞悬液。

六、试剂

(1)0.1 mol/L 盐酸半乳糖胺。
(2)正常 B 红细胞。
(3)抗-B 试剂。

七、步骤

(1)1 滴抗-B 试剂和 1 滴 0.1 mol/L 盐酸半乳糖胺试剂混合作为待检组，对照管加入 1 滴抗-B 试剂和 1 滴生理盐水。
(2)室温孵育 5 分钟。
(3)待检组加入被检红细胞，对照组加入正常 B 型红细胞。
(4)离心 15 秒(3100 r/min)。
(5)肉眼判断结果并记录。

八、结果分析

(1)被检细胞与盐酸半乳糖胺混匀的抗-B 有反应，与盐水稀释的抗-B 也有反应，说明 B 抗原是正常 B 抗原。
(2)被检细胞与盐酸半乳糖胺混匀的抗-B 无反应，与盐水稀释的抗-B 有反应，说明 B 抗原是获得性 B 抗原。

第七节　抗-B 酸化试剂检测红细胞

一、目的

使用酸化抗-B 试剂鉴定获得性 B 红细胞。

二、背景资料

A1 红细胞在体内通过细菌的去乙酰酶的作用获得类似 B 抗原的蛋白。该酶能将 N-乙酰半乳糖胺转化为半乳糖胺，半乳糖胺与半乳糖结构非常类似，能与抗-B 发生交叉反应。获得性 B 抗原对 pH 的变化非常敏感，在 pH 6.0 时，抗-B 与获得性 B 不反应，而正常的 B 抗原在 pH 6.0 环境下能与抗-B 反应。

三、试验局限性

试剂保存不当导致试验失败。

四、样本需求

被检红细胞：抗凝血样本，洗涤 3 次后，使用生理盐水稀释到 3%~5% 浓度的红细胞悬液。

五、试剂

(1)酸化的抗-B 试剂，pH 6.0~6.2。
(2)中性 pH 的抗-B 试剂。
(3)正常 B 型红细胞。

六、步骤

(1)1 支试管中加入 1 滴抗-B 试剂，另一支试管中加入 1 滴酸化的抗-B 试剂。
(2)待检组加入被检红细胞，对照组加入正常 B 型红细胞。
(3)离心 15 秒(3100 r/min)。
(4)肉眼判断结果并记录。

七、结果分析

(1)被检细胞与酸化的抗-B 有反应，与正常的抗-B 也有反应，说明 B 抗原是正常 B 抗原。
(2)被检细胞与酸化的抗-B 无反应，与正常的抗-B 有反应，说明 B 抗原是获得性 B 抗原。

(赵刚　郑皆炜　卜艳红　刘凤霞)

第十七章

其他检测技术

本章节主要讲述一些输血试验室可能用到的方法，不一定与免疫血型相关，但可以通过这些试验区分一些免疫血型试验无法区分的结果。例如如何区分 IgM 抗体与 IgG 抗体，这个方法在产前免疫血液学检测过程中非常有效。产前免疫血液学检测过程中由于 IgG 型抗体能够通过胎盘，IgG 类血型抗体是引起胎儿新生儿溶血性疾病的重要条件，确定血清中的抗体是否包含 IgG 型抗体就显得非常重要。还有一些可以判断血清学上不相容的红细胞在体内存活的方法。

第一节 酸溶血试验(Ham's 试验)

一、目的

酸溶血试验用于鉴定阵发性睡眠性血红蛋白尿(paroxysmal nocturnal hemoglobinuria，PNH)。

二、背景资料

阵发性睡眠性血红蛋白尿患者的红细胞在没有抗体致敏的环境下容易被补体致敏并导致溶血。这种非抗体诱导的补体溶血与磷酸酰亚糖链接的蛋白缺失有关，特别是 CD55(衰变加速因子，decay accelerating factor，DAF)和 CD59(反应裂解膜抑制因子，membrane inhibitor of reactive lysis，MIRL)，在酸性环境下增强。这种方法用于溶血的鉴别诊断，特别是当鉴别免疫型溶血和非免疫型溶血性贫血。

三、试验局限性

(1)加入的不含补体活性的血清。
(2)血清中漏加 HCl 溶液。

四、样本要求

红细胞：抗凝血(肝素、枸橼酸钠或 ACD 抗凝)，细胞洗涤 3 次后配制成 50% 悬液。
血清：普通管或促凝管新鲜采集的血样。

五、试剂

(1) AET 处理的红细胞(见第九章):洗涤并用生理盐水配制成 50% 红细胞悬液。

(2) O 型对照细胞:抗凝血(肝素、枸橼酸钠或 ACD 抗凝),细胞洗涤 3 次后配制成 50% 悬液。

(3) 绵羊红细胞。

(4) 正常新鲜血清:不能含有血型抗体,AB 型或 ABO 血型与被检红细胞相容。

(5) 0.2 mol/L HCl 溶液。

(6) 补体灭活血清:56℃ 孵育 30 分钟的正常血清。

六、质量控制

AET 处理的红细胞用自体酸化血清或同源酸化血清平行试验应出现溶血。

每一批人补体能溶解绵羊红细胞:1 滴 3%~5% 的绵羊红细胞,加入 3 滴人补体,在 37℃ 孵育 15 分钟,离心 15 秒(3100 r/min),检查上清液是否溶血。

七、步骤

(1) 准备 7 支试管,标记并按表 17-1 进行加样。

(2) 混匀,37℃ 孵育 1 小时。

(3) 重离心成压积红细胞。

(4) 检查上清液,在白色背景下观察是否溶血。

表 17-1 酸溶血试验加样表

试管	反应物			结果	
	红细胞 *	血清	HCl	PNH	HEMPAS
1	患者	患者	不加	0	0
2	患者	患者	加	溶血	0
3	患者	正常人†	加	0	0
4	患者	正常人	不加	0	0
5	患者	正常人	加	溶血	溶血
6	正常人	患者	不加	0	0
7	正常人	患者	加	0	0

注:*,检测 PNH 加入的是 50% 红细胞悬液,检测 HEMPAS 加入的是 10% 红细胞悬液;†,加入加热灭活的血清;PNH,阵发性睡眠性血红蛋白尿;HEMPAS,遗传性幼红细胞增多症。

八、结果分析

(1) 只有试管 2 和试管 5 发生溶血,说明 PNH 阳性。

(2)7 支试管中均未发生溶血,说明 PNH 阴性。

(3)只有试管 2 和试管 7(或只有试管 1、2、6、7)发生溶血,说明无法确定 PNH,考虑温反应性溶血素。

(4)只有试管 2、试管 3 和试管 5 发生溶血,说明无法确定 PNH,考虑球形红细胞增多症。

第二节 HEMPAS 试验:改进酸溶血试验(Ham's 试验)

一、目的

通过改进的酸溶血试验检测遗传性幼红细胞增多症。

二、背景资料

遗传性幼红细胞增多症(HEMPAS)患者的红细胞与阵发性睡眠性血红蛋白尿(PNH)患者的红细胞一样,血清在酸化的环境下会溶血。HEMPAS 的红细胞溶血与红细胞膜糖基化异常有关,这种异常需要抗体识别而且补体参与的条件下才能发生,三分之一正常成年人血清存在这种情况,为了证明 HEMPAS 患者红细胞与 PNH 患者红细胞的区别,因此设计了一个改进的 Ham's 试验。

三、注意事项

本试验是红细胞酸化(Ham's)试验的进一步鉴定试验,如果红细胞酸化(Ham's)试验阴性,则不需要进行这一试验,可直接报告为阴性。

四、试验局限性

(1)加入的不含补体活性的血清。

(2)血清中漏加 HCl。

(3)加入的血清对 HEMPAS 红细胞缺乏活性。

五、样本要求

红细胞:肝素、ACD 抗凝,洗涤 3 次后用生理盐水配制成 10% 浓度的红细胞悬液。
血清:普通管或促凝管中新鲜(24 小时之内)采集血样。

六、试剂

(1)0.2 mol/L 的 HCl 溶液。

(2)补体灭活血清:正常新鲜血清 56℃ 孵育 30 分钟。

(3)O 型质量控制细胞:肝素、枸橼酸或 ACD 抗凝的红细胞,生理盐水洗涤 3 次后配制成 10% 的红细胞悬液。

(4)正常新鲜血清:AB 型或与患者 ABO 血型次侧相合血型的正常人血清,血清中不能含有意外抗体。

注：筛选 6~12 个 ABO 次侧相合血型的正常人血清，9 滴血清 1 滴 0.2mol/L HCl 酸化后加入 1 滴 10% 浓度的红细胞悬液，冰浴 30 分钟后 37℃ 孵育 1 小时，离心观察是否溶血。作为质量控制的步骤。

七、质量控制

这个试验包含室内质量控制。

八、步骤

(1) 准备 7 支试管，标记并按表 17-2 进行加样。
(2) 混匀，0℃ 冰浴 30 分钟。
(3) 混匀，37℃ 孵育 1 小时。
(4) 重离心成压积红细胞。
(5) 检查上清液，在白色背景下观察是否溶血。

表 17-2　改进的酸溶血试验加样表

试管	反应物			结果	
	红细胞*	血清	HCL	PNH	HEMPAS
1	患者	患者	不加	0	0
2	患者	患者	加	溶血	0
3	患者	正常人†	加	0	0
4	患者	正常人	不加	0	0
5	患者	正常人	加	溶血	溶血
6	正常人	患者	不加	0	0
7	正常人	患者	加	0	0

注：*，检测 PNH 加入的是 50% 红细胞悬液，检测 HEMPAS 加入的是 10% 红细胞悬液；†，加入加热灭活的血清；PNH，阵发性睡眠性血红蛋白尿；HEMPAS，遗传性幼红细胞增多症。

九、结果分析

(1) 只有试管 5 发生溶血，说明 HEMPAS 阳性。
(2) 7 支试管中均未发生溶血，说明 HEMPAS 阴性。
(3) 只有试管 2 和试管 7(或只有试管 1、2、6、7)发生溶血，说明无法确定 HEMPAS，考虑温反应性溶血素。
(4) 只有试管 2、3、5 发生溶血，说明无法确定 HEMPAS，考虑球形红细胞增多症。

第三节　转化 IgG 型抗体一步法直接凝集木瓜酶处理红细胞

一、目的

将红细胞表面致敏的不能导致红细胞凝集的 IgG 型抗体转化为能直接凝集红细胞的 IgG 型抗体。

二、背景资料

IgG 型抗体分子有两条重链(γ链)和两条轻链由二硫键(S-S)连接而成。使用巯基试剂去除连接在两条重链的二硫键能增加 IgG 铰链区的灵活性，能增加 IgG 分子的 Fab 端抗原结合位点之间的距离，修饰后的 IgG 型抗体在低蛋白介质(盐水)中能直接凝集红细胞。

三、注意事项

IgG 型抗体检测 DAT 强阳性红细胞可以考虑使用这个方法。

四、试验局限性

(1)抗体效价低。
(2)漏加 DTT。

五、样本要求

IgG 型抗体效价需要≥32。

六、试剂

(1)0.01 mol/L 的 DTT。
(2)pH 7.3 的 PBS。

七、步骤

(1)准备 2 支试管，分别加入 1 mL 含有 IgG 型抗体且效价≥32 的血清。
(2)1 支试管中加入 1 mL 0.01 mol/L DTT，另一支对照试管中加入 1 mL pH 7.3 PBS。
(3)室温孵育 30 分钟(或 37℃孵育 15 分钟)。
(4)加入存在该 IgG 型抗体特异性抗原的红细胞后立即离心 15 秒(3100 r/min)。
(5)立即肉眼观察并记录结果。

八、结果分析

(1)检测管血清能直接凝集红细胞，对照管不能凝集红细胞，说明 IgG 型抗体转化成功，可以直接用于试验。
(2)检测管血清不能直接凝集红细胞，说明 IgG 型抗体转化不成功，有可能是因为抗体效价低。

第四节　用^{51}Cr标记红细胞评估红细胞寿命

一、目的

用^{51}Cr标记红细胞评估输入体内后红细胞的寿命，可用于检测同种抗体导致的红细胞寿命缩短或红细胞保养液对红细胞的影响。

二、背景资料

放射性核素标记的红细胞，注入患者体内后，这些红细胞的存活率可以根据注射后血液样本的放射量计算。这项试验可以评估输注不配合的血液后，红细胞存活的状况。

三、注意事项

(1)这项试验需要核医学科共同参与。

(2)这是一项侵入性试验，必须通过医学伦理委员会的批准并告知患者并获得患者的知情同意。

四、试验局限性

(1)^{51}Cr标记的血液洗涤不足。

(2)^{51}Cr标记的血液体内没有充分混匀。

(3)^{51}Cr标记的血液注射时逸出。

五、样本要求

^{51}Cr标记的血液需要使用新鲜、无菌、抗凝或ACD或CPD抗凝血液，并且符合临床使用血液的传染病检测标准。

六、试剂和器材

(1)^{51}Cr铬酸钠溶液：Na_2CrO_4，每毫升压积红细胞需要最多加入铬$2\mu g$，溶液体积不低于0.2 mL，使用生理盐水稀释。

(2)无菌生理盐水。

(3)γ射线计量仪(核医学科)。

七、质量控制

^{51}Cr标记红细胞洗涤不充分，标记红细胞在体内不能充分混匀，标记血液在注射部位外溢和快速溶血。

八、步骤

(1)无菌采集全血$1\sim2$ mL，离心弃去上部分血浆，保留压积红细胞。

（2）缓慢加入 20 μg^{51}Cr，在室温下旋转搅拌机孵化 30 分钟。

（3）使用 6~8 mL 无菌生理盐水悬浮红细胞，离心洗涤 4 次，弃去的上清液属于放射性废物。

（4）加入 10 mL 无菌生理盐水悬浮红细胞，并混合均匀。

（5）取出 1 mL 红细胞悬液至容量瓶，用生理盐水稀释至 250 mL。

（6）取出 8 mL 稀释后红细胞悬液自患者肘前静脉注入。

（7）注射后 3、7、10、60 分钟和 24 小时在对侧肘前静脉采集 EDTA 抗凝血 3 mL。

（8）用 γ 射线计量仪测定采集的每毫升全血中的放射线量，减去本底放射线量和 24 小时放散液中放射线量。

（9）测量步骤（5）中的每毫升放射线量作为注入血液的放射线标准量。

（10）测量注入后 3 分钟采集的样本血浆中的放射线量。

（11）3 分钟血浆中放射线量小于 5% 的步骤（5）放射线量，可以开始观察；3 分钟血浆中放射线量大于 5% 的步骤（5）放射线量，说明注入的血液快速溶血或者注入的血液没有洗涤干净。

（12）患者血容量的计算（PBV）（身高：米；体重：千克）。

（13）计算患者体内放射线量与注入标准细胞放射线量（CBV）。

（14）CBV =（步骤（9）/mL×8×0.25）/步骤（9）/mL。

九、结果分析

（1）CBV 不超过 10%PBV，假设 3 分钟的样本等于红细胞 100% 存活率，将随后的样本与 3 分钟的样本进行比较，以确定红细胞存活情况，确定生存曲线和百分比。

（2）CBV 超过 10%PBV，怀疑红细胞进入体内混合不充分，一般发生在脾肿大或充血性心力衰竭。

（3）CBV 的计数更接近 PBV，可设置 7 分钟的计数为红细胞 100% 的存活。

（4）随后的 CBV 计数增高，而血浆中放射线量降低，说明红细胞悬液注入体内时可能溢出，可通过 γ 射线计量仪进行确定。

（5）CBV 和血浆放射线剂量都增高，怀疑存在快速溶血。

第五节 二硫苏糖醇（DTT）法区分 IgM 抗体与 IgG 抗体

一、目的

使用二硫苏糖醇鉴定 IgM 和 IgG 抗体，一般用于产前检查同种免疫抗体引起的 HDFN 的可能性以及鉴定含有 IgM 抗体血清中的 IgG 型同种抗体。

二、背景资料

IgM 分子由 5 个亚基组成，亚基之间由二硫键（S-S）链接，二硫键同时还连接着亚基中的重链和轻链。亚基之间的二硫键能被硫醇试剂裂解，但是亚基内连接重链和轻链的二硫键不容易被硫醇裂解。同样 IgA 单体和 IgG 重链和轻链间的二硫键也不容易被硫醇试剂裂解。这项试验能裂解 IgM 型抗体，使其成为 IgM 亚基单体，而不会造成 IgG 抗体的减少，用于检测 IgM 抗体中含有的 IgG 型抗体。

三、试验局限性

DTT 与血清浓度比例恰当。

四、样本要求

血清或血浆。

五、试剂

(1)0.01 mol/L 的 DTT。

(2)pH 7.3 的 PBS。

六、步骤

(1)分别在 2 支试管中加入 1 体积的血清。

(2)在 1 支试管中加入等体积 0.01mol/L 的 DTT，另一支试管中加入等体积 pH 7.3 的 PBS。

(3)混匀，37℃孵育 30~60 分钟。

(4)分别检测抗体盐水和间接抗球蛋白介质效价。

七、结果分析

(1)DTT 处理后的血清样本与 PBS 稀释的血清样本盐水反应阴性，间接抗球蛋白介质效价一致，说明血清里只含有 IgG 型抗体。

(2)DTT 处理后的血清样本盐水介质反应比 PBS 稀释的血清样本反应低 2 管以上，间接抗球蛋白介质无反应，说明血清中含有 IgM 型抗体。

(3)DTT 处理后的血清样本盐水介质反应比 PBS 稀释的血清样本反应低 2 管以上，DTT 处理后样本在间接抗球蛋白介质反应比盐水介质高 2 管以上且与 PBS 稀释样本一致，说明血清中含有 IgM 抗体和 IgG 抗体。

(4)DTT 处理后的血清样本盐水介质反应比 PBS 稀释的血清样本反应阳性且结果一致，说明 DTT 处理不完全，考虑 DTT 是否失活。

第六节　二巯基乙醇(2-Me)法区分 IgM 抗体与 IgG 抗体

一、目的

使用二巯基乙醇鉴定 IgM 和 IgG 抗体,一般用于产前检查同种免疫抗体引起的 HDFN 的可能性以及鉴定含有 IgM 抗体血清中的 IgG 型同种抗体。

二、背景资料

IgM 分子由 5 个亚基组成,亚基之间由二硫键(S-S)链接,二硫键同时还连接着亚基中重链和轻链。亚基之间的二硫键能被巯醇试剂裂解,但是亚基内连接重链和轻链的二硫键不容易被巯醇裂解。同样 IgA 单体和 IgG 重链和轻链间的二硫键也不容易被巯醇试剂裂解。这项试验能裂解 IgM 型抗体,使其成为 IgM 亚基单体,而不会造成 IgG 抗体的减少,用于检测 IgM 抗体中含有的 IgG 型抗体。

三、注意事项

二巯基乙醇有刺激性气味,试验过程中最好封口(除了加样)。

四、试验局限性

2-Me 与血清浓度比例恰当。

五、样本要求

血清或血浆。

六、试剂

(1)0.227 mol/L 的 2-Me 应用液:1.6 mL 2-Me 原液,用 pH 7.3 的 PBS 稀释至 100 mL。

(2)pH 7.3 的 PBS。

七、步骤

(1)分别在 2 支试管中加入 1 体积的血清。

(2)在 1 支试管中加入等体积的 2-Me 应用液,另 1 支试管中加入等体积的 pH 7.3 PBS。

(3)封口混匀,37℃孵育 10 分钟。

(4)分别检测抗体盐水和间接抗球蛋白介质效价。

八、结果分析

(1)2-Me 处理后的血清样本与 PBS 稀释的血清样本盐水反应阴性,间接抗球蛋白介质效价一致,说明血清里只含有 IgG 型抗体。

(2)2-Me 处理后的血清样本盐水介质反应比 PBS 稀释的血清样本反应低 2 管以上，间接抗球蛋白介质无反应，说明血清中含有 IgM 型抗体。

(3)2-Me 处理后的血清样本盐水介质反应比 PBS 稀释的血清样本反应低 2 管以上，2-Me 处理后样本在间接抗球蛋白介质反应比盐水介质高 2 管以上且与 PBS 稀释样本一致，说明血清中含有 IgM 抗体和 IgG 抗体。

(4)2-Me 处理后的血清样本盐水介质反应比 PBS 稀释的血清样本反应阳性且结果一致，说明 2-Me 处理不完全，考虑 2-Me 是否失活。

第七节 酶联抗球蛋白试验检测抗原剂量

一、目的

用酶联抗球蛋白法试验(enzyme-linked antiglobulin test，ELAT)进行抗原剂量检测，可以通过这种非分子生物学方法初步判断基因型

二、背景资料

红细胞在同种抗体致敏后，经过生理盐水洗涤。致敏的红细胞与碱性磷酸酶偶联的抗-IgG 抗体(抗-IgG-AP)孵育，洗涤去除未反应的抗-IgG-AP，加入酶结合底物并与之反应呈黄色，可在 405 nm 处测量。红细胞结合的同种抗体的数量与颜色深浅呈正比，在一定范围内与致敏红细胞抗原位点密度成正比。可以通过这个试验鉴定抗原的剂量。

三、注意事项

由于 Rh(D)抗原同时受到 *RHD* 和 *RHCE* 两个基因的影响，因此这个试验不能用于确定 Rh(D)的抗原数量。

四、试验局限性

(1)试剂保存不当。
(2)试剂活性不足或试剂污染。

五、样本要求

红细胞：24 小时内采集的抗凝血，生理盐水洗涤 3 次，得到压积红细胞，弃去上清液及红细胞上层的白膜层，用小牛血清洗涤 1 次，使用小牛血清稀释成 2% 浓度的红细胞悬液。

注：ELAT 试验制备红细胞，红细胞浓度的准确性非常重要，建议使用血细胞计数仪，一般调整至 $2×10^8$/L 左右。

六、试剂

(1)碱性磷酸酶偶联的抗-IgG：将 1000 倍稀释的市售 IgG 型抗-D 试剂(高蛋白型)与 Rh(D)阳性红细胞孵育致敏，加入不同稀释度的碱性磷酸酶偶联的抗-IgG，结果 OD 值与

抗-IgG-AP 稀释度会呈现线性关系,选择稀释的抗-IgG-AP 与 Rh(D)阳性红细胞 OD 值曲线的直线部分的最大的稀释度,定为工作稀释度(抗-IgG-AP 工作稀释度)。

(2)碳酸盐缓冲液:0.05 mol/L pH 9.8。

(3)ρ-硝基酚磷酸底物(酶作用物,PNP):使用前用碳酸盐缓冲液稀释至 2 mg/mL。

(4)阳性对照细胞:准备 3 个杂合子的阳性对照细胞和 3 个纯合子的阳性对照细胞,洗涤 3 次后使用 BSA 配制成 2%浓度的红细胞悬液。

(5)阴性对照细胞:准备 3 个阴性对照细胞,洗涤 3 次后使用 BSA 配制成 2%浓度的红细胞悬液。

(6)1 mol/L 的 NaOH。

(7)小牛血清磷酸缓冲液(BSA-PBS)。

(8)小牛血清生理盐水(BSA-NS)。

(9)小牛血清低离子溶液(BSA-LISS)。

(10)抗体稀释液:被检抗原对应的抗体,使用 BSA-PBS 稀释到 0.05~1 IU/mL(间接抗人球介质效价为 0.5~10)。

七、质量控制

该试验中加入了阴性细胞、杂合子细胞和纯合子细胞作为对照平行试验。

八、步骤

(1)准备 2 组试管,一组试管中加入 500 μL 抗体稀释液,另一组试管中加入 500 μL BSA-PBS(溶血质量控制)。

(2)每组加入 500 μL 2%浓度的被检红细胞悬液。

(3)混匀,37℃孵育 15 分钟。

(4)每支试管使用 BSA-PBS 洗涤 6 次,最后一次彻底弃去上清液。

(5)每支试管中加入 200 μL 抗-IgG-AP(工作稀释度)。

(6)封口,避光,37℃孵育 1 小时,定时轻轻混匀。

(7)每支试管使用 BSA-PBS 洗涤 3 次,最后一次彻底弃去上清液。

(8)分别加入 BSA-NS 重悬红细胞,并转移至干净的试管。

(9)重离心,弃去上清液,剩下压积红细胞。

(10)加入 200 μL BSA-NS 和 200 μL PNP(酶底物)。

(11)封口,混匀,避光,37℃孵育 60 分钟。

(12)离心成压积红细胞。

(13)分别将上清液转移至干净试管,并加入 500 mL 1mol/L NaOH(终止液)。

(14)将上清液加入 1 cm 比色杯,405 nm 比色。

注:空白对照为 200 μL 的酶底物和 200 μL 小牛血清生理盐水和 500 μL NaOH 溶液。

九、结果分析

(1)计算不同抗体浓度的校准 OD 值。

(2)校准 OD 值=(抗原阳性对照 OD-抗原阳性溶血 OD)/(抗原阴性对照 OD-抗原阴

性溶血 OD）。

（3）取每个样本的两个校准后的 OD 值的平均值，并与对照组的 OD 值进行比较。

（4）被检样本的 OD 值分别与杂合子样本抗原表达含量和纯合子样本抗原表达含量的百分比。

（5）如果百分比接近于纯合子，则被检血样该抗原是纯合子抗原。

（6）如果百分比接近于杂合子，则被检血样该抗原是杂合子抗原。

第八节　单核细胞单层试验的临床意义

一、目的

通过单核细胞单层试验（monocyte monolayer assay，MMA）评估同种抗体的临床意义。

二、背景资料

红细胞致敏抗体后与单核细胞在体外孵育，单核细胞黏附和吞噬这些致敏红细胞的能力是输注红细胞存活率的指标。这个方法可作为预测红细胞抗原抗体临床意义的一个有效方法。

三、注意事项

当血清学不相合的红细胞输注给患者，该试验可用于预判红细胞的压积是否上升，血浆中是否包含溶血标记物。

四、试验局限性

（1）试剂保存不当。

（2）试剂活性不足或试剂污染。

（3）红细胞洗涤不充分。

（4）收集的单核细胞数量不足或活力降低。

五、样本要求

必须是血清，不能使用血浆。

六、试剂

（1）抗-D：市售多克隆抗-D，用人血清补体 1∶50 稀释。

（2）绵羊红细胞。

（3）人血清补体：新鲜收集的正常人血清，必须经检测无意外抗体。

（4）单核细胞悬液：从正常供者或自身单核细胞中制备。

（5）瑞氏-吉姆萨染色液。

（6）pH 7.3 PBS。

七、质量控制

试验包含内部质量控制。

试验前,确认每批人血清补体能造成绵羊红细胞溶血,1 滴 3%～5% 浓度的洗涤后的绵羊红细胞,加上 3 滴人补体血清,37℃ 孵育 15 分钟,离心,观察上清液是否溶血。

八、步骤

(1)1 滴 3%～5% 浓度的红细胞加入 3 滴血清,37℃ 孵育 60 分钟,洗涤 4 次,稀释后加入组织培养基。

注:至少需要 2 个阴性红细胞样本(缺少该抗原)和 2 个阳性红细胞样本(含有该抗原),用于证明血清抗体特异性。同时设置 9 组致敏细胞进行平行试验:

第 1 组被检血清+抗原阳性红细胞;

第 2 组被检血清+抗原阳性红细胞+人血清补体;

第 3 组抗原阳性红细胞+人血清补体;

第 4 组抗原阳性红细胞+PBS;

第 5 组被检血清+抗原阴性红细胞;

第 6 组被检血清+抗原阴性红细胞+人血清补体;

第 7 组抗原阴性红细胞+人血清补体;

第 8 组抗原阴性红细胞+PBS;

第 9 组抗-D+Rh(D)阳性红细胞。

(2)在干净的微量板中,每孔加入 0.2 mL 的单核细胞悬液(浓度为 $3～6×10^6/mL$)。

(3)每组致敏红细胞样本吸取 0.2 mL,加入标记的孔。

(4)37℃ 孵育 60 分钟。

(5)用吸管吸取丢弃上清液,用 PBS 重悬后用吸管加至玻片上。

(6)浸入瑞氏染色(Wright Stain)液 3 分钟。

(7)浸入吉姆萨染色(Giemsa Stain)液 20 分钟。

(8)浸入瑞氏吉姆萨缓冲液 3 分钟。

(9)双蒸水冲洗,吹干。

(10)镜下计数单核细胞(包含黏附红细胞或吞噬红细胞的单核细胞)。

(11)计数至少 600 个单核细胞。

九、结果分析

(1)阳性细胞吞噬红细胞的单核细胞与总单核细胞的比例<5%,阴性细胞吞噬红细胞的单核细胞与总单核细胞的比例<5%,说明不能确定红细胞加速破坏。

(2)阳性细胞吞噬红细胞的单核细胞与总单核细胞的比例为 5%～20%,阴性细胞吞噬红细胞的单核细胞与总单核细胞的比例<5%,说明体内可能存在由抗体导致的红细胞破坏。

(3)阳性细胞吞噬红细胞的单核细胞与总单核细胞的比例>20%,阴性细胞吞噬红细胞的单核细胞与总单核细胞的比例<20%,说明体内可能存在由于抗体导致的红细胞加速破坏。

第九节　阵发性睡眠性血红蛋白尿筛选试验(蔗糖溶血试验)

一、目的

通过蔗糖溶血试验筛选阵发性睡眠性血红蛋白尿(paroxysmal nocturnal hemoglobinuria,PNH)。

二、背景资料

正常红细胞在等渗低离子强度的溶液中凝集,只有在低于5%浓度的蔗糖的非等渗溶液会导致正常红细胞的溶血,阵发性睡眠性血红蛋白尿(PNH)患者的红细胞在低离子介质环境并且存在补体的溶液中,会发生凝集并有10%~80%的红细胞溶血。

三、注意事项

需要确认 AET 处理的红细胞与抗-k 试验,确认阳性后作为阳性对照进行平行试验。

四、试验局限性

引起试验失败的原因:
(1)免疫介导的溶血。
(2)机械性溶血。

五、样本要求

被检红细胞:洗涤 3 次的红细胞,用 pH 7.3 PBS 配制成 50%浓度的红细胞悬液。

六、试剂和器材

(1)O 型 k+红细胞 2 份,1 份 AET 处理,1 份不处理,分别使用 pH 7.3 PBS 配制成50%浓度的红细胞悬液。
(2)抗-k。
(3)新鲜正常血清:AB 型或者 ABO 次侧配合型,抗体筛查不含有意外抗体。
(4)蔗糖水:使用前配制。
(5)pH 7.3 PBS。
(6)Drabkin's 溶液:碳酸氢钠 1.0 g,氰化钾 0.05 g,铁氰化钾 0.2 g 溶于 1L 蒸馏水。
(7)比色仪:550 nm。

七、质量控制

O 型 k+AET 处理后的红细胞和 O 型 k+不处理的红细胞分别作为阳性和阴性质量控制。

八、步骤

(1)标记 7 支试管从 A-G,每支试管中加入 1.7 mL 蔗糖水。

（2）每支试管中加入 0.1 mL 新鲜正常血清。

（3）在 A、B 管加入 0.2 mL 待测红细胞，立即混匀。

（4）在 C、D 管加入 0.2 mL 未处理的正常红细胞，立即混匀。

（5）在 E、F 管加入 0.2 mL，AET 处理的正常红细胞，立即混匀。

（6）A、C 和 E 管 37℃孵育 30 分钟（间隔 10 分钟轻轻混匀）。

（7）A、C 和 E 管离心压积红细胞，并收集上清液。

（8）每支上清液 1 mL 与 3 mL Drabkin's 溶液混匀。

（9）B、D 和 F 管混匀，不离心，每 1 mL 红细胞悬液与 3 mL Drabkin's 溶液混匀。

（10）用 Drabkin's 溶液稀释 G 管中的糖水和血清混合物。

（11）G 管作为空白管，A 管至 G 管在 550 nm 测透光率。

（12）以 B 管为 100%溶血率，测定 A 管上清液的溶血率百分比。

九、结果分析

（1）A 管百分比≥10%，质量控制 C、D、E 和 F 结果与预期反应一致，说明结果阳性需要进行酸溶血试验确认（Ham's test）。

（2）A 管百分比≤5%，质量控制 C、D、E 和 F 结果与预期反应一致，说明结果阴性。

（3）A 管百分比为 5%~10%，质量控制 C、D、E 和 F 结果与预期反应不一致，说明试验失败，重新试验。

第十节　血浆转化为血清

一、目的

将血浆转化为血清，可以将献血者捐献的血浆中抗体制备成抗体定型试剂。

二、背景资料

使用凝血酶和氯化钙将供者血浆转化为血清。

三、注意事项

患者血液传染性疾病病毒检测阴性。

四、试验局限性

使用保存不当或失效的试剂。

五、样本要求

献血者血浆：ACD/CPD/CPD-A 抗凝。

六、试剂

（1）牛凝血酶：1000NIH 单位/蛋白质毫克，用蒸馏水稀释到 500 单位/mL。

（2）10%氯化钙（mg/dL）配制后7天内使用。

七、质量控制

用重新钙化的血浆进行血清学试验，检查是否能够凝血；再次进行抗体特异性的效价的检测，理想的效价为≥8。

八、步骤

（1）血浆称重：1 g约等于1 mL。
（2）平均每100 mL血浆加入0.25 mL CaCl$_2$。
（3）充分混匀。
（4）每100 mL血浆加入凝血酶0.4 mL。
（5）纤维蛋白凝块在室温中形成至少需要1小时，建议室温放置4小时。
（6）将血浆放置在-20℃冰柜过夜。
（7）解冻，重离心5分钟（6900 r/min）。
（8）用纱布过滤转化后血浆（血清），并根据重量确定其容量。
（9）标记，进行纤维蛋白检测、抗体特异性鉴定和效价测定。

九、结果分析

（1）转化后血浆中含有纤维蛋白，则重新进行血浆置换血清试验。
（2）转化后血浆中不含有纤维蛋白，且特异性与原特异性一致，且效价≥8，可分装保存，建议保存在-20℃以下。
（3）转化后血浆中不含有纤维蛋白，且特异性与原特异性一致，效价<8，可进行透析或真空冻干后，分装保存，建议保存在-20℃以下。

（郑皆炜　张进进　金沙）

附　录

附录1

附录1表1　红细胞血型系统表

序号	系统名	系统符号	基因	抗原数	染色体位点
001	ABO	ABO	ABO	4	9q34.2
002	MNS	MNS	GYPA，GPYB，(GYPE)	50	4q31.21
003	P1PK	P1PK	A4GALT	3	22q13.2
004	Rh	RH	RHD，RHCE	56	1p36.11
005	Lutheran	LU	BCAM	27	19q13.2
006	Kell	KEL	KEL	36	7q33
007	Lewis	LE	FUT3	6	19p13.3
008	Duffy	FY	ACKR1	5	1q21-q22
009	Kidd	JK	SLC14A1	3	18q11-q12
010	Diego	DI	SLC4A1	23	17q21.31
011	Yt	YT	ACHE	5	7q22
012	Xg	XG	XG，MIC2	2	Xp22.32
013	Scianna	SC	ERMAP	9	1p34.2
014	Dombrock	DO	ART4	10	12p13-p12
015	Colton	CO	AQP1	4	7p14
016	Landsteiner-Wiener	LW	ICAM4	3	19p13.2
017	Chido/Rodgers	CH/RG	C4A，C4B	9	6p21.3
018	H	H	FUT1	1	19q13.33
019	Kx	XK	XK	1	Xp21.1

附录1续表1

序号	系统名	系统符号	基因	抗原数	染色体位点
020	Gerbich	GE	*GYPC*	13	2q14-q21
021	Cromer	CROM	*CD55*	20	1q32
022	Knops	KN	*CR1*	12	1q32.2
023	Indian	IN	*CD44*	6	11p13
024	Ok	OK	*BSG*	3	19p13.3
025	Raph	RAPH	*CD151*	1	11p15.5
026	John Milton Hagen	JMH	*SEMA7A*	8	15q22.3-q23
027	I	I	*GCNT2*	1	6p24.2
028	Globoside	GLOB	*B3GALNT1*	2	3p25
029	Gill	GIL	*AQP3*	1	9p13
030	Rh-associated glycoprotein	RHAG	*RHAG*	4	6p12.3
031	FORS	FORS	*GBGT1*	1	9q34.13-q34.3
032	JR	JR	*ABCG2*	1	4q22.1
033	LAN	LAN	*ABCB6*	1	2q36
034	Vel	CEL	*SMIM1*	1	1p36.32
035	CD59	CD59	*CD59*	1	11p13
036	Augustine	AUG	*SLC29A1*	4	6p21.1
037	Kanno	KANNO	*PRNP*	1	20p13
038	SID	SID	*B4GALNT2*	1	17q21.32
039	CTL2	CTL2	*SLC44A2*	2	19p13.2
040	PEL	PEL	*ABCC4*	1	13q32.1
041	MAM	MAM	*EMP3*	1	19p13.33
042	EMM	EMM	*PIGG*	1	4p16.3
043	ABCC1	ABCC1	*ABCC1*	1	16p13.11

附录 2

附录 2 表 1 红细胞血型抗原表

系统		抗原编号										数量
		001	002	003	004	005	006	007	008	009	010	
001	ABO	A	B	A，B	A1	…						4
002	MNS	M	N	S	s	U	He	Mi^a	M^c	Vw	Mur	50
		M^g	Vr	M^e	Mt^a	St^a	Ri^a	Cl^a	Ny^a	Hut	Hil	
		M^v	Far	s^D	Mit	Dantu	Hop	Nob	En^a	ENKT	'N'	
		Or	DANE	TSEN	MINY	MUT	SAT	ERIK	Os^a	ENEP	ENEH	
		HAG	ENAV	MARS	ENDA	ENEV	MNTD	SARA	KIPP	JENU	SUMI	
003	P1PK	P1	…	P^k	NOR							3
004	RH	D	C	E	c	e	f	Ce	C^w	C^x	V	56
		E^w	G	…	…	…	…	Hr0	Hr	hr^s	VS	
		C^G	CE	D^w	…	…	c-like	cE	hr^H	RH29	Go^a	
		hr^B	Rh32	Rh33	Hr^B	Rh35	Be^a	Evans	…	Rh39	Tar	
		Rh41	Rh42	Crawford	Nou	Riv	Sec	Dav	JAL	STEM	FPTT	
		MAR	BARC	JAHK	DAK	LOCR	CENR	CEST	CELO	CEAG	PARG	
		CEVF	CEWA	CETW								
005	LU	Lu^a	Lu^b	Lu3	Lu4	Lu5	Lu6	Lu7	Lu8	Lu9	…	27
		Lu11	Lu12	Lu13	Lu14	…	Lu16	Lu17	Au^a	Au^b	Lu20	
		Lu21	LURC	LUIT	LUGA	LUAC	LUBI	LUYA	LUNU	LURA		
006	KEL	K	k	Kp^a	Kp^b	Ku	Js^a	Js^b	…	…	UI^a	36
		K11	K12	K13	K14	…	K16	K17	K18	K19	Km	
		Kp^c	K22	K23	K24	VLAN	TOU	RAZ	VONG	KALT	KTIM	
		KYO	KUCI	KANT	KASH	KELP	KETI	KHUL	KYOR	KEAL		
007	LE	Le^a	Le^b	Le^{ab}	Le^{bH}	ALe^b	BLe^b					6
008	FY	Fy^a	Fy^b	Fy3	…	Fy5	Fy6					5
009	JK	Jk^a	Jk^b	Jk3								3
010	DI	Di^a	Di^b	Wr^a	Wr^b	Wd^a	Rb^a	WARR	ELO	Wu	Bp^a	23
		Mo^a	Hg^a	Vg^a	Sw^a	BOW	NFLD	Jn^a	KREP	Tr^a	Fr^a	
		SW1	DISK	DIST								
011	YT	Yt^a	Yt^b	YTEG	YTLI	YTOT						5

附录2续表1

系统		抗原编号										数量
		001	002	003	004	005	006	007	008	009	010	
012	XG	Xg^a	CD99									2
013	SC	Sc1	Sc2	Sc3	Rd	STAR	SCER	SCAN	SCAR	SCAC		9
014	DO	Do^a	Do^b	Gy^a	Hy	Jo^a	DOYA	DOMR	DOLG	DOLC	DODE	10
015	CO	Co^a	Co^b	Co3	Co4							4
016	LW	…	…	…	…	LW^a	LW^{ab}	LW^b				3
017	CH/RG	Ch1	Ch2	Ch3	Ch4	Ch5	Ch6	WH				9
		Rg1	Rg2									
018	H	H										1
019	XK	Kx										1
020	GE	…	Ge2	Ge3	Ge4	Wb	Ls^a	An^a	Dh^a	GEIS	GEPL	13
		GEAT	FETI	GECT	GEAR							
021	CROM	Cr^a	Tc^a	Tc^b	Tc^c	Dr^a	Es^a	IFC	WES^a	WES^b	UMC	20
		GUTI	SERF	ZENA	CROV	CRAM	CROZ	CRUE	CRAG	CROK	CORS	
022	KN	Kn^a	Kn^b	McC^a	Sl1	Yk^a	McC^b	Sl2	Sl3	KCAM	KDAS	12
		DACY	YCAD									
023	IN	In^a	In^b	INFI	INJA	INRA	INSL					6
024	OK	Ok^a	OKGV	OKVM								3
025	RAPH	MER2										1
026	JMH	JMH	JMHK	JMHL	JMHG	JMHM	JMHQ	JMHN	JMHA			8
027	I	I										1
028	GLOB	P			PX2							2
029	GIL	GIL										1
030	RHAG	Duclos	Ol^a	DSLK	…	Kg						4
031	FORS	FORS1										1
032	JR	Jr^a										1
033	LAN	Lan										1
034	VEL	Vel										1
035	CD59	CD59.1										1
036	AUG	AUG1	At^a	ATML	ATAM							4
037	KANNO	KANNO1										1

附录2续表1

系统		抗原编号										数量
		001	002	003	004	005	006	007	008	009	010	
038	SID	Sd^a										1
039	CTL2	CTL2.1	Rif	Ver								2
040	PEL	PEL										1
041	MAM	MAM										1
042	EMM	EMM										1
043	ABCC1	WLF										1

附录 2 表 2   血型集合抗原表

集合			抗原		
编号	命名	符号	编号	符号	频率
205	Cost	COST	205001	Cs^a	95
			205002	Cs^b	34
207	Ii	I	207002	i	*
208	Er	ER	208001	Er^a	>99
			208002	Er^b	<1
			208003	Er3	>99
210			210001	Le^c	1
			210002	Le^d	6
213		MN CHO	213001	Hu	
			213002	M1	
			213003	Tm	
			213004	Can	
			213005	Sext	
			213006	Sj	

附录 2 表 3   低频率抗原表

编号	命名	符号
700002	Batty	By
700003	Christiansen	Chr^a
700005	Biles	Bi

附录2续表3

编号	命名	符号
700006	Box	Bx^a
700017	Torkildsen	To^a
700018	Peters	Pt^a
700019	Reid	Re^a
700021	Jensen	Je^a
700028	Livesay	Li^a
700039	Milne	
700040	Rasmussen	RASM
700044		JFV
700047	Jones	JONES
700049		HJK
700050		HOFM
700054		REIT

附录 2 表 4　高频率抗原表

编号	命名	符号
901009	Anton	AnWj
901015		ABTI
901017		LKE

附录 1 和附录 2 数据来源于 2021 年 6 月 ISBT 红细胞命名委员会官方数据。

附录 3

附录 3 表 1　红细胞同种抗体的血清学表现

血型系统	抗	反应条件	无花果酶	二硫苏糖醇	Ig 类型	C3	HTR	HDN
ABO	A	室温>37-IAT	↑	↑	IgM IgG	有	有	有
	A1	室温	↑	↑	IgM	有	罕见	无
	B	室温>37-IAT	↑	↑	IgM IgG	有	有	有
MNS	M	4℃>室温>37-IAT	↓	↑	IgG IgM	无	罕见	罕见
	N	4℃>室温>37-IAT	↓	↑	IgM IgG	无	罕见	无
	S	IAT	↓或不变	↑	IgG IgM	极少	有	有
	s	IAT	↓或不变	↑	IgG IgM	罕见	有	有
	U	IAT	↑		IgG	无	有	有
	Mur	室温>37-IAT	↓	↑	IgM IgG	无	有	有
P1PK	P1	室温>37-IAT	↑	↑	IgM	有	罕见	无
	P^k	室温>37-IAT	↑	↑	IgM IgG	有	罕见	无
Rh	C	37<IAT	↑	↑	IgG IgM	无	有	有
	c	37<IAT	↑	↑	IgG IgM	无	有	有
	C^w	37<IAT	↑	↑	IgG IgM	无	有	有
	D	37<IAT	↑	↑	IgG IgM	无	有	有
	E	37<IAT	↑	↑	IgG IgM	无	有	有
	e	37<IAT	↑	↑	IgG IgM	无	有	有
	f(ce)	37<IAT	↑	↑	IgG IgM	无	有	有
Lutheran	Lu^a	室温-37-IAT	↓或不变	↓或不变	IgM IgG	罕见	无	罕见
	Lu^b	室温-37-IAT	↓或不变	↓或不变	IgG IgM	罕见	有	轻度
Kell	K	37-IAT	↑	↓	IgG IgM	罕见	有	有
	k	37-IAT	↑	↓	IgG IgM	无	有	有
	Kp^a	37-IAT	↑	↓	IgG	无	有	有
	Kp^b	37-IAT	↑	↓	IgG IgM	无	有	有
	Js^a	IAT	↑	↓	IgG IgM	无	有	有
	Js^b	IAT	↑	↓	IgG	无	有	有
Lewis	Le^a	室温>37-IAT	↑	↑	IgM IgG	有	罕见	无

附录3续表1

血型系统	抗	反应条件	无花果酶	二硫苏糖醇	Ig 类型	C3	HTR	HDN
	Le^b	室温>37-IAT	↑	↑	IgM IgG	有	无	无
Duffy	Fy^a	IAT	↓	↑	IgG IgM	罕见	有	有
	Fy^b	IAT	↓	↑	IgG IgM	罕见	有	有
Kidd	Jk^a	IAT	↑	↑	IgG IgM	有	有	有
	Jk^b	IAT	↑	↑	IgG IgM	有	有	有
Diego	Di^a	IAT	↑	↑	IgG	无	有	有
	Di^b	IAT	↑	↑	IgG	无	有	有
	Wr^a	室温-37-IAT	↑	↑	IgG IgM	无	有	有
Yt	Yt^a	IAT	↓	↓	IgG	无	部分	无
	Yt^b	IAT	↓	↓	IgG	无	↑	无
XG	Xg^a	IAT	↓	↑	IgG	无	无	无
Scianna	Sc1	IAT	↑	↓或不变	IgG	有	无	无
	Sc2	IAT	↑	↓或不变	IgG	无	无	无
Dombrock	Do^a	IAT	↑	↓	IgG	无	有	无
	Do^b	IAT	↑	↓	IgG	无	有	无
	Gy^a	IAT	↑	↓	IgG	无	有	无
	Hy	IAT	↑		IgG	有	有	无
Colton	Co^a	IAT	↑	↑	IgG	无	有	有
	Co^b	IAT	↑	↑	IgG	罕见	有	有
Landsteiner -Wiener	LW^a	室温>37-IAT		↓	IgG IgM	无	有	有
	LW^{ab}	37-IAT		↓	IgG IgM	无	无	有
	LW^b	室温>37-IAT		↓	IgM IgG	无	有	有
Chido/ Rodgers	Ch	IAT	↓		IgG	无	无	无
	Rg	IAT	↓		IgG	无	无	无
H	H	4℃-室温 >37-IAT	↑		IgM IgG	有	有	有
XK	Kx	IAT			IgG	无	有	
Gerbich	Ge2	37<IAT	↓		IgG IgM	有	有	有
Cromer	Cr^a	IAT		↓	IgG	无	有	有
	IFC	IAT		↓	IgG	无	无	无
Knops	Kn^a	IAT	↓	↓	IgG	无	无	无

附录3续表1

血型系统	抗	反应条件	无花果酶	二硫苏糖醇	Ig 类型	C3	HTR	HDN
	McC[a]	IAT	↓	↓	IgG	无	无	无
	Sl1	IAT	↓	↓	IgG	无	无	无
	Yk[a]	IAT	↓	↓	IgG	无	无	无
Indian	In[a]	室温-IAT	↓	↓	IgG IgM	无	无	无
	In[b]	IAT	↓	↓	IgG			
Ok	Ok[a]	IAT			IgG			
Raph	MER2	IAT			IgG	有	有	
JMH	JMH	IAT	↓	↓	IgG	无	无	无
I	I	4℃>室温 >37-IAT	↑		IgM IgG	有	有	无
Globoside	P	室温>37-IAT	↑		IgM IgG	有	有	有
Gill	GIL	IAT			IgG	无	有	无
RHAG	Duclos	IAT		↓	IgG			
FORS	FORS1	4℃-室温			IgM			
Jr	Jr[a]	IAT			IgG	无	无	有
LAN	Lan	IAT			IgG	部分	有	有
VEL	Vel		↑		IgG		有	无
血型集合								
COST	Cs[a]	IAT			IgG	无	无	无
高频率抗原								
901012	Sd[a]	室温			IgM IgG	无	罕见	无

注：IAT, 间接抗球蛋白试验；HDN, 新生儿溶血症；HTR, 溶血性输血反应。

附录 4

附录 4 表 1　红细胞血清学相关试剂和配制说明

试剂名	试剂和配制说明
酸化抗-B	0.1 mol/L HCl 0.5 mL 人源多克隆抗-B 或克隆株为 ES-4 单克隆抗-B 4.5 mL 使用 0.1 mol/L HCl 将溶液调整至 pH 6.2 以下 冷冻保存，1 年内使用
AET 6%(mg/dL)	氢溴酸氨基乙基异硫脲($C_3H_{11}Br_2N_3SN_3$) 0.6 g 在溶解于双蒸水中，最后将溶液加至 10 mL 使用 5 mol/L NaOH 将溶液 pH 调整至 pH8.0 分装冷冻保存，1 年内使用
Alsever's 溶液 （红细胞保养液）	枸橼酸一水合物 $C_6H_8O_7 \cdot H_2O$ 0.55 g 右旋糖酐（葡萄糖）$C_6H_{12}O_6$ 20.5 g 肌酐 2 g 氯霉素 0.33 g 硫酸新霉素 0.5 g 氯化钠 NaCl 4.2 g 溶解于 1 L 双蒸水 pH 6.8±0.2 渗透压 340±10 mOsm/kg 冷藏保存，1 年内使用
pH 9.6 巴比妥缓冲液	巴比妥钠($C_8H_{11}N_2NaO_3$) 20.6 g 溶解于双蒸水 600 mL 使用 1 mol/L HCl 将 pH 调整至 9.6 双蒸水稀释到 1 L 冷藏保存，1 年内使用
硼酸缓冲液	硼酸(H_3BO_3) 5.16 g KCl 2.2 g 溶解于 600 mL 双蒸水 使用 1 mol/L NaOH 将 pH 调整至 pH 9.8 加入双蒸水至 1L 冷藏保存，1 年内使用
0.1%BSA-LISS	22%小牛血清 4.5 mL 或 30% 3.3 mL 加入 LISS 溶液至 1 L 冷藏保存，1 年内使用
1%BSA-PBS	22% 小牛血清 45.5 mL 或 30% 33.3 mL NaN_3 1 g 加入 pH 7.3 PBS 溶液至 1L 冷藏保存，1 年内使用

附录4续表1

试剂名	试剂和配制说明
2%BSA 生理盐水	22%小牛血清 91 mL 或 30% 66.6 mL NaN_3 1 g 加入生理盐水至 1L 冷藏保存，1 年内使用
2%BSA-LISS	22%小牛血清 91 mL 或 30% 66.6 mL NaN_3 1 g 加入 LISS 溶液至 1 L 冷藏保存，1 年内使用
2%BSA-PBS	22%小牛血清 91 mL 或 30% 66.6 mL NaN_3 1 g 加入 pH 7.3 PBS 溶液至 1 L 冷藏保存，1 年内使用
6%BSA	22%小牛血清 27 mL 或 30% 20 mL 加入 pH 7.3 PBS 溶液至 100 mL 冷藏保存，1 个月内使用
6%BSA+Tween20	6%BSA 100 mL Tween20 100 μL 冷藏保存，1 年内使用
1%菠萝蛋白酶	菠萝蛋白酶 1 g(注意防护) 加入 pH 7.3 PBS100 mL 室温摇匀 分装，平均每支 1 mL 冷冻保存，1 年内使用 解冻后，1 小时内使用，不能反复冻融
20%甲醛溶液	150 mmol/L KH_2PO_4 40 mL 150 mmol/L Na_2HPO_4 60 mL 36%甲醛溶液(分析纯) 200 mL 加入蒸馏水至 1 L 室温保存，1 年
10%氯化钙溶液	$CaCl_2$ 10 g 溶解到蒸馏水 100 mL 冷藏保存，1 周内使用
磷酸氯喹溶液	磷酸氯喹 $C_{18}H_{32}ClN_3O_8P_2$ 20 g 溶解至 60 mL 至 80 mL 的生理盐水中 生理盐水加至 100 mL 使用 1 mol/L NaOH 将 pH 调整至 pH 5.1 冷藏保存，1 年内使用
5 mg/mL 糜蛋白酶	糜蛋白酶 25 mg 溶解到 pH 8.0 PBS 溶液 分装，-20℃保存，1 年内使用 解冻后 1 小时内使用，不能再次冻融使用

附录4续表1

试剂名	试剂和配制说明
0.1 mol/L 枸橼酸	枸橼酸一水合物 $C_6H_8O_7 \cdot H_2O$ 21 g 溶解于 1 L 双蒸水 冷藏保存, 1 年内使用
枸橼酸放散液	KH_2PO_4 1.3 g 枸橼酸一水合物 $C_6H_8O_7 \cdot H_2O$ 0.65 g 溶解于 100 mL 双蒸水 冷藏保存, 1 年内使用
枸橼酸中和液	Na_3PO_4 13 g 溶解于 100 mL 双蒸水 冷藏保存, 1 年内使用
0.5 mol/L 半胱氨酸盐酸盐	半胱氨酸盐酸盐 $C_3H_7NO_2S \cdot HCl$ 8.8 g 溶解于 100 mL 双蒸水 当天配制
20%右旋糖酐	右旋糖酐 $C_6H_{12}O_6$ 40 g 溶解于 100 mL 双蒸水 高压灭菌 溶解于 0.9%NaCl 溶液至 200 mL 分装, -20℃保存
0.2 mol/L 二硫苏糖醇 DTT	二硫苏糖醇 1 g 溶于 32.4 mL pH 7.3 PBS 分装, -20℃保存 1 年(可用于配制 ZZAP)
0.01 mol/L 二硫苏糖醇 DTT	二硫苏糖醇 1.54 g 溶于 1 L pH 7.3 PBS 冷藏保存, 1 年内使用
EDTA 盐水溶液	$K_2EDTA \cdot 2H_2O$ 50 g NaOH 4 g 溶解于 2 L 生理盐水 室温保存, 1 年内使用
EDTA-LISS	$K_2EDTA \cdot 2H_2O$ 2.7 g 溶解于 50 mL 0.125 mol/L NaOH 溶液 添加 LISS 溶液至 500 mL 冷藏保存, 1 年内使用
1%无花果酶	无花果酶 1 g 溶于 100 mL pH 7.3 PBS 室温混匀 离心去除杂质 分装, -20℃保存, 1 年内使用 解冻后 1 小时内使用, 不能反复冻融 注: 配制时注意生物安全

附录4续表1

试剂名	试剂和配制说明
冷冻保存液（用于液氮保存红细胞）	葡萄糖 54 g 蔗糖 $C_{12}H_{22}O_{11}$ 154 g NaCl 2.9 g 溶于 1L 双蒸水 冷藏保存, 1 年内使用
0.1 mol/L D 半乳糖胺盐酸液	D 半乳糖胺盐酸盐 2.15 g 溶于 100 mL 双蒸水 冷藏保存, 1 年内使用
0.1 mol/L 甘氨酸	甘氨酸 $H_2NCH_2CO_2H$ 3.754 g NaCl 2.922 g 溶于 300 mL 至 400 mL 双蒸水 使用 12 mol/L HCl 溶液将 pH 调至 pH 3.0 加入双蒸水至 500 mL 4℃保存, 1 年内使用
0.1 mol/L HCl	浓盐酸(12 mol/L) 1 mL 加入双蒸水 119 mL 室温保存, 1 年内使用
母乳 I 物质	新鲜母乳 收集后立即离心去除上层油脂 放置在试管中, 在 100℃煮沸的烧杯中煮 10 分钟 分装, −20℃保存, 检测时需要做对照
人唾液 ABH/Le 物质	收集新鲜唾液 2 mL 左右(成人需要漱口后收集, 不能通过嚼口香糖使口腔分泌唾液, 女性需要去除口红。使用棉签收集新生儿的唾液, 溶于 0.5 mL 的 pH 7.3 PBS 或生理盐水) 立即离心, 去除颗粒物质 唾液中加入等体积的 pH 7.3 PBS 或生理盐水 放置在试管, 在 100℃煮沸的烧杯中煮 10 分钟 离心去除杂质 分装, −20℃保存, 检测时需要做对照
0.3%低渗盐水	NaCl 0.3 g 溶解于 100 mL 双蒸水 冷藏保存, 1 年内使用
4.45%K_2EDTA	$K_2EDTA \cdot 2H_2O$ 4.45 g 溶解于 80 mL 双蒸水 使用 1 mol/L NAOH 将 pH 调整至 7.0 加入双蒸水至 100 mL 冷藏保存, 1 年内使用

附录4续表1

试剂名	试剂和配制说明
LISS 洗液	150 mmol/L Na$_2$HPO$_4$ 8.7 mL 150 mmol/L KH$_2$PO$_4$ 11.3 mL 甘氨酸 NH$_2$CH$_2$COOH 18 g NaCl 1.75 g 溶于 1 L 双蒸水 苯甲酸甲酯防腐剂 0.6 g 对羟基苯甲酸丙酯 0.1 g 检测 pH 是否为 6.7±0.1，渗透压是否为 289±10 mOsm/kg 冷藏保存，1 年内使用
低离子介质(Low-ionic medium，LIM)	右旋糖酐 C$_6$H$_{12}$O$_6$ 25 g Na$_2$EDTA.2H$_2$O 1 g 溶于双蒸水至 500 mL 使用 3 mol/L NAOH 将 pH 调整至 pH6.4 冷藏保存，1 年内使用
pH 7.4 裂解缓冲液	蔗糖 C$_{12}$H$_{22}$O$_{11}$ 110 g MgCl$_2$.6H$_2$O 5 g Tris 1.2 g Triton X-100 10 mL 溶于双蒸水 1 L 冷藏保存，1 年内使用
1 mol/L 二巯基乙醇 2-Me	1.12 g/mL 2-Me 0.7 mL 溶解于 pH7.3 PBS 9.3 mL 置于棕色瓶，冷藏保存，1 年内使用
0.2 mol/L Na$_2$HPO$_4$	Na$_2$HPO$_4$.2H$_2$O 28.4 g 溶于 600 至 800 mL 双蒸水 双蒸水加至 1 L 冷藏保存，1 年内使用
0.1 mol/L NaOH	无水 NaOH 4 g 双蒸水 1 L 室温混匀，室温可保存 1 年
0.125 mol/L NaOH	无水 NaOH 5 g 双蒸水 1L 室温混匀，室温可保存 1 年
3 mol/L NaOH	无水 NaOH 120 g 双蒸水 1 L 室温混匀，室温可保存 1 年
5 mol/L NaOH	无水 NaOH 200 g 双蒸水 1 L 室温混匀，室温可保存 1 年

附录4续表1

试剂名	试剂和配制说明
10%中性甲醛溶液	NaH$_2$PO$_4$ 3.5 g Na$_2$HPO$_4$ 6.5 g 37%甲醛溶液（分析纯）100 mL 溶液双蒸水加至 1 L 室温保存 1 年 使用时将溶液使用 pH 7.3 PBS 10 倍稀释
生理盐水	NaCL 9 g 溶于双蒸水 1 L 冷藏保存，1 年内使用
1%木瓜酶	木瓜酶（粗制粉剂）2 g pH 5.4 PBS 100 mL 室温混匀 过滤去除 加入半胱氨酸盐酸液 10 mL 37℃孵育 1 小时 pH 5.4 PBS 加至 200 mL 分装，-20℃保存，1 年内使用 解冻后立即使用，不能反复冻融使用
20% 聚乙二醇（PeG）	PeG 3350 或 PeG 4000 20 g 溶于 pH 7.3 PBS 100 mL 冷藏保存
Percoll 泛影葡胺	Percoll 35 mL 泛影葡胺（x 射线造影剂）：葡甲胺泛影酸盐 15 mL 生理盐水 25 mL 双蒸水 25 mL 混匀，冷藏保存，1 年内使用
PBS 储存液（每升双蒸水含溶质量）冷藏保存，1 年内使用	67 mmol/L PBS KH$_2$PO$_4$ 9.1 g/L Na$_2$HPO$_4$ 9.5 g/L 100 mmol/L PBS KH$_2$PO$_4$ 13.6 g/L Na$_2$HPO$_4$ 14.2 g/L 150 mmol/L PBS KH$_2$PO$_4$ 20.4 g/L Na$_2$HPO$_4$ 21.3 g/L

附录4续表1

试剂名	试剂和配制说明		
	pH	mL KH$_2$PO$_4$	mL Na$_2$HPO$_4$
PBS 应用液 （混匀后可使用 1 mol/L 的 NaOH 或 HCl 微调 pH） 冷藏保存，1 年内 使用	5.29	97.5	2.5
	5.40	96.5	3.5
	5.59	95.0	5.0
	5.91	90.0	10.0
	6.24	80.0	20.0
	6.47	70.0	30.0
	6.64	60.0	40.0
	6.81	50.0	50.0
	6.98	40.0	60.0
	7.17	30.0	70.0
	7.30	23.6	76.4
	7.38	20.0	80.0
	7.73	10.0	90.0
	8.04	5.0	95.0
PBS 盐水	NaCl 0.9 g 溶于 100 mL PBS 冷藏保存，1 年内使用		
	比重	邻苯二甲酸二丁酯 C$_6$H$_4$-1, 2-[CO$_2$(CH$_2$)$_3$CH$_3$]$_2$	邻苯二甲酸二甲酯 C$_6$H$_4$-1, 2-(CO$_2$CH$_3$)$_2$
酞酸酯 混匀后室温避光保 存，2 年内使用	1.110	4.8 mL	4.2 mL
	1.106	5.1 mL	3.9 mL
	1.102	5.3 mL	3.7 mL
	1.098	5.6 mL	3.4 mL
	1.094	5.8 mL	3.2 mL
	1.090	6.0 mL	3.0 mL
	1.086	6.3 mL	2.7 mL
	1.082	6.5 mL	2.5 mL
	1.078	6.8 mL	2.2 mL
	1.074	7.0 mL	2.0 mL

附录4续表1

试剂名	试剂和配制说明
鸽蛋中 P1 物质	分离鸽蛋蛋清 使用 pH 7.3 PBS 稀释蛋清, 效价从 1∶100 至 1∶10000 各稀释度的蛋清与抗-P1 做血凝抑制试验 挑选最佳抑制抗-P1 的稀释度 分装, -20℃保存
10%聚凝胺储存液	聚凝胺(海地美溴铵)($C_{13}H_{30}Br_2N_2$)$_x$ 10 g 溶于生理盐水 100 mL 塑料容器冷藏保存, 1 年内使用
聚凝胺工作液	10%聚凝胺储存液 1 mL 生理盐水 199 mL 塑料容器冷藏保存, 1 个月内使用
聚凝胺中和试剂 (重悬液)	枸橼酸三钠含二份水分子($Na_3C_6H_5O_7 \cdot 2H_2O$) 3.53 g 葡萄糖 2 g 溶解于双蒸水, 双蒸水加至 100 mL 冷藏保存, 1 年内使用
2.5 mg/mL 链霉蛋白酶	链霉蛋白酶 2.5 g pH 8.0 PBS 100 mL 轻轻溶解混匀 分装, -20℃保存, 1 年内使用 解冻后 1 小时内使用, 不能反复冻融
EDTA-Tris-盐溶液缓冲液	Tris-HCl 1.6 g NaCl 23.4 g $Na_2EDTA.2H_2O$ 0.75 g 加试剂蒸馏水(试剂商品化的蒸馏水)至 1 升 冷藏保存, 1 年内使用
10%糖水	蔗糖 $C_{12}H_{22}O_{11}$ 10 g 溶解于双蒸水, 双蒸水加至 100 mL 立即使用
1%粗制胰蛋白酶	1∶250 粗制胰蛋白酶 1 g 0.05 mol/L HCl 100 mL 室温搅拌混匀 15 分钟 冷藏过夜 分装冷藏保存, 1 年内使用 使用前离心去除杂质

附录4续表1

试剂名	试剂和配制说明
精制胰蛋白酶(活性为180,000 BAEE单位/mL)	动物胰脏(一般为猪胰脏)纯化的胰蛋白酶 注：根据购得商品化试剂说明书标注的每毫克蛋白活性计算。预计配制胰蛋白酶试剂 20 mL，则加入含 180,000×20=3,600,000 BAEE 的胰蛋白 溶解于 20 mL pH 7.7 PBS 分装，-20℃保存，1 年内使用 解冻后 1 小时内使用，不能反复冻融
胰蛋白酶耦合 $CrCl_3$ 法	NaCl 8 g KCl 0.4 g 无水 Na_2PO_4 0.12 g 葡萄糖 1 g 酚红 10 mg 1：250 粗制胰蛋白酶 2.5 g 1 升双蒸水中一边加以上溶质一边搅拌混匀 过滤，分装，-20℃保存，1 年内使用 解冻后使用 1 mol/L NaOH 将 pH 调整至 pH 7.0，立即使用，不能反复冻融
2.5 mg/mL 胰蛋白酶抑制剂	胰蛋白酶抑制剂 25 mg 溶于双蒸水 10 mL 冷藏保存，3 年内使用
2 mol/L 尿素	尿素(CH_4N_2O) 120 g NaCl 4 g 溶解于双蒸水 600 mL，双蒸水加至 1 L 冷藏保存，1 年内使用
ZZAP	0.2 mol/L DTT 2.5 mL 1%无花果酶 1 mL pH 7.3 PBS 1.5 mL 配制后立即使用

附录 5

　　离心转速有离心力(g)和每分钟转速(r/min,离心机上多用 rpm 表示转速)两种表示方式,现在高档离心机设置有 rpm 和 g 显示,但多数普通离心机没有自动切换功能。需要用下面的公式进行换算: $g = r \times 11.18 \times 10^{-6} \times rpm^2$。

　　注:式中 r 为有效离心半径,即从离心机轴心到离心管桶底的长度,单位为厘米。

附录5表1　常用离心力与离心转速换算表

离心力(g)	离心半径(cm)	离心转速(r/min)
1000	9.3	3100
200	9.3	1400
150	9.3	1200
800	9.3	2800
400	9.3	1900
700	9.3	2600
40	9.3	620
30	9.3	540
900	9.3	2900
180	9.3	1300

参考文献

［1］ W John Judd, Susan T Johnson, Jill Storry, et al. Judd's Methods in Immunohematology 3rd［M］. Bethesda, MD：AABB Press, 2008.

［2］ William E. Paul. Fundamental Immunology 7th ［M］. Philadelphia：Wolters Kluwer Publishing, 2013.

［3］ Marion E. Reid, Christine Lomas-Francis, Martin L Oisson. The Blood Group Antigen Facts Book 3rd ［M］. Burlington：Elsevier Publishing, 2012.

［4］ Abul K. Abbas, Andrew H. Lichtman, Shiv Pillai. Cellular and Molecular Immunology 9th ［M］. New York：Elsevier, 2018.

［5］ Geoff Daniels BSc, PhD, FRCPath. Human Blood Groups（3nd. d）［M］. Oxford：Blackwell Science, 2013.

［6］ 上海市血液中心血型参比室《免疫血液学技术研讨班培训资料》

［7］ Table of blood group systems v10. 0 30-JUN-2021 https://www. isbtweb. org/isbt-working-parties/rcibgt. html

［8］ 国家药典委员会. 中华人民共和国药典［M］. 北京：中国医药科技出版社, 2020.